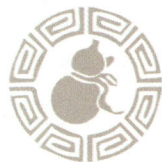

# 全国中医药文化宣传教育基地名录

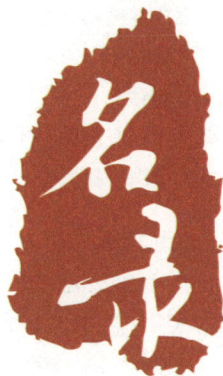

主编　李和伟

副主编　赵瑶琴

编委　王杰　邸维鹏

国家中医药管理局　主办

黑龙江中医药大学　承办

中国中医药出版社

· 北京 ·

**图书在版编目（CIP）数据**

全国中医药文化宣传教育基地名录 / 李和伟主编 . —北京：
中国中医药出版社，2020.3
ISBN 978 - 7 - 5132 - 5925 - 5

Ⅰ . ①全…　Ⅱ . ①李…　Ⅲ . ①中国医药学—文化—普
及教育—概况—中国　Ⅳ . ① R2-05

中国版本图书馆 CIP 数据核字（2019）第 276351 号

中国中医药出版社出版

北京经济技术开发区科创十三街 31 号院二区 8 号楼
邮政编码　100176
传真　010-64405750
河北新华第二印刷有限责任公司印刷
各地新华书店经销

开本 787×1092　1/16　印张 11.5　字数 300 千字
2020 年 3 月第 1 版　2020 年 3 月第 1 次印刷
书号　ISBN 978 - 7 - 5132 - 5925 - 5

定价　89.00 元
网址　www.cptcm.com

社 长 热 线　010-64405720
购 书 热 线　010-89535836
维 权 打 假　010-64405753

微信服务号　zgzyycbs
微商城网址　https://kdt.im/LIdUGr
官 方 微 博　http://e.weibo.com/cptcm
天猫旗舰店网址　https://zgzyycbs.tmall.com

如有印装质量问题请与本社出版部联系（010-64405510）

　　坚持以习近平新时代中国特色社会主义思想和党的十九大精神为指导，深入学习贯彻习近平总书记关于中医药发展的重要论述，深刻认识新时期基地建设的形势要求，在充分尊重中医药原创思维的前提下，赋予中医药养生健康文化新的时代内涵和表达方式。为了继承和弘扬中医药优秀文化，保障和促进中医药事业发展，国家中医药管理局于 2005 年启动了全国中医药文化宣传教育基地建设工作，制定了《国家中医药管理局办公室关于开展中医药文化宣传教育基地建设工作的通知》（国中医药办发〔2005〕33 号）《"十二五"中医药文化宣传教育基地建设工作方案》《全国中医药文化宣传教育基地建设标准》《中医医院中医药文化建设指南》。目前，共建成 81 个全国中医药文化宣传教育基地和一大批省级基地，涵盖中医药博物馆、中医药历史遗迹展览馆、古籍文物展览馆、中药老字号企业以及中医医院等，已经覆盖了 31 个省、直辖市和自治区。全国中医药文化宣传教育基地中，中医药文化展馆总面积约占 45 万平方米，中医药文化相关展品达 8 万余件，年平均开放天数 306 天，年接待观众量 1000 余万人次，每年开展各类中医药文化宣传活动 3000 余场次，在传承发展中医药文化方面发挥了积极的作用。为进一步加强全国中医药文化宣传教育基地的管理，切实发挥好基地的宣传教育功能，规范基地遴选与评估工作，2018 年 3 月，国家中医药管理局委托黑龙江中医药大学开展全国中医药文化宣传教育基地建设分类和遴选研究工作，修订《全国中医药文化宣传教育基地管理暂行办法》，并将研究过程中搜集整理的 81 家基地情况，编撰出版《全国中医药文化宣传教育基地名录》。

　　感谢所有的全国中医药文化宣传教育基地的积极配合与大力支持。

李和伟

2019 年 11 月

# 目 录

# 中医药文化宣传教育基地汇总表

| 地域 | 基地名称 |
|---|---|
| 北京（3） | 北京御生堂中医药博物馆 |
| | 北京地坛中医药养生文化园 |
| | 北京中医药大学中医药博物馆 |
| 天津（3） | 天津"津门医粹"中医药文化博物馆 |
| | 天津达仁堂京万红药业乐家老铺药酒工坊 |
| | 天津市武清区中医医院 |
| 河北（5） | 河北保定刘守真祠堂 |
| | 河北省安国市药王庙文化景区 |
| | 石家庄市中医院 |
| | 河北省邢台市内丘县扁鹊庙 |
| | 河北中医学院 |
| 山西（4） | 山西中医药大学附属医院 |
| | 山西中医药博物馆 |
| | 山西中医药大学 |
| | 山西中医博物馆 |
| 内蒙古（2） | 内蒙古国际蒙医医院 |
| | 内蒙古锡林郭勒盟蒙医医院 |
| 辽宁（3） | 辽宁中医药大学博物馆 |
| | 大连神谷中医医院 |
| | 辽宁中医药大学附属医院 |
| 吉林（2） | 长春中医药大学 |
| | 吉林中西医结合医院 |
| 黑龙江（1） | 黑龙江中医药大学 |

| 地域 | 基地名称 |
|---|---|
| 上海（1） | 上海中医药博物馆 |
| 江苏（2） | 江苏常州市中医医院 |
| | 南京中医药大学 |
| 浙江（1） | 杭州胡庆余堂中药博物馆 |
| 江西（1） | 江西中医药大学附属医院 |
| 安徽（3） | 安徽亳州市华佗纪念馆 |
| | 滁州市中西医结合医院 |
| | 安徽省桐城市中医医院 |
| 福建（1） | 莆田市万好药博园 |
| 山东（4） | 中国阿胶博物馆 |
| | 山东省中医药博物馆 |
| | 山东省中医药文化博物馆 |
| | 济南宏济堂博物馆 |
| 河南（5） | 河南南阳医圣祠 |
| | 中华医圣苑 |
| | 河南中医药大学 |
| | 大宋中医药文化博物馆 |
| | 张仲景展览馆 |
| 湖北（2） | 李时珍纪念馆 |
| | 湖北黄冈市中医医院 |
| 湖南（1） | 湖南省中医药研究院 |
| 广东（11） | 广东中医药博物馆 |
| | 广州神农草堂中医药博物馆 |
| | 广东省中医院 |
| | 广州中医药大学附属中山中医院 |
| | 广州中医药大学第一附属医院 |
| | 广州白云山陈李济中药博物馆 |
| | 岭南中医药文化博览园 |
| | 罗浮山风景区 |
| | 广东太安堂药业股份有限公司 |
| | 无限极（中国）有限公司（无限极养生文化体验中心） |
| | 湛江中医学校 |

| 地域 | 基地名称 |
|---|---|
| 广西（4） | 广西药用植物园 |
| | 广西中医药大学第一附属医院 |
| | 广西中医药大学附属瑞康医院 |
| | 桂林市中医医院 |
| 海南（2） | 博鳌国际名中医健康医疗中心 |
| | 三亚市中医院 |
| 重庆（2） | 重庆市药物种植研究所 |
| | 重庆市北碚区中医院 |
| 四川（3） | 西南医科大学附属中医医院 |
| | 红四方面军总医院中医部旧址 |
| | 成都中医药大学博物馆（四川省中医药博物馆） |
| 贵州（1） | 贵州中医药大学第一附属医院 |
| 云南（4） | 砚山县中医医院 |
| | 云南省中医药民族医药博物馆 |
| | 西双版纳傣族自治州傣医医院 |
| | 腾冲药王宫 |
| 西藏（1） | 西藏藏医药文化博览中心 |
| 陕西（4） | 陕西中医学院医史博物馆 |
| | 陕西中医药大学附属医院 |
| | 药王山孙思邈故里 |
| | 安康市中医医院 |
| 甘肃（2） | 皇甫谧文化园 |
| | 甘肃岐伯文化园 |
| 青海（1） | 中国藏医药文化博物馆 |
| 宁夏（1） | 宁夏回族自治区中医医院 |
| 新疆（1） | 新疆和田地区维吾尔医医院 |

# 北京市

## ○ 北京御生堂中医药博物馆

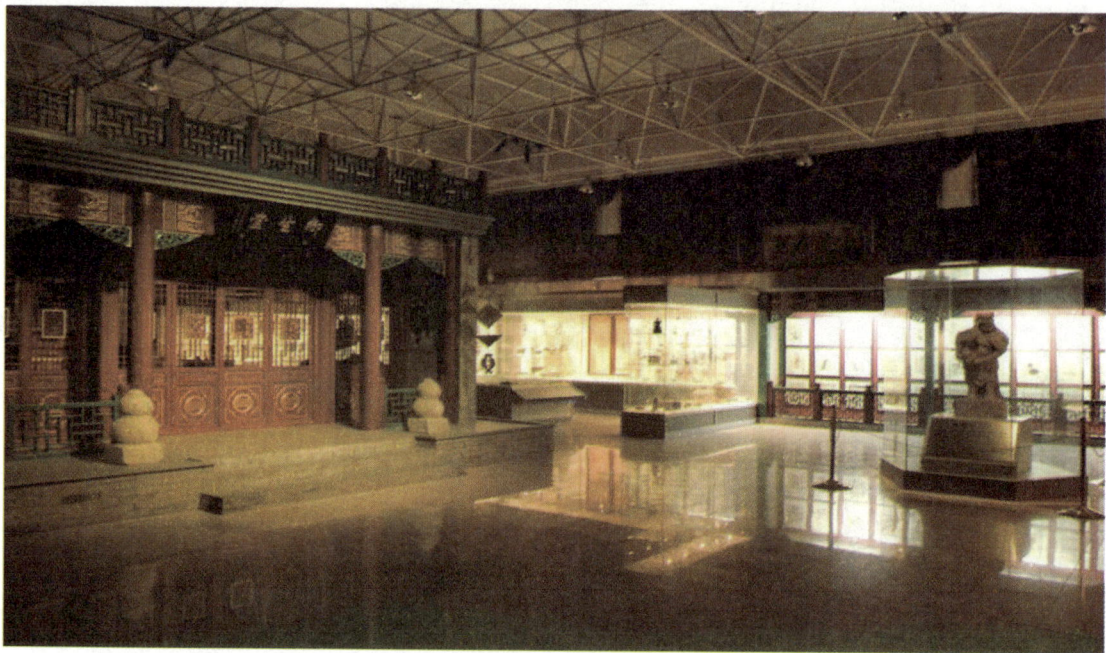

博物馆内景（1）

　　百年老字号"御生堂"始创于明万历三十六年（1608年）。清代乾隆年间，御生堂的杏林美德被当时的地方官员作为地方吏治政绩上报朝廷，乾隆亲笔御书"御生堂"匾额赐给御生堂第七代传人白凌云，御生堂白氏后人由此秉承"御为普济，生乃永盛"的祖训。2003年年底北京御生堂中医药博物馆在北京市文物局完成备案手续，2004年年初在北京市民政局完成登记手续。2007年6月，"中医中药中国行"大型科普宣传活动新闻发布会在北京御生堂中医药博物馆举行。2009年2月，北京御生堂中医药博物馆被正式确定为全国中医药文化宣传教育基地。

　　北京御生堂中医药博物馆建筑面积6800余平方米，展览面积3000余平方米，分为常设展厅和临时展览区域。科普活动面积1000余平方米。御生堂中医药博物馆文物陈列分为八个部分：清代御生堂老药铺、历代药王医圣造像、历代中医中药用具、古代中草药标本、古代中草药包装广告、历代中医药书籍报刊、近代医方医案资料、官方和民间嘉奖的牌匾。

　　北京御生堂中医药博物馆是在中医药老字号"御生堂"的基础上经后人

筹建的，旨在把历代御生堂人使用、收藏并传承下来的珍贵中医药文物展示给世人，传承并推广中医药文化。博物馆珍藏有中医药文物数千件，老医方、老药方、珍贵的医史文献资料数万件。这些文物将陆续整理展出。

北京御生堂中医药博物馆自成立以来，一直致力于中医药文化的传承与推广，致力于馆藏中医药文化的开发和利用。御生堂接待了来自世界各地的中医药专家及爱好者百余万人，很好地宣传了中医药文化。其中累计接待外宾二十余万人，有效地把中医药文化推广到海外，让世界上更多的人了解中国文化，了解中医药文化。此外，北京御生堂中医药博物馆积极参与由政府各部门组织的各级别中医药文化推广活动，收到了良好的社会效果，提升了中医药文化的社会影响力，受到了社会各界的一致好评。

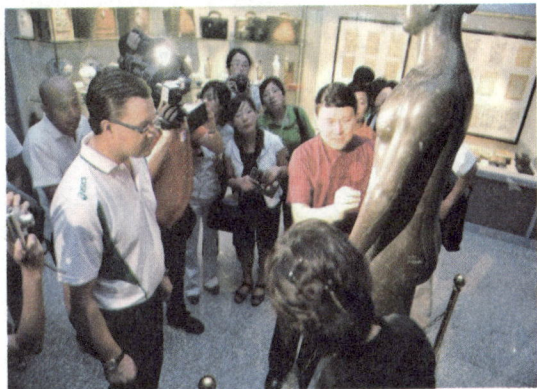

中医药文化内涵发掘和特色宣教活动（1）

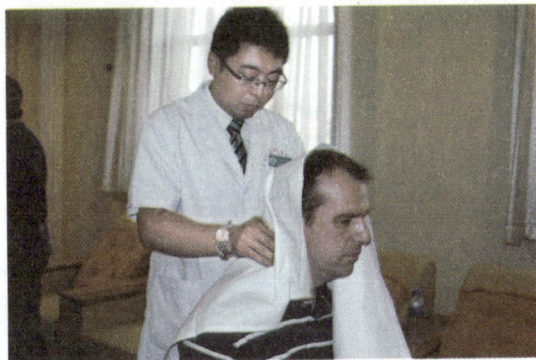

中医药文化内涵发掘和特色宣教活动（2）

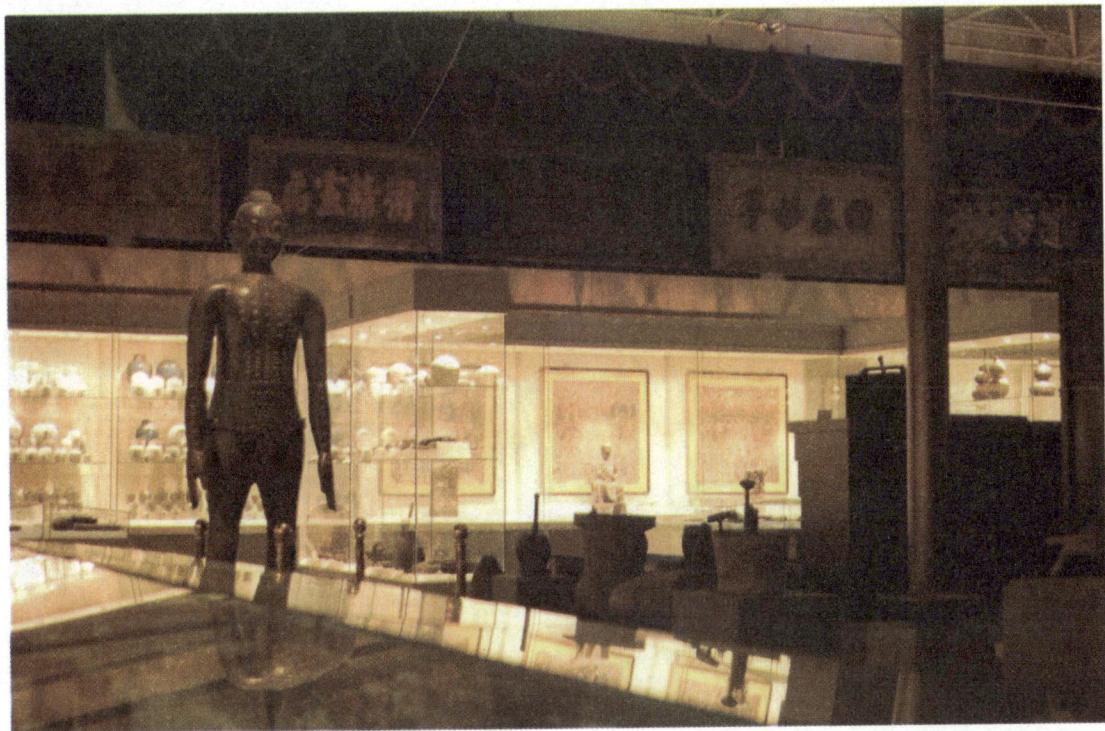

博物馆内景（2）

# ● 北京地坛中医药养生文化园

北京地坛中医药养生文化园是我国第一家以中医药养生文化为主题的主题公园，它位于地坛公园内，占地面积约 2.5 公顷。2012 年被确定为全国中医药文化宣传教育基地。地坛又称方泽坛，是北京五坛中的第二大坛，建于明嘉靖九年（1530 年），是明清两代帝王祭祀"皇地祇神"的场所，也是我国现存的最大的祭地之坛。1925 年辟为"京兆公园"，1957 年恢复公园名称为"地坛公园"，1984 年被定为北京市文物保护单位。2010 年 4 月 19 日，地坛公园将园内原有的牡丹园改造成中医药养生文化园，园区以五脏肝、心、脾、肺、肾为主要分区，配以五行、五色、五方的内涵，以水栖和陆路为经脉经络，将全园连接成一个完整的生命形体。园内有各类树木 3000 多株，还有近百种中草药和可入药的植物。主要景观依次为园林主门、精气神和合主题雕塑、肝木区、心火区、脾土区、肺金区、肾水区、悦和苑、养生长廊、针灸铜人、养生坊、杏林问茶、药王孙思邈雕

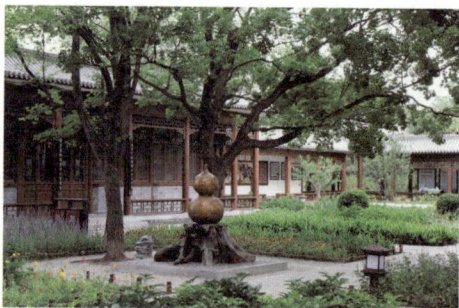
公园内景（1）

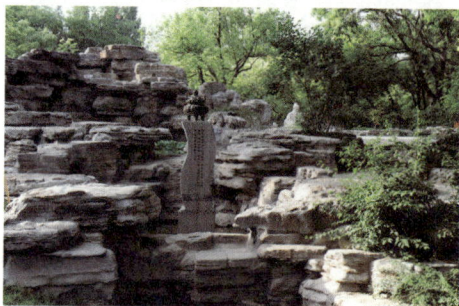
公园内景（2）

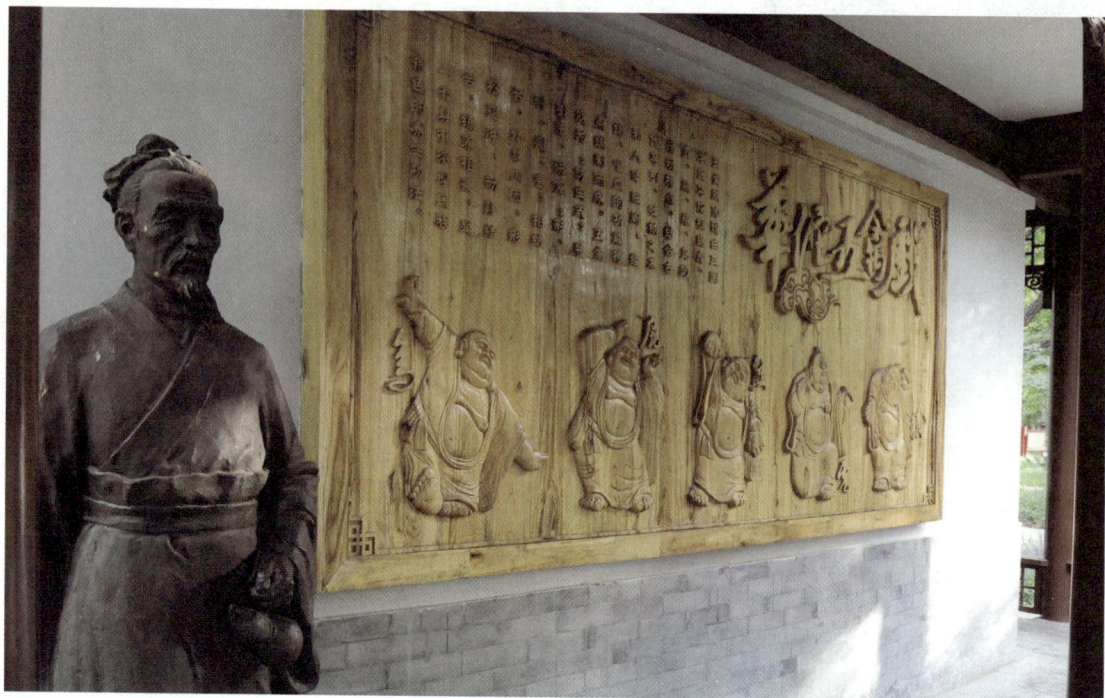
公园内景（3）

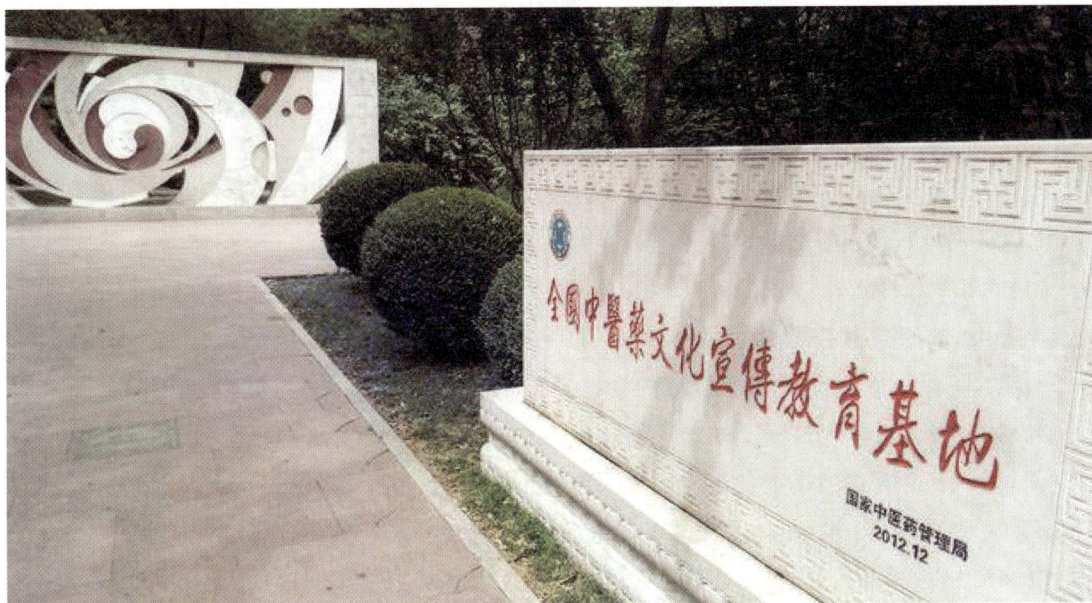

全国中医药文化宣传教育基地碑

像、运动养生广场、24节气地雕、调息广场、足底反射步道等。曲屈的养生长廊，源于"木曰曲直"与肝的生理功能之间的关系。长廊展示的作品以彩绘创作、浮雕及展板为主，展现中医养生文化。长廊的墙壁上有中医养生适宜技术展示，包括拔罐、艾灸、刮痧、药枕、药浴等，以贴近大众、通俗易懂的语言描述了中医药的保健技术。沿长廊向北，依次还有彩绘壁画"养生之道"、木雕八段锦、五禽戏、彩绘壁画"融合共进"等中医运动养生科普知识介绍。"悦和苑"的另一个室内建筑是药房茶社，名曰"杏林问茶"，它具有三个功能：一是展示中医药文化底蕴，其整体空间装饰为古中医药房原型，充分还原了牌匾、药柜、宝阁、柜台以及采药工具、医疗器具、药典著作等；二是中医药人文演绎及养生常识的展示，如问诊开方、抓药制药过程等；三是通过茶文化让人们了解"以养御治"的养生理念。

养生文化园的"草药圃"草木丰茂，以应肝之升发；其色青绿，以应肝之主色。这里种植了40余种华北地区适宜生长的药用植物，主要有扁茎黄芪、落新妇、沙参、北柴胡、薄荷、北苍术、铁线莲、地黄、旋覆花、防风、远志、芍药、华北耧斗菜、委陵菜、东北土当归等。地坛中医药养生文化园，借助地坛皇家园林的古老神韵，集中展示了中医养生保健的精华，不仅是弘扬中医文化的窗口，更是让市民了解中医、中药，享受中医文化的良好场所。

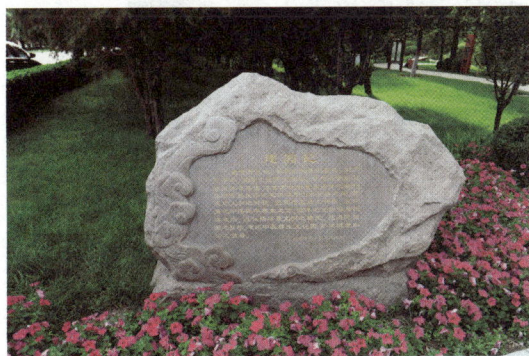

文化园建园记石碑

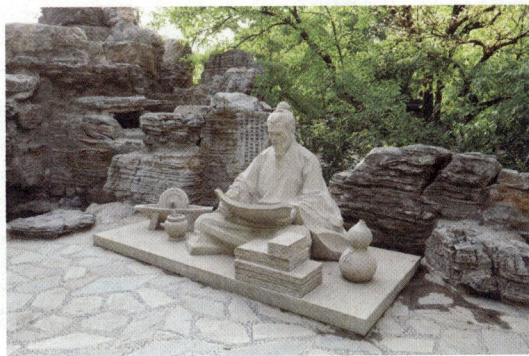

药王孙思邈雕像

# ◉ 北京中医药大学中医药博物馆

　　北京中医药大学中医药博物馆于 1990 年 9 月建成，坐落于北京中医药大学校内的逸夫科学馆中。这是一座收藏丰富、内容系统的专业性博物馆，馆内分为"医史部"和"中药部"两部分，展出面积共约 1500 平方米。2016 年，北京中医药大学中医药博物馆被国家中医药管理局确定为全国中医药文化宣传教育基地。

　　自建馆以来，该馆在北京中医药大学的教学、科研和国内外中医药交流中发挥了重要作用，特别是向社会公众开放以来，在宣传普及中医药知识方面产生了积极的推动作用。2004年，随着中医药博物馆的数字博物馆建成，更多的人可以通过互联网了解中医药传统文化和中医药知识。"医史部"收藏历代医药文物 1000 余件，医籍善本 200 种。"中国医学史展厅"以中华文化为大背景，同时以中国医药发展史为主线，通过各个时期的医药文物，再现了包括少数民族在内的祖国医学的主要成就。"中药部"收藏各类中药标本 2800 多种，约 5000 余份。展陈包括"中药综合展厅"和"药用动物展览橱窗"两部分。中药综合展厅陈列常用中药近 600 种，1500 多份中药标本，另有数百幅药用植物彩色照片，药用动物剥制与药用植物浸制标本近 300 种。博物馆还向全校开设了《中华医学与文物》《药用动物学》《常用中药饮片辨识》等选修课程，还进行科普讲座，利用博物馆的资源全方位为学校和社会服务。

　　从药用植物的标本到中药饮片，从药材实物到丸散成药，丰富的馆藏让参观者目不暇接。漫步在中国医药史的展厅里，会感悟到历史的恢弘和深邃。也许汉代画像石上扁鹊行医图带有些许传说的色彩，但历代名医塑像却切切实实象征了中医药的传承和发展。至于那些

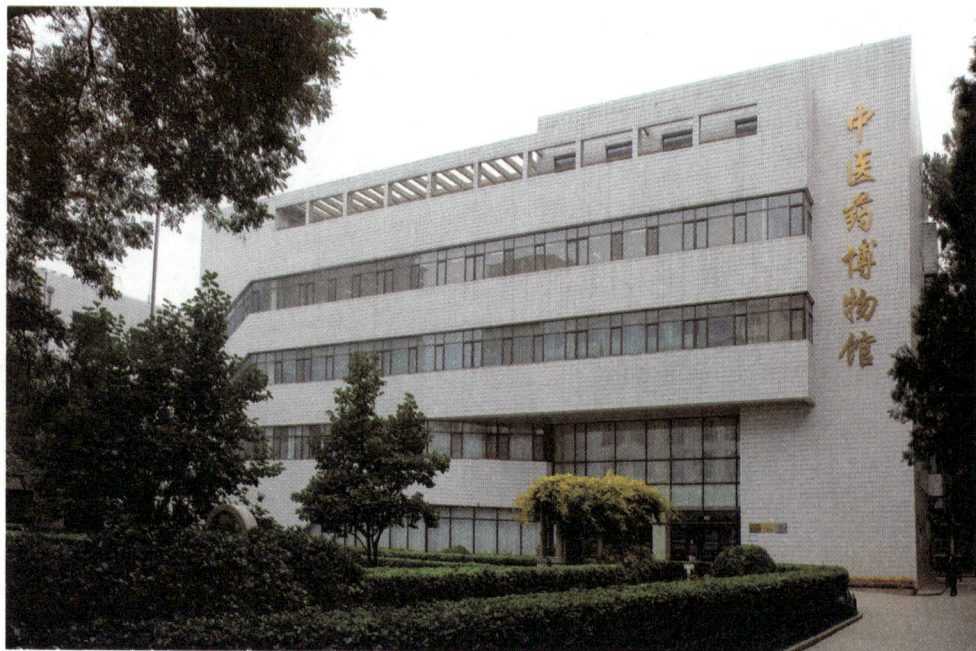

博物馆外景

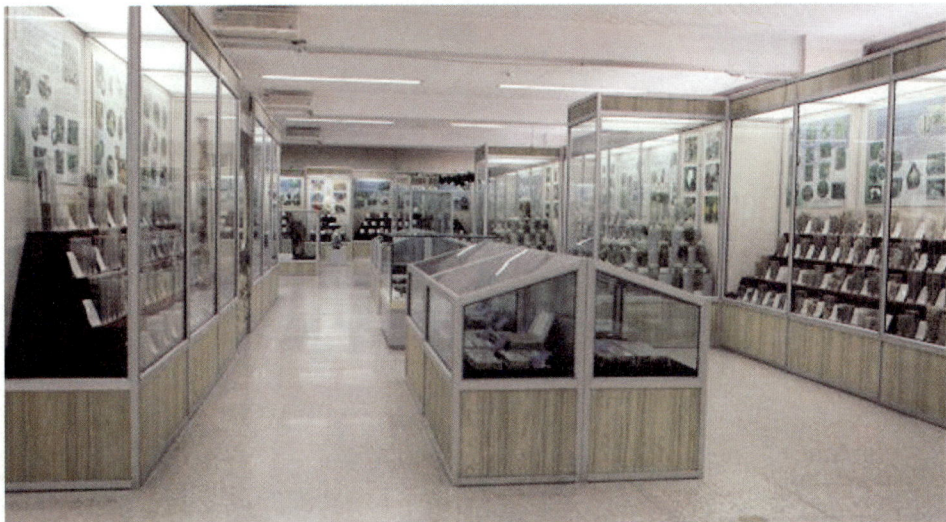

中药综合展厅全景

沙盘模型、仿宋针灸铜人、中医白铜外科用具、少数民族医药器具，还有明代出版的医药书籍，则实实在在证明了中医中药对这个民族的生息和崛起具有怎样重大的意义。站在宽敞的博物馆大厅，会不知不觉融入那幅巨大的《燕山秋色图》国画中，去谛听夏商周神草疗医时是如何诊脉，去拜访在硕果累累的杏林中小憩的董奉，去感受华佗、张仲景、孙思邈、李时珍的执着和艰辛，去把握《本草纲目》科学定义以外的厚重思想。

北京中医药大学中医药博物馆已经借助网络技术构建了一个全新的中医药博物馆，无论来访者在世界上的任何角落，只需移动鼠标，敲击键盘，就会得到博物馆收藏、展示和教育功能的数据。数字博物馆的建成，让更多的人在观赏和研究我国古代中医药文化遗存的同时能够获得助益。博物馆人已将中医药科学融会在 21 世纪那种全新的阳光里，让灿烂走遍世界。

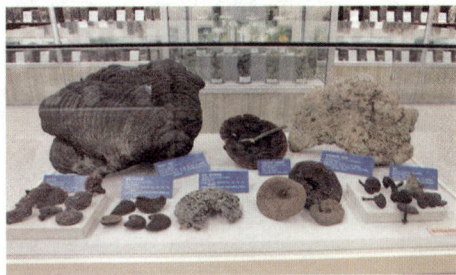

药用真菌专柜

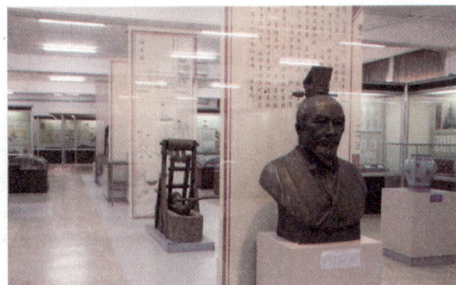

中国医学史展厅全景

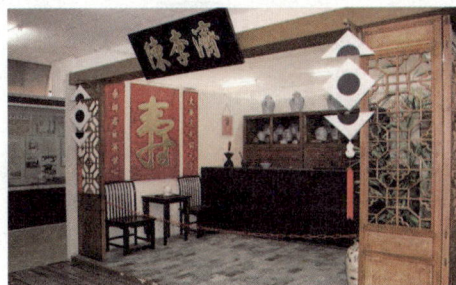

陈李济老药店原貌

## ○ 天津"津门医粹"中医药文化博物馆

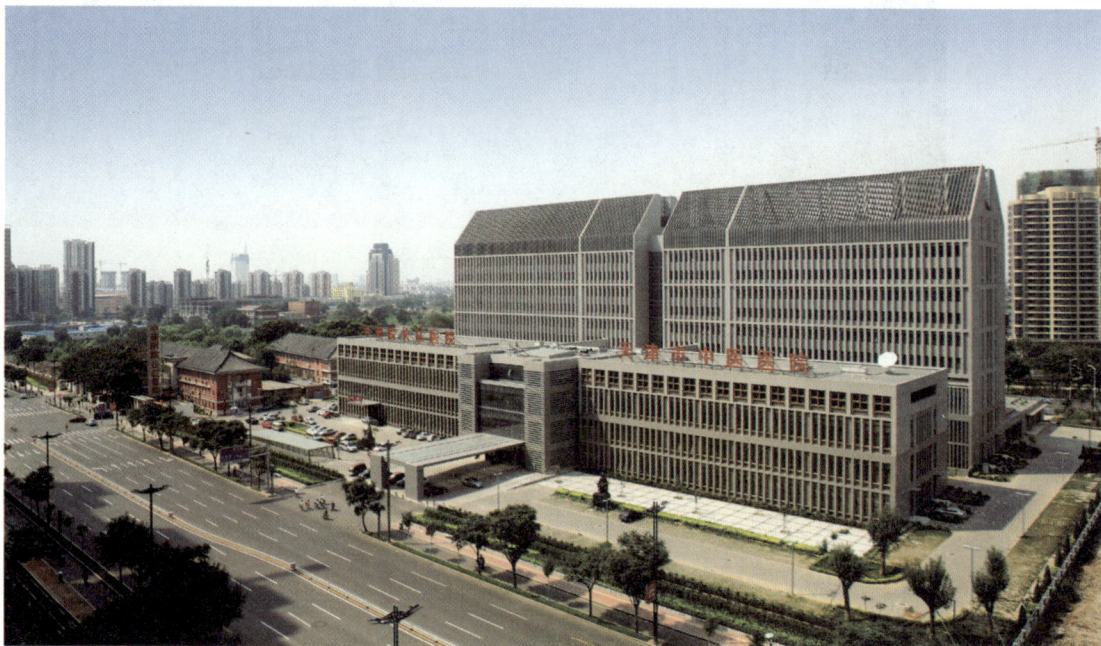

医院外景

    天津市中医药研究院及附属医院是集科研、临床、教学、康复、健康管理于一体的综合性科研、医疗机构。为更好地传承和发扬中医药优秀文化，促进中医药事业的继承与发展，2011年按照国家中医药管理局制定的《全国中医药文化宣传教育基地建设标准》的要求，天津市中医药研究院及附属医院积极创建了"津门医粹"中医药博物馆，并于2012年4月通过国家中医药管理局领导和专家的审核评估，确定成为全国中医药文化宣传教育基地。

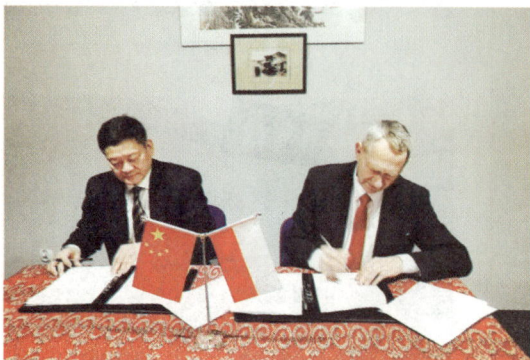

医院与"一带一路"沿线国家开展中医药合作

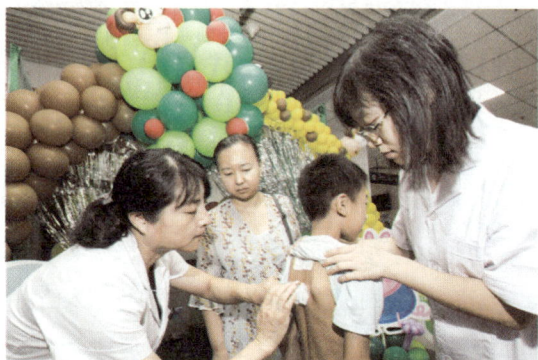

惠民月活动

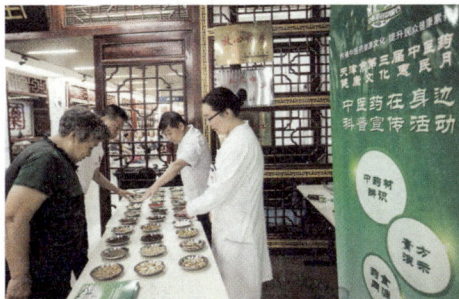

药食同源科普咨询

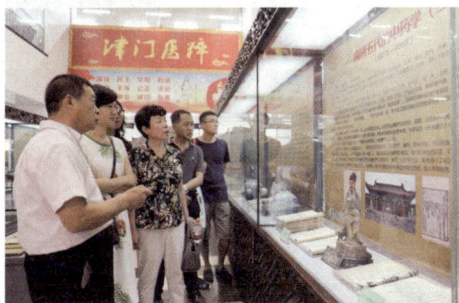

中医药史暨古籍文物展

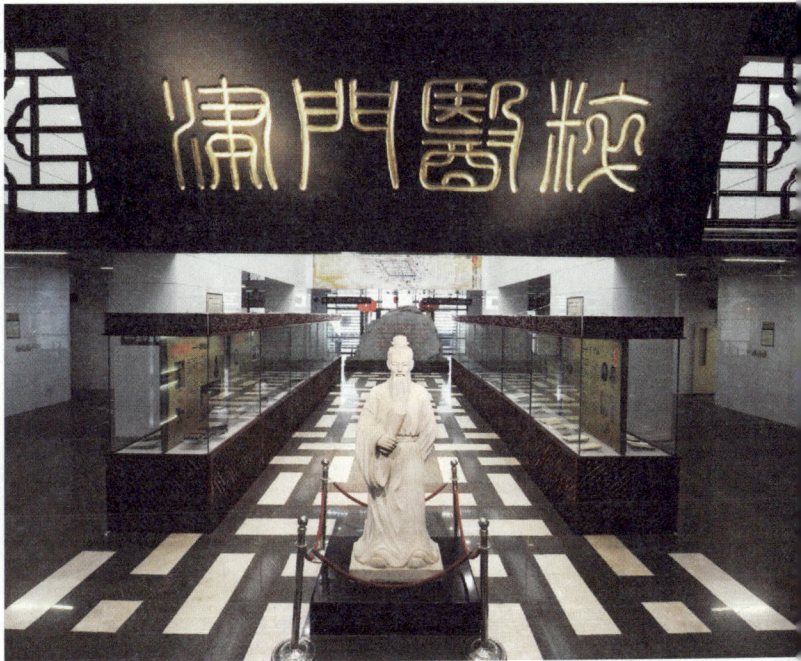

博物馆内景

　　"津门医粹"中医药文化博物馆坐落在天津市中医药研究院附属医院门诊大厅,已建成的有"津门医粹"展厅和"百草堂"展厅两部分,布局合理、特色突出,物、图、文、声、光、电并茂。主展厅约 1000 平方米,配以展品 1000 余件,展牌 1000 余块。

　　"津门医粹"中医药文化博物馆于 2011 年 10 月起正式对外开放。主展厅坐落于医院一楼门诊大厅,分别展示了津门中医药发展简史;清代、民国时期 200 多位医家的基本情况简介,其中详细介绍了 14 位津门名医的生平、著作及学术思想。馆内陈列有历代中医药器具、古籍文献、名医处方、老字号药堂仿单、中草药标本及珍贵药材,如骨针、青铜刀具、手术器械、串铃、药鼓、杵臼、乳钵、青花药瓶等,重点展示了璀璨的津门医药文化以及 5000 年来中医药学发展的史实和主要成就。

　　"百草堂"是"津门医粹"的分展厅,坐落于主展厅西侧,收藏中药标本和中成药 500 余件,院内制剂类等 16 类,并配以标牌将每一种中药的药性、特点及煎煮方法一一罗列,提高了公众对中医药的认知程度。

　　坐落在院区内的中医药文化走廊"百草园"是医院对中医药文化的宣传延伸。"百草园"种植了各种中药植物 30 余种,包括金银花、枸杞、杜仲、山楂等,与"津门医粹"博物馆形成了很好的呼应。此外,为突出中医药文化特色,做好中医药知识科普宣传工作,医院门诊和病区的大厅、走廊、候诊区、护理站、办公室等区域的陈设及装饰,都采用了含有中医药文化元素的设计,包括一些浮雕、塑像等,来营造浓郁的中医药文化氛围。

　　博物馆自开放以来,吸引了成千上万的参观者,实现了文化宣传和医疗服务融为一体,形成时间、地点、文献文物三开放的特色服务,深受群众的欢迎和喜爱,得到社会各界的一致好评。

# 天津达仁堂京万红药业乐家老铺药酒工坊

天津达仁堂京万红药业有限公司（以下简称"京万红药业"）作为中华老字号企业，为弘扬祖国传统中医药文化，传承和发扬企业厚重的药酒文化，于2009年12月凭借自身在传统药酒制作上的历史底蕴和深厚基础，在传统产业中融入创意元素新思维，在企业传统药酒车间的基础上创建了集药酒酿制、药酒文化、中医药文物收藏、艺术品创作、参观者品购为一体的乐家老铺沽上药酒工坊，药酒工坊是我国第一座融药酒生产与药酒文化于一体的展示馆，展馆占地面积达1000平方米，堪称我国药酒第一坊。

乐家老铺药酒工坊在上下两层展设多个展示区，一层设前厅、乐家老铺景观重现展区、文化墙展区、传统药酒制作工艺展示、药酒品赏区；二层设中医药典籍展区、中医药珍贵药材、珍稀药材展区等。

第一展区为乐家老药铺景观，通过摆设祖训和生动的塑像人物，再现传统老药铺场景，充分展示了清代乐家老铺深厚的文化底蕴。

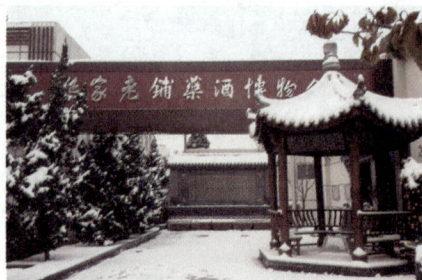

药酒工坊外景

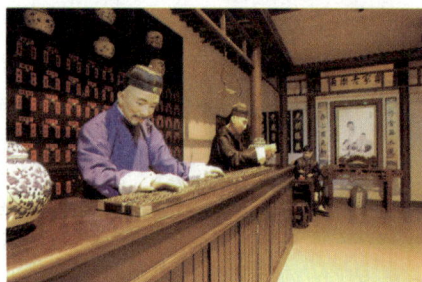

乐家老铺景观再现展区

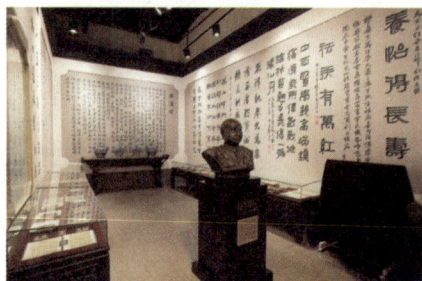

书法文化题词展区

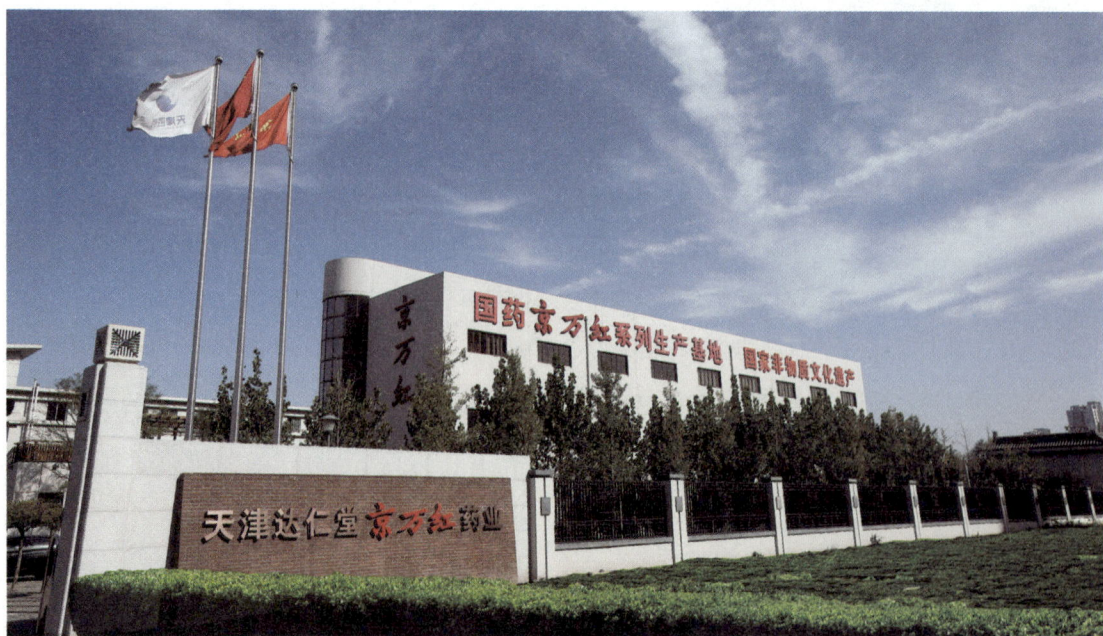

药业厂区外景

第二展区为传统药酒制作展，通过10尊持有器具的真人大小塑像，展示了乐家老铺传统药酒制作工艺流程，使参观者能够全面地了解传统药酒的制作方法及步骤，摆设的15块展牌则介绍了企业药酒品种的文化渊源及功效。

第三展区为艺术品创作展，其一为由国际民间工艺美术大师赵宝国老师历时半年创作的烙画《华夏医药至尊》，该画作长达25米，题记及帛文修书由著名书法家赵伯光挥毫撰写，烙法细腻流畅，色润层次清晰，再现了从我国原始社会到清代医药名家的风韵。其二为由著名画家、漫塑家王玉荣创作的大型铜版画《丹华济世》，长21米，高1米，由天津书法家协会主席唐云来命名并题跋，铜本镌刻，金璧生辉，以清代民俗文化为背景，展现了原乐家老铺万和事兴的生动场面。

第四展区为药酒静置间，展示有具百年历史，现今也仍具有储酒功能的老缸，意为体现制作好的药酒，好缸也是非常关键的因素。

第五展区为中医药文物展，展出的中医药文物藏品有数百件，包括天津的中医药史料，展品珍稀罕见，弥足珍贵，具有一定的历史价值、研究价值和收藏价值，体现了药酒工坊的文化特色和内涵。其中医药古籍多为国内罕见的明清时代刻本，具有很高的医学价值，同时也具有目录学、版本学的研究价值，如明代嘉靖刻本的《摄生众妙方》，明代万历刻本的《外科精要》《梦溪笔谈》《医方考》，清代刻本的《酒经》《神农本草经》《内经方集释》《伤寒论》《备急千金要方》等。馆藏的古医药器物有中药藏品、酒器藏品、计量藏品、中医藏品、古方配本、仿单广告和雕刻艺术。这些藏品内容丰富，具观赏性、趣味性，集研究价值及收藏价值于一体，完整地反映了中医药文化构成。

第六展区为我国药酒大体发展史、津门及企业药酒历史展，摆设有完整翔实地记录了历史发展的展牌，呈现了我国传统药酒的由来和发展，介绍了津门及企业的药酒历史。

第七展区为贵细中药材及制作药酒的中药材标本展，并设有介绍药材的展牌，可以使参观者了解中药材的补益功效知识。

第八展区为参观者品酒区，参观者可以在此处免费品尝药酒，并观赏药酒工坊纪录片。

乐家老铺沽上药酒工坊自建成以来，接待了几万人次的参观和国际友人的访问，群体包括专家、学者、媒体记者和消费者等，以传播和弘扬中医药文化、普及中医药知识为主旨，同时扩大了基地的影响力。参观乐家老铺沽上药酒工坊的来访者，不仅可以欣赏到药酒工坊的馆藏文物和艺术品，更是可以在传统药酒制作、药酒生产和药酒文化浓厚氛围的感染下，进一步了解和感受我国传统药酒文化，学习药酒知识和服用常识，建立正确的健康养生思想及日常保健方法，在鱼龙混杂的"保健酒"市场中准确辨识好坏优劣。

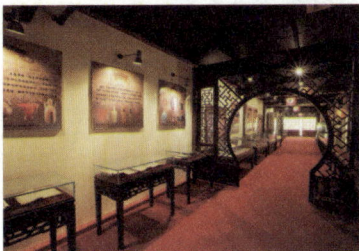
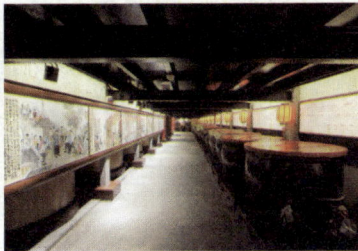
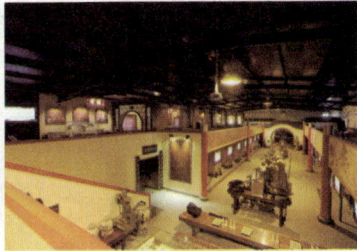

药酒静置车间　　　　　中医药典籍和器物展区　　　　　药酒工坊全景

# ○ 天津市武清区中医医院

　　天津市武清区中医医院文化长廊——"雍阳杏苑"始建于2012年，展出面积1600平方米，重新布置了中医典籍区、中医名人区、中药标本区、休闲区、汇通学派展示区、中医器具区和文化区七大分区，具有丰富的中医药文化资源，2016年国家中医药管理局将天津市武清区中医医院评为全国中医药文化宣传教育基地。武清中医院积极开展中医药文化宣传教育活动，配备所需的配套设施，建设外围环境，并定期完善、更新。如在2019年，医院整理了典史区书籍，更新更换了包括《伤寒论》《难经》《黄帝内经》等历代最具代表性的医药学著作，重新录制了关于各位医学大家生平事迹的介绍动漫，设置在名医区播放。此外，医院还定期更换中药材标本及中医药传统器具。

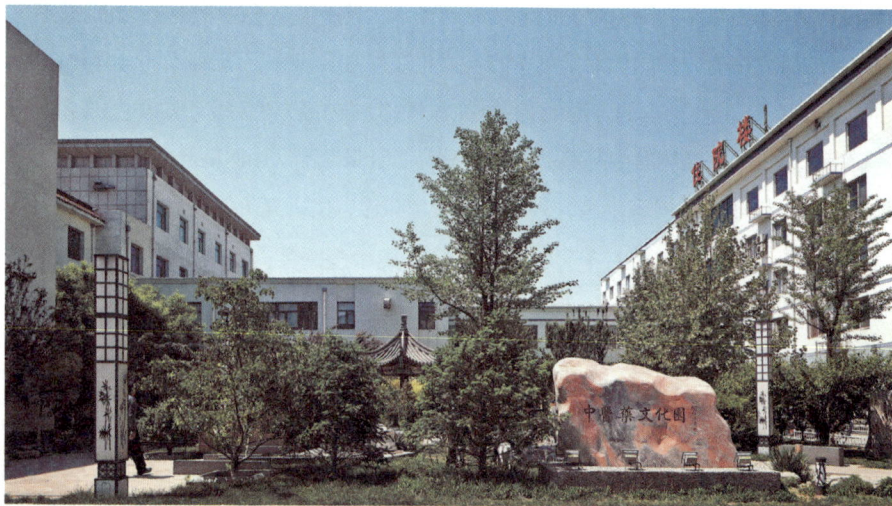

中医药文化园内景（1）

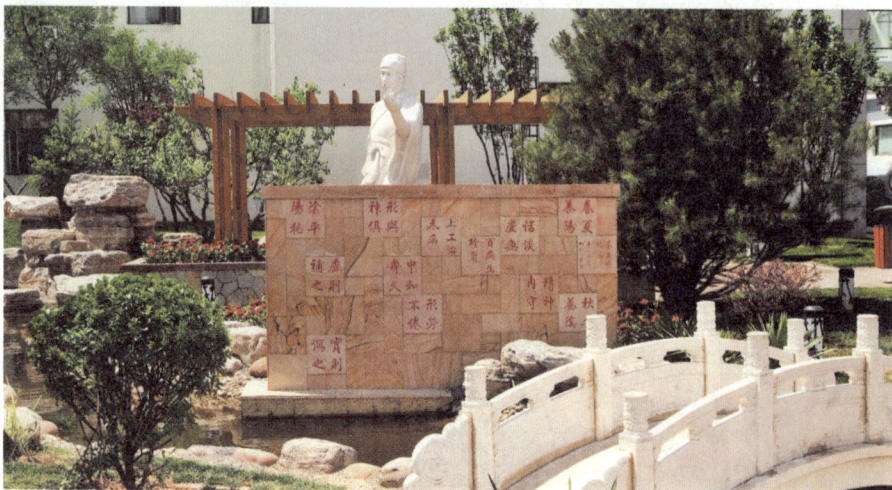

中医药文化园内景（2）

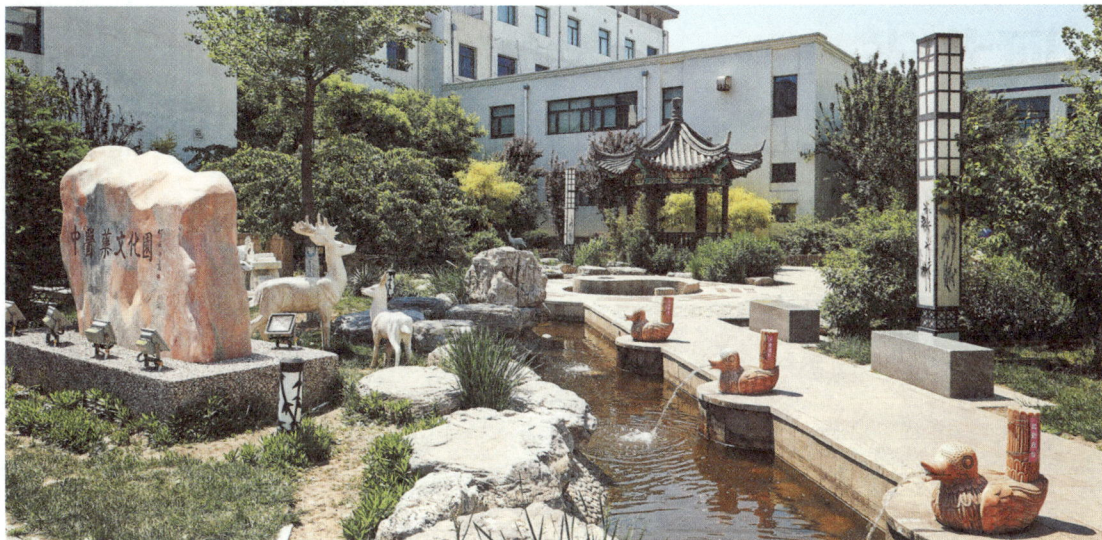
中医药文化园内景（3）

　　武清中医院具备丰富的中医药文化底蕴，并且积极探索具有自身特色的中医发展之路。"雍阳杏苑"立足"以人为本，文化强院"的理念，不断深入挖掘、整理和研究应用祖国中医药精粹，依托陈宝贵名中医传承工作室在张锡纯中西医汇通流派学术思想及临证经验继承中又有发展。医院将学派传承知识、研究成果和出版刊物在中医药文化长廊中展示之后，获得了良好的反响。除此之外，医院依托天津市第二届中医药健康文化惠民月大型公益科普宣传活动平台，开展了中医药文化宣传和学术交流活动，医院肺病科、脾胃病科、心血管病科、脑病科、康复科、儿科、肿瘤科、妇产科、药学专家在活动现场为市民提供常见病、多发病健康咨询和用药指导，并摆设非药物疗法和中药饮片标本展示，弘扬了中医精髓。

　　中医养生保健知识巡讲方面，医院与武清区图书馆合作，以"潞河讲堂"公益讲座为平台，陆续派遣20余名院内中医养生保健专家，面向全区广大市民进行宣讲，受益群众达10余万人。

　　2018年，医院组建了由14名中医专家组成的讲师队伍，在老年大学举办讲座，普及中医药防病、养生及食疗常识，受到当地百姓的推崇，进一步弘扬了中医药文化。

　　天津市武清区中医医院文化长廊"雍阳杏苑"自成立以来，受到了社会各界的广泛关注，每年接待参观、学习和交流的众多国内外游客，对中医药文化在国际范围的传播作出了较大贡献。

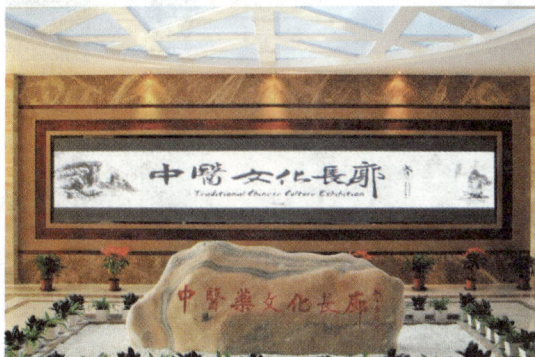
中医药文化长廊入口

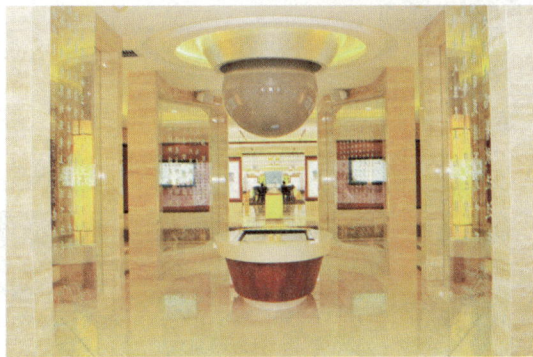
中医药文化长廊

# 河北省

## ⬤ 河北保定刘守真祠堂

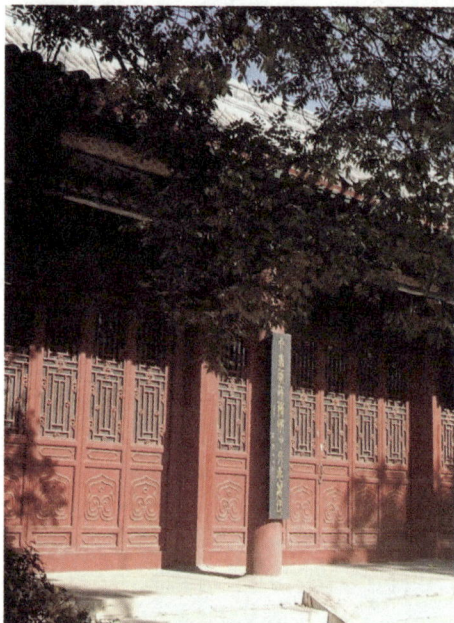

　　自 2006 年被卫生部、国家中医药管理局确定为中医药文化宣传教育基地建设单位以来，在各级领导的大力支持下，刘守真祠堂不断充实完善基础和内涵建设，以其独特的风格成为全国首个中医药文化宣传教育基地。该基地由市中医院、守真祠堂、中医史展厅、中草药综合展厅、保定中医史展厅、百草园、名医碑廊等部分组成，藏有中医药文物、中草药标本、中药制剂以及后人以守真学术思想为研究基础的论文著作、研究成果等，以壁展、实物、图片、文字等形式生动地展示了中医药史的发展历程和主要成就，深刻地反映了祖国医药学的博大精深。

中医药文化园外景

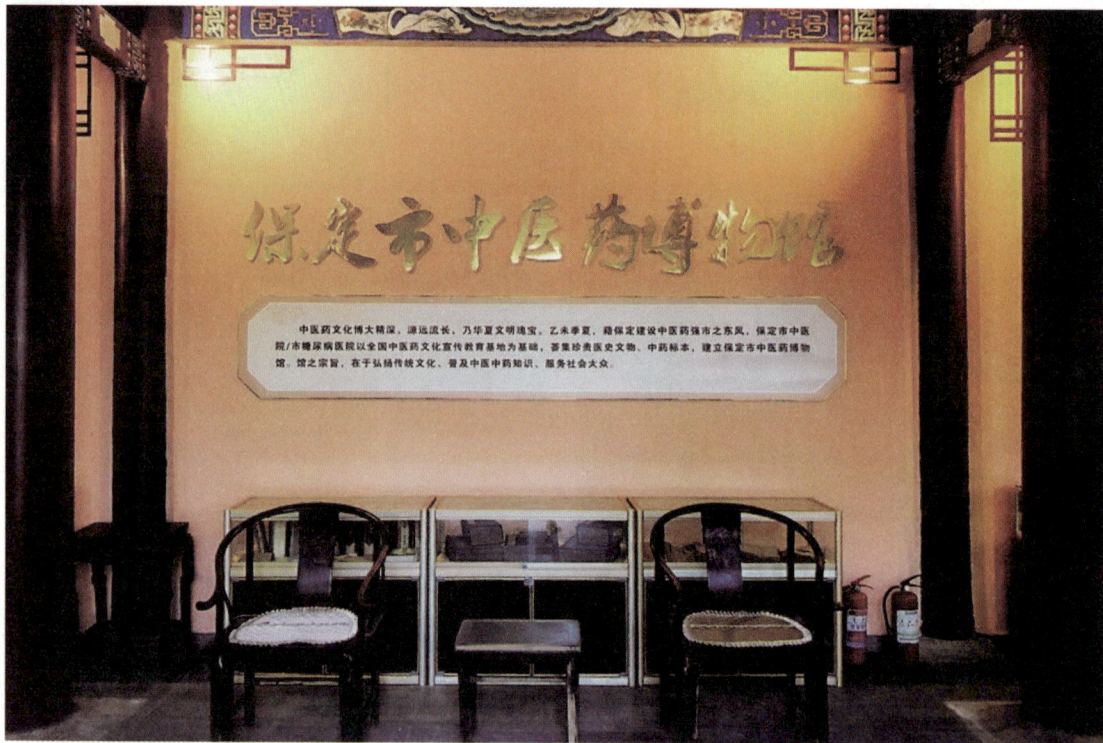

中医药文化园内景

依托近千年的守真学术文化积淀，突出全国唯一的集"中医医院、守真纪念馆、守真学术思想研究会"三位一体的独特风格，大力开展中医药文化建设，不断深化"以患者为中心"的服务理念，培育优良的医院精神，树立严谨的医疗行风，为构建和谐医患关系、塑造良好医院形象、促进医院持续健康发展提供了坚强的思想政治保证和强有力的精神文化动力。

保定人文历史灿烂，物华天宝，人杰地灵，具有丰厚的中医药文化历史底蕴。在这座古城的东部，百年古树掩映着一座古朴庄严的庙宇，这就是享誉中医界的一代名家刘守真的纪念馆——百姓相传的刘守庙。刘守庙始建于金元时期，几经战乱，几经修复，因"寒凉派"创始人、金元四大家之一的刘守真医德高尚、医术高明而香火不断，历经数百年沧桑。民间将刘守庙庙会定在刘守真的生日农历三月十五日，庙会期间到庙区朝拜祭祀的人群多达十余万人，已逐渐形成独特的文化景区，在国内外有着较大影响。

1984 年在原全国人大常委董建华、卫生部原部长崔月犁等老一辈中医和原保定市市委市政府等多方的共同倡导和努力下，原址原貌重修了守真庙宇的正殿、东西配殿，重塑守真塑像，并建立保定市中医院，使之集学术研究、医疗、教学、科研、预防保健等多功能于一体。医院建院时定名保定市守真中医院，1986 年更名为保定市中医院，2001 年附名保定市糖尿病医院。2007 年，刘守真祠堂成为全国第一家挂牌的"全国中医药文化宣传教育基地"，国家卫生部副部长、国家中医药管理局局长王国强亲自为医院授牌，2009 年则作为全国重点中医院建设单位，被列入国家扩大内需中央投资计划予以扩大建设，作为保定市山水城市"五湖十园"的刘守庙文化园景观之一，成为保定城市形象的一大亮点。

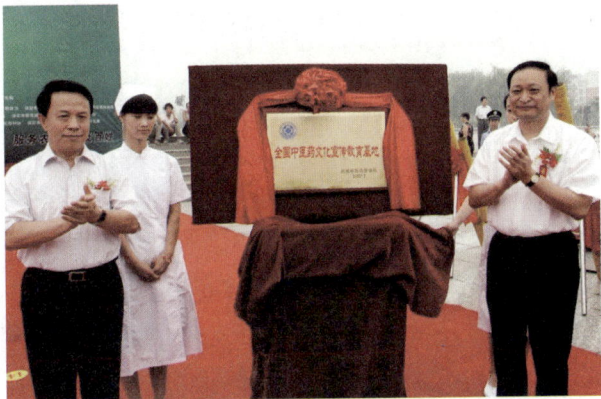
挂牌仪式

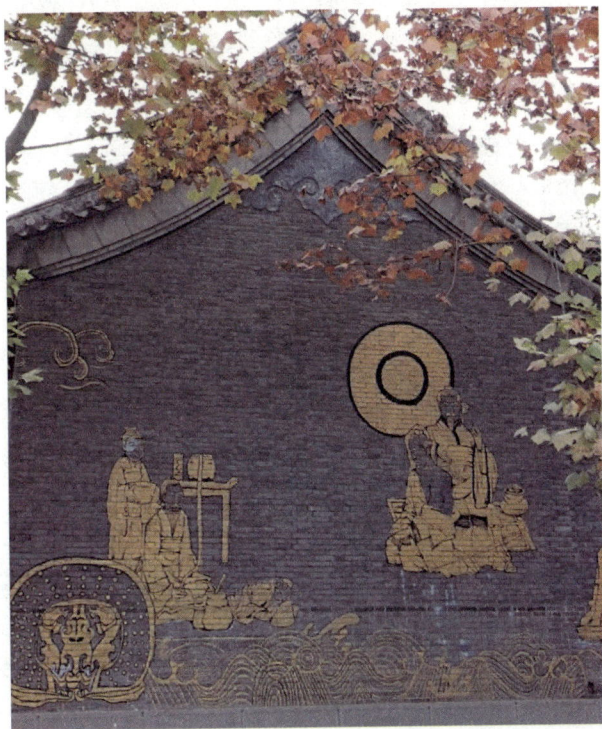
纪念馆墙

# ○ 河北省安国市药王庙文化景区

安国市药王庙文化景区由药王庙和中药文化博物馆两部分组成，于2013年12月30日由国家中医药管理局确定为全国中医药文化宣传教育基地。

其中，药王庙部分始建于东汉，宋、明、清代间又经多次扩修、扩建，1985年药王庙全面重修，对外开放。现存建筑汇集了宋、明、清各代的建筑特点，形成了一座风格独特的古建筑群体。2001年6月药王庙被国务院公布为全国第六批国家级重点文物保护单位。药王庙现占地3.33公顷，单体建筑19座。庙内所祀药王，姓邳名彤，字伟君，信都（今河北省衡水市冀州区）人，原为下曲阳（今河北省晋州市）卒正，是东汉的开国元勋，被汉光武帝刘秀封为云台二十八宿将之一，是全国唯一的一位受过皇封的药王。药王庙名医殿内塑有中国历史上著名的十大名医：扁鹊、张仲景、孙思邈、徐文伯、皇甫谧、华佗、孙林、张介宾、张子和、刘河间。

1991年，河北省财政拨款10万元，筹建了安国药材

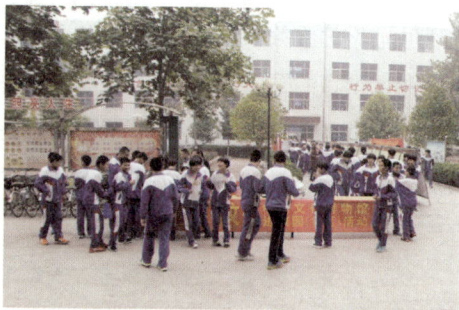
博物馆送流动展板进社区、进校园活动

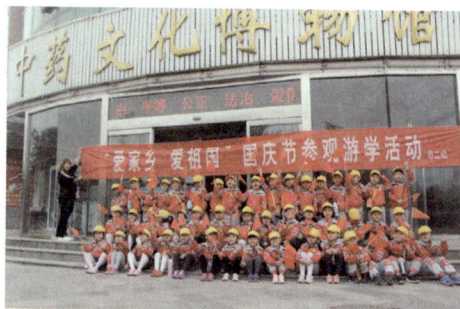
幼儿园小朋友来博物馆举办游学活动

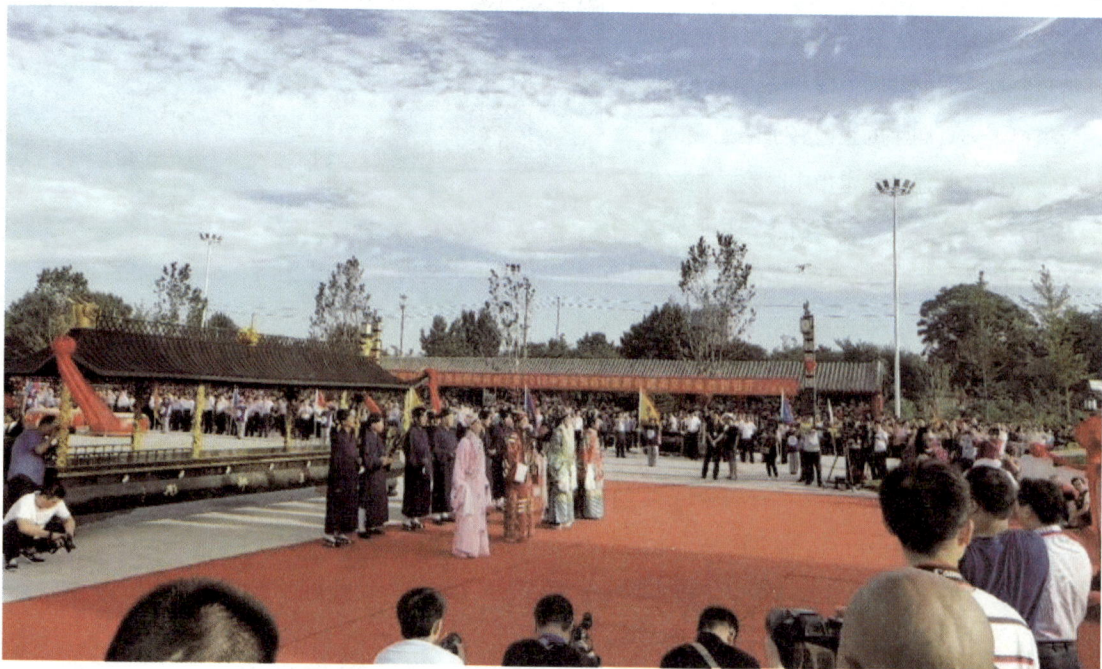
药王庙祭礼活动（1）

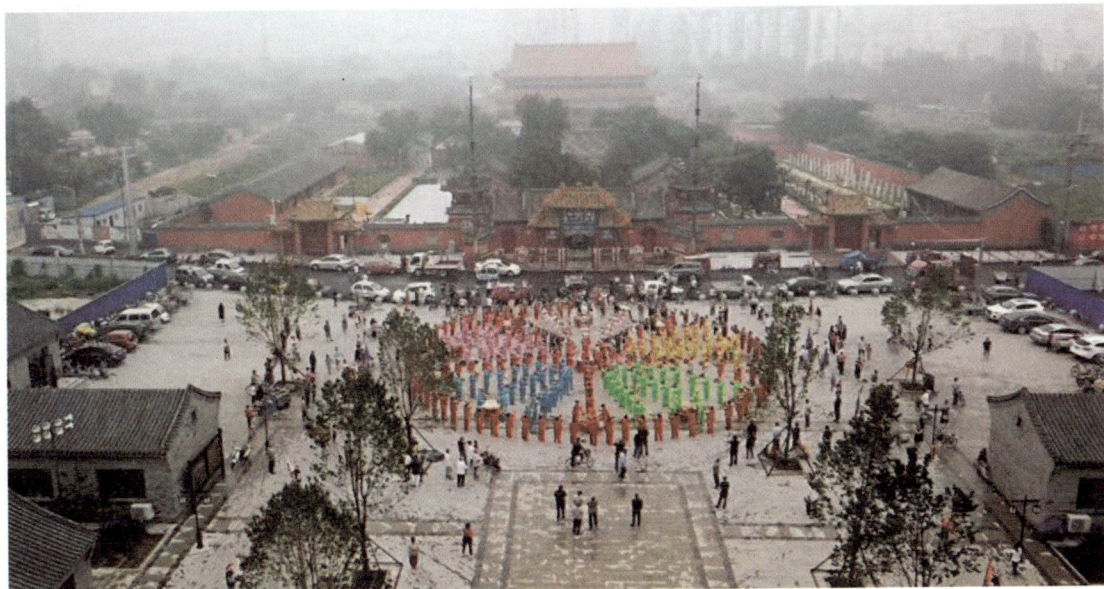

药王庙祭礼活动（2）

博物馆，馆址设在安国市文化馆。2000 年 1 月，安国药材博物馆搬迁至安国药王庙内。2007 年，在原有博物馆的基础上筹建了中药文化博物馆，博物馆搬迁至安国市药兴大路，于 2007 年 6 月 13 日对外开放。博物馆占地 1.2 公顷，建筑面积 1500 平方米，展馆面积 1200 平方米，总投资 650 万元，配备有文化广场、停车场、游客服务中心。展览分中国中医药简史、安国药业发展史、解放后的安国药业、药文化与生活、中药材标本、现代中药企业六部分。博物馆共展出实物 180 件，图片影像 200 余张，中药材标本 800 余种。展览运用了先进的信息和电子展览方式，有影像播放、语音播放、触摸屏资料展示等多种手段。以系统的历史资料和文物展品再现了中国医药史和安国药业发展进程。

安国旧称祁州，位于河北省中部，因药业发达，素有"药都"和"天下第一药市"之称。安国市历史悠久的传统药业源于宋代，兴于明代，盛于清代，绵延至今，已逾千年。在中华民族药文化发展史上，这里以厚重的人文底蕴，形成了特色鲜明的中医药文化，成为闻名中外、销售网络辐射全国及周边国家和地区的中药材集散地。安国物华天宝，人杰地灵，中药材资源丰富，正在实施的"药业产业化兴市"战略，将全方位推进药业优势开花。商贸云集，药材及山海之产，记录了安国药业辉煌的历史；中药材炮制技术、中药鉴别经验世代相传，丰富了中药文化宝库，久远的药业历史，繁盛的药业产业催生了璀璨的中药文化。

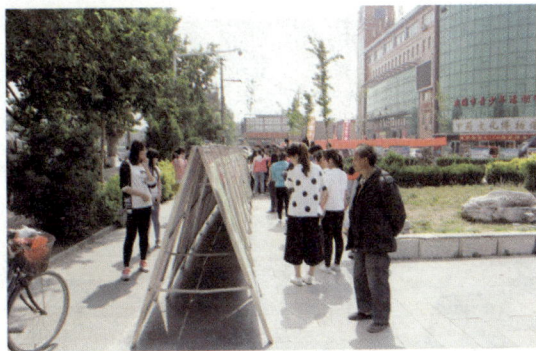

国际博物馆日活动（1）

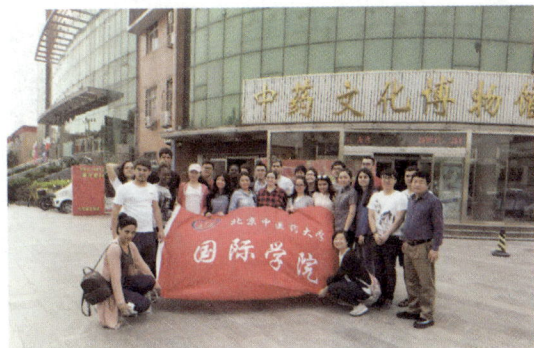

国际博物馆日活动（2）

# ◉ 石家庄市中医院

石家庄市中医院始建于1956年10月9日，2014年4月被国家中医药管理局确定为全国中医药文化宣传教育基地。

石家庄市中医院东西两个院区占地面积约4公顷，建筑面积10万余平方米，开放床位1500张，在职职工1400余人，拥有国家级知名专家3人，省市级知名专家30余人，博士生导师2人，硕士生导师124人，博、硕士研究生400余人。与中国中医科学院、北京市中医医院、中国人民解放军总医院（301医院）、中国中医科学院广安门医院、北京中医药大学东直门医院、中国中医科学院西苑医院、北京市肛肠病医院、天津市人民医院、桂林市中医院等十余家医院建立了友好合作关系，聘请了全国50余名知名专家为客座教授。国医大师孙光荣传承工作室、国医大师吕景山传承工作室和王永炎院士工作站落户医院。开设邢月朋、王淑玲、薛芳、田淑霄、张士舜、郭纪生6个国家名老中医（学术）传承工作室。

石家庄市中医院积极打造院内文化旅游景点和场所，在院本部和东院区各自形成了两条中医药文化体验路线，文化基地建设延伸至今年开诊的东院区，建成三大中医药文化宣教场所（多功能演播室、健康大讲堂、多功能会议室）、两大中医药体验区（一点堂中医药体验区、茶歇体验区）和十大中医药文化景观（七彩石雕——杏林千秋济世图、多功能中药煎煮铜鼎——太极鼎、大型铜雕——针

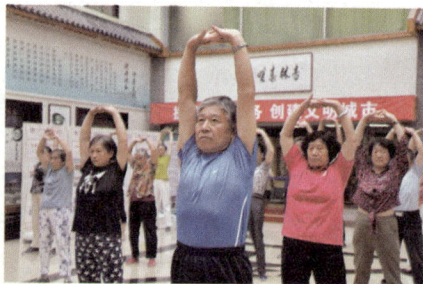
八段锦俱乐部

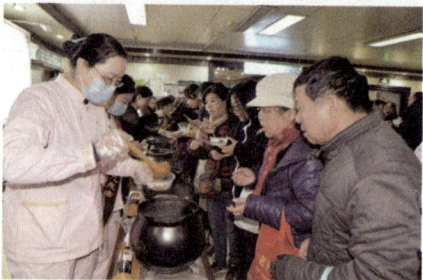
养生膏方节活动

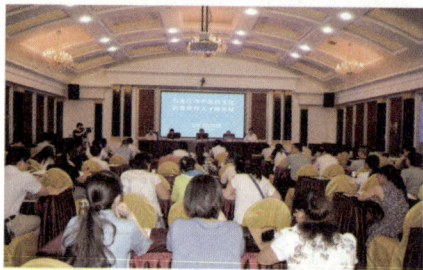
全市中医药文化科普宣传人才培训

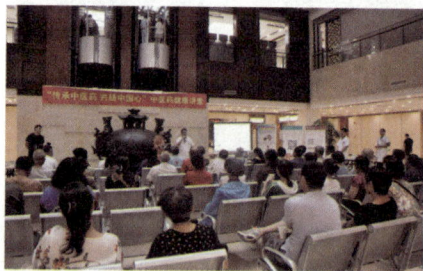
中医药健康讲堂

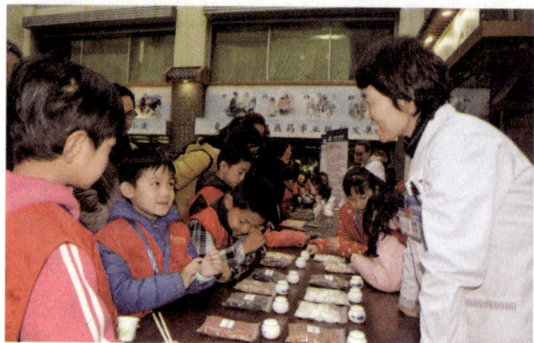
中医药文化科普体验游

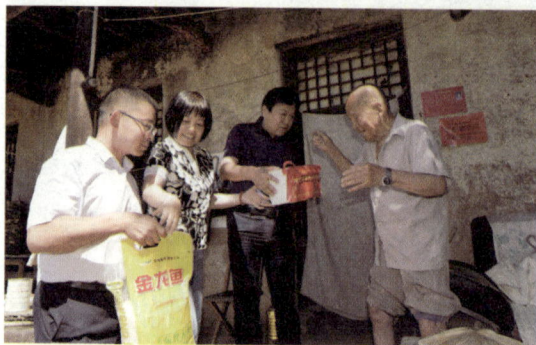
深入帮扶点开展健康扶贫

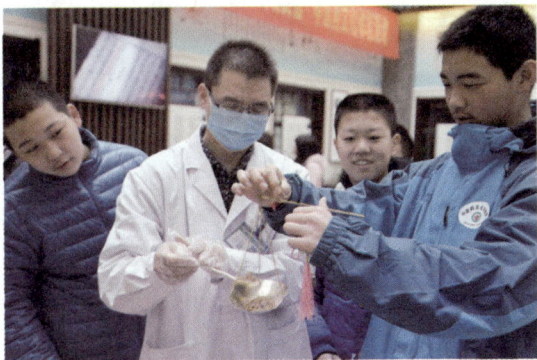
戥子使用教学

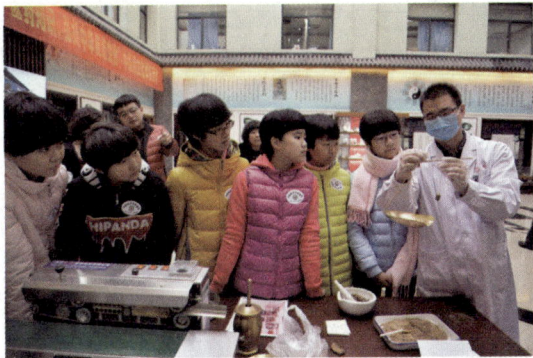
中药香囊制作

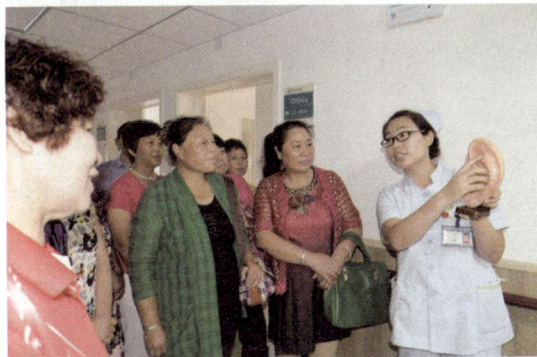
老年病科中医药文化科普游活动

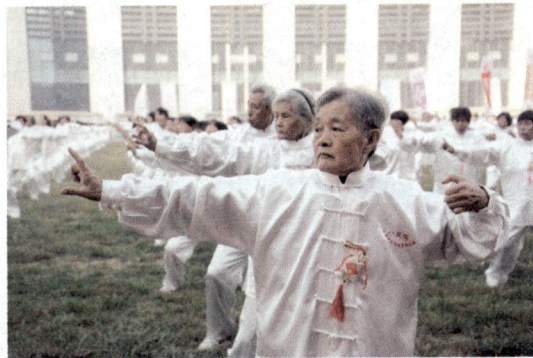
医院千人八段锦展演

灸铜人等）。东西两个院区将中医药传统陈列展示和中医药文化科普宣传融为一体，中医药文化旅游场所占地面积达到 6000 余平方米。医院每年接待企业事业单位和社会团体科普游活动 170 余次，接待各部门和友好单位参观考察 70 余次。游览观摩人员达到 20000 余人次。

依托医院优秀的中医专家队伍、科研力量和制剂能力，医院研发了系列中医药健康旅游产品，制剂有丸、散、颗粒、胶囊、洗、栓、膏 7 种剂型，共计 59 个品种；研发未病先防、辅助治疗、养生保健 3 大系列，9 个小系列，30 多个产品，其中本草养生腰椎枕及其制备方法、滋阴补肾保健酒及其制备方法等 14 项产品荣获专利。

医院与电视台联办的《中医在身边》《国医大讲堂》《中医健康大讲堂》《魅力中医药》栏目成为品牌栏目，共联合录制了 100 余部健康养生节目；组织专家编辑录制了《传统功法八段锦》教学光盘，印制了八段锦养生功法挂图和单行本。医院策划拍摄的《魅力中医药 健康千万家》宣传片获得国家卫计委组织的健康中国微视频大赛"优秀宣传片奖"。

石家庄市中医院不断丰富中医药文化内涵，建队伍、搞体验、做活动，培养组建了中医药科普宣传、八段锦养生功法教授、中医药文化艺术团、中医药文化宣讲、适宜技术推广等专业志愿服务队，开展中医药科普游、中医中药走基层、八段锦推广培训、中医药健康行、"中医之友"健康俱乐部等系列志愿服务活动，年服务群众两万余人。中医药宣教和健康旅游的结合，不断丰富形成了"望、闻、问、切"中医药文化旅游内容（望——游览医院，观看中医药文化展览，感受中医药魅力；闻——听健康讲座知识，提高中医药养生保健素养；问——名医问诊、解答疑惑，进行具体的健康指导；切——体验中医药传统诊疗技法、制备工艺和养生保健项目）。

# ◉ 河北省邢台市内丘县扁鹊庙

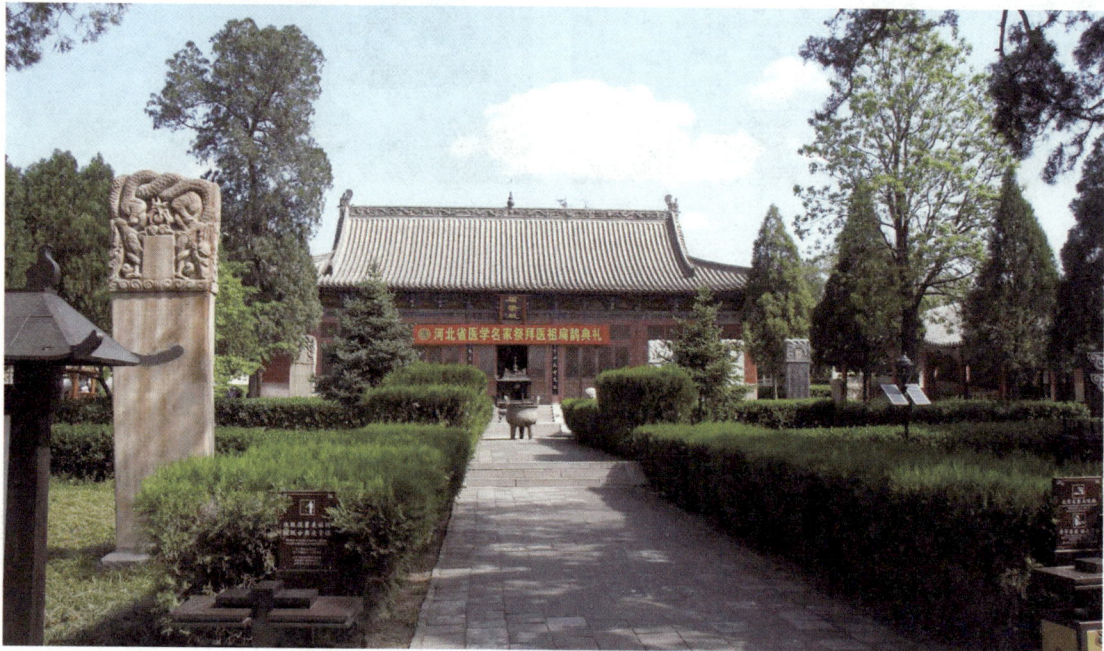

扁鹊庙外景（1）

　　扁鹊庙，又名扁鹊祠，位于河北省邢台市内丘县城西 26 千米的鹊山脚下神头村西，北距省会石家庄市 90 千米，南距邢台市 50 千米，东距京珠高速、107 国道、京广铁路 20 余千米，地理位置优越，交通便利。扁鹊庙现为全国重点文物保护单位、国家 AAAA 级旅游景区、全国中医药文化宣传教育基地，是邢台新八景之一。

　　扁鹊庙是一处以祭祀、谒拜华夏医祖扁鹊为主的建筑庙群，始建不详，汉唐有之，历代均有修葺，依山而建，左右两岭相扶，九龙河由庙前环绕流过，是块风水宝地。庙内原有单体建筑 27 座，现存有回生桥、山门、扁鹊殿、后土总司殿、玉皇殿、三清殿、老君殿、财神殿、百子殿、三霄殿、药王庙等 19 座单体建筑，其中扁鹊殿、扁鹊墓、透灵碑、回生桥、九龙柏、古代碑廊、三清殿、汉代神兽气势磅礴，为扁鹊庙八大景观。整个扁鹊庙分为两大部分，第一部分为扁鹊中医文化区，弘扬了扁鹊中医文化精神，第二部分为中国道教文化区，宣扬了道教文化精神。此外，扁鹊庙中至今还保留着道教七真之一，龙门派祖师丘处机的道士院遗址，在民国时期还有道士们在此居住，为研究我国道教文化提供了重要的实物资料。扁鹊庙占地面积 15 万平方米，是我国现存扁鹊庙中规模最大、历史最悠久、保存最完好的建筑庙群。

　　扁鹊作为华夏医祖的地位以及"全国中医药文化宣传教育基地"的落户，再加上扁鹊庙景区国家 AAAA 级景区、全国重点文化保护单位等多重身份头衔和景区不断壮大的宣传力度，更多的人对扁鹊庙有了更深的、更全面的了解。正因为如此，官方和民间开展的中医药文化和祭拜活动不断，扁鹊庙景成为了来内丘必须游览的景点，民间医生从北京、山东、山西等地特意来到扁鹊庙祭拜扁鹊，感受中医药文化氛围。县委、县政府组织省内外中医药界人士到扁鹊庙参观祭拜，2014年10月举办了"全国中医药文化宣传教育基地"揭牌仪式及祭拜扁鹊活动。北京市中医院与县中医院开展合作，举行了拜师仪式，扁鹊庙景区也因此为更多的人知晓，扁鹊庙中医药健康旅游一步步走出去，求医问药、为健康而来祭拜的人络绎不绝。2015年内丘县政府成功举办了第三届扁鹊文化节，在县卫生局组织下成功举办了基层中

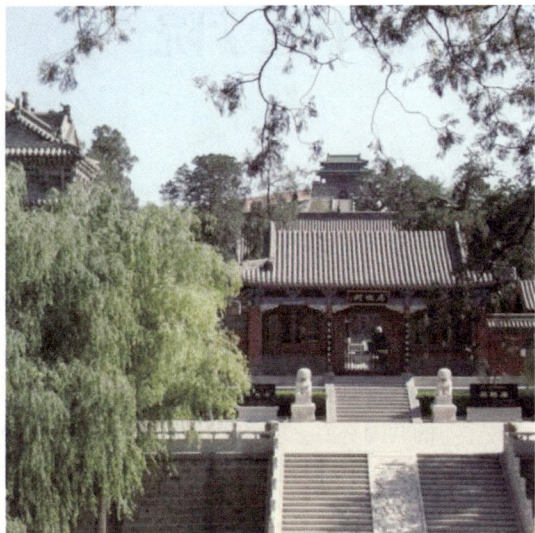

扁鹊庙外景（2）

医寻根问祖活动、邢台中医名家义诊、祭拜医祖扁鹊等中医活动。第三届冀港澳台中华传统医药文化发展大会，祭拜医祖扁鹊仪式在扁鹊庙举行，大会以"传承、发掘、引领"为主题，以集聚冀港澳台四地中医药界人士，推动中医药发展、传播中华传统文化、促进冀港澳台交流为宗旨，着重探讨如何依靠名国医传承中医药文化、利用新技术发掘中医药优势、通过治未病引领健康新生活等，此次活动在扁鹊庙的成功举办，将扁鹊庙中医药健康旅游引到一个新的高度，为未来承办更多的省级、国家级活动奠定了基础。

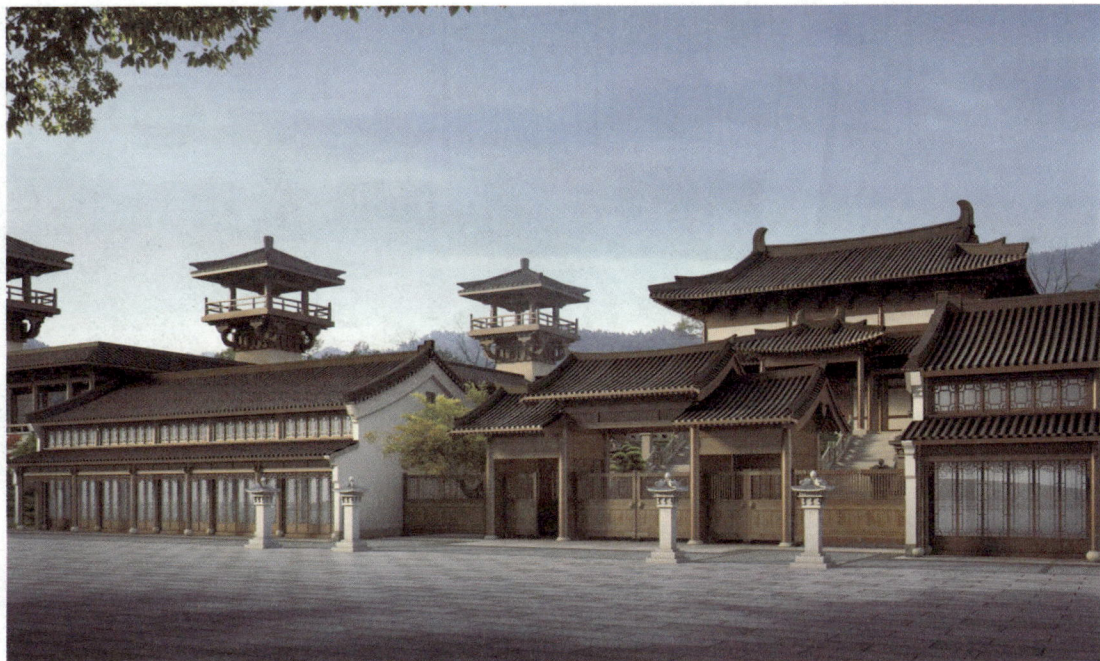

扁鹊庙外景（3）

# ○ 河北中医学院

位于河北中医学院橘泉校区的河北中医文化展馆和河北中药文化展馆，于2016年获批确定为全国中医药文化宣传教育基地。该工程自2015年启动以来，在省卫生健康委员会、省财政厅、省文化厅、省中医药管理局的大力支持下，经过全校上下的共同努力，现已建成并对外开放。中医、中药文化展馆拥有规范展厅600平方米，馆藏医史文物、中药标本等百余件。近一年来，文化展馆开放约210天，共接待观众约一万余人次，并开展了大量群众喜闻乐见、形式多样、内容丰富的科普宣传活动。

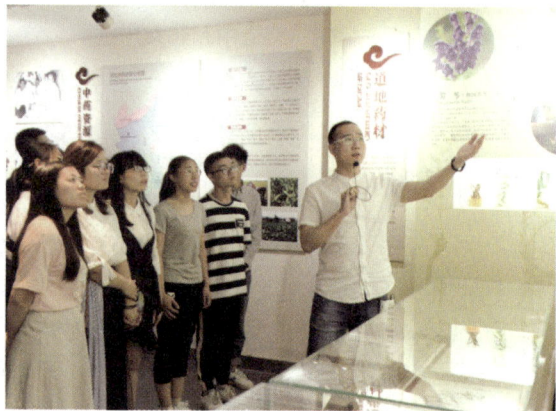

学生参观学校中医、中药文化展馆

河北中医文化展馆为集中展示河北中医文化的场所，馆内设置多个分区，以展板为主、实物为辅，分别展示了河北中医药文化历史发展、河北中医学派的历史传承与创新、河北中医药文化景点、河北近现代中医药名家、河北中医名方、河北中医名家著作、河北中医药教育事业发展历史等内容。馆内设置河北中医药文化讲堂，依靠学校现有的国家级和省级中医药文化科普巡讲专家，定期宣讲中医药文化科普知识、举办传统功法体验活动，通过声、光、电等多媒体方式实现与观众互动。

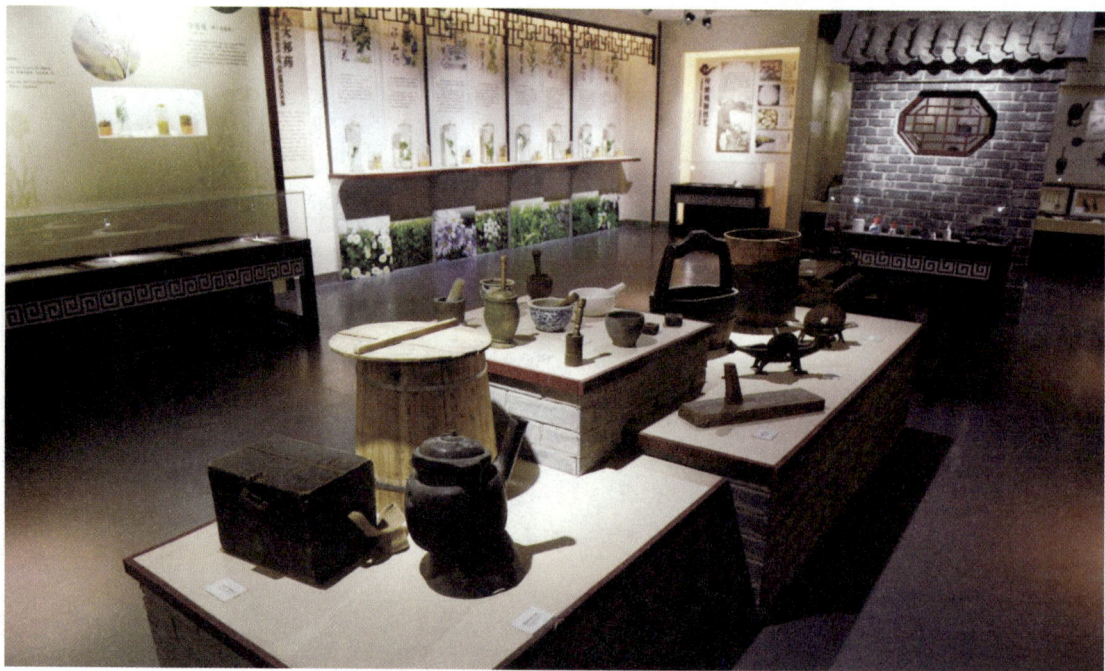

河北中医文化展馆内景（1）

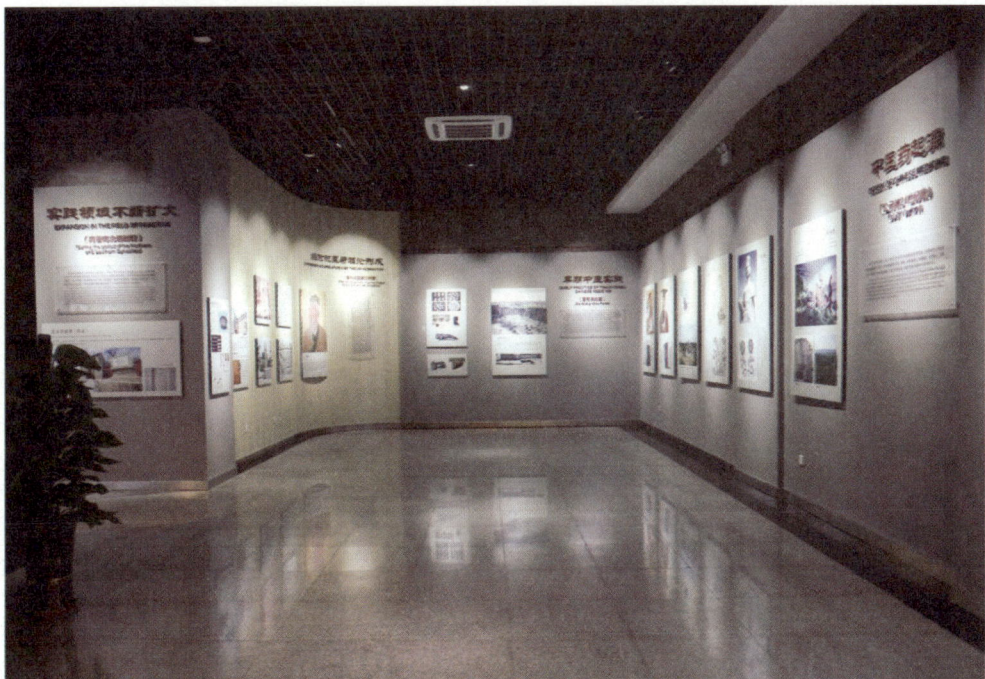

河北中医文化展馆内景（2）

　　中药文化馆为集中展示河北中药文化的展区，馆内介绍了河北中药资源分布及道地药材、河北中医学院学生中药工艺制作品、河北老字号药企、河北中药传统炮制技艺及工具、中药采制及售卖保存实物等。同时，馆内设置药材实物体验区。

　　河北中医学院中医、中药文化馆作为开放的、具有鲜明中医药传统特色和河北特点的文化传承和发展基地，以其丰富的馆藏和良好的运作，成为河北省中医药科普宣传的重要平台。此外，学校的古籍图书馆、校史馆、医史馆、中药标本馆、国医堂、中药植物园等文化场馆设施，成为了中医、中药文化馆中医药文化宣教的有益补充。

　　学校还完成了综合教学楼、学术报告厅内部文化建设，丰富"河北中医学院文化长廊"，打造校园"文化石"，建设了具有浓厚中医药特色的美丽校园。

　　今后，河北中医学院也将以中医药文化的传承和创新为主题，以筹建河北省中医药博物馆为目标，以建设一支较高素质的宣传教育队伍为基础，以建设文化内涵丰富、地域特色鲜明、中医与中药并重的文化展示中心、教育中心和研发中心为目标，以着力宣传中医药历史文化、规范开展面向社会大众的普及性中医药教育、深入研究中医药文化传播规律和开发推广中医药特色诊疗适用技术为主要任务，下大力气把文化宣传教育基地建设成为开放的、具有鲜明中医药传统特色、河北文化特点的文化传承和发展基地，力争将基地打造成河北省中医药文化旅游景点。

# 山西省

## ◎ 山西中医药大学附属医院

    山西中医药大学附属医院自 2002 年开始便开展了扎实有效的中医药文化宣传教育工作。医院在 2011 年被评为山西省首个中医药文化宣传教育基地，2014 年被确定为全国中医药文化宣传教育基地。

    早在 2002 年，医院就开始设计建造了以中医药文化长廊为主题的中医药文化公园——悦心园。之后，医院又于 2004 年、2006 年、2008 年陆续完成了悦心园的第二、三、四期工程，总占地面积 1.2 万平方米，分东、中、西三个功能区，共建成了"中医药文化长廊""医始轩""济世葫""橘井泉""中药圃""药王孙思邈雕像""思源亭""山西名医傅山汉白玉雕像"等文化景观，并竖立"全国中医药文化宣传教育基地"石碑，形成了以中医药文化为主线，中国传统文化与山西地域文化的有机结合，构成了集教育性、系统性、

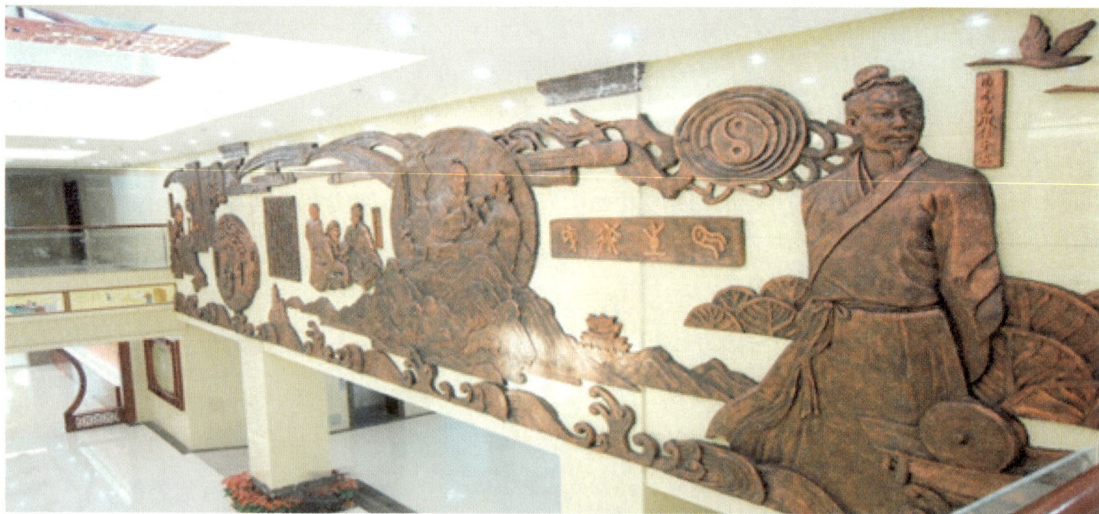
医院内景

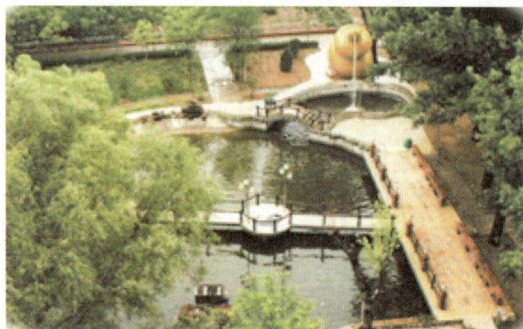
悦心园

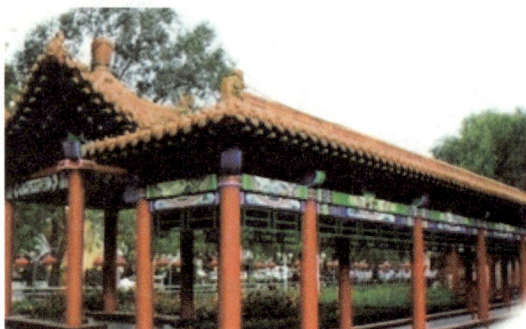
中医药文化长廊

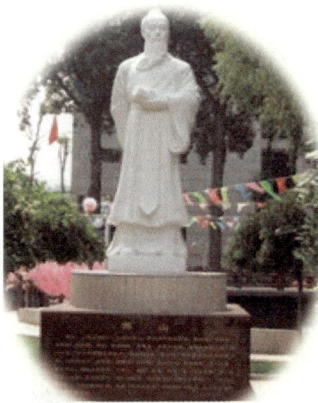
傅山像

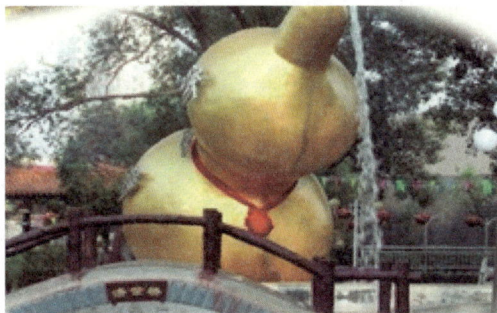
济世葫

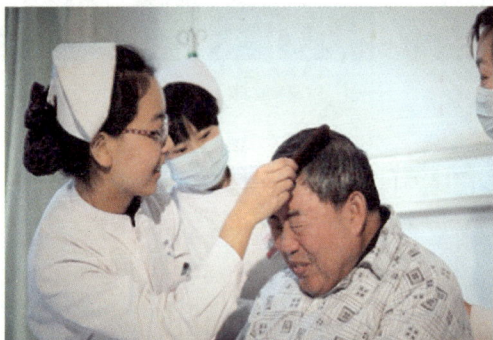
亲情服务

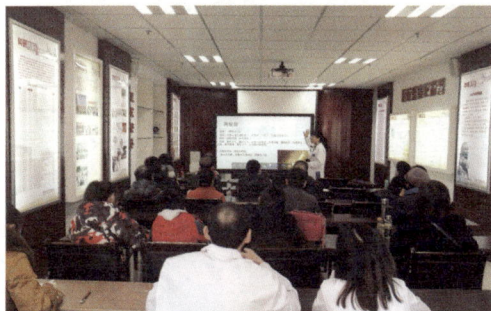
健康讲堂

地方性、趣味性于一体，风光秀美的中医药文化园林。

医院的新门诊楼外观和内部装饰都充分体现了中国传统文化、中医药元素和山西地方特色的有机结合。新门诊楼的各部分在建筑风格上整体统一，色调淡雅，采用木材、石头、琉璃瓦等中国传统建筑材料，加上彩绘和古色古香的对联，让老百姓一眼看到就知道是一所中医医院。医院内部的装修处处彰显着中医药文化气息，以代表汤药的红褐色和代表华夏文明的黄色为主色调，综合运用了书法、雕刻、绘画、园艺等艺术手段，形成了古朴、雅致的"中医药博物馆"式风格。

门诊楼内还建设了楼中花园、"治未病"资讯园地、健康饮食文化园地、中药科普园地、运动健身园地、健康讲堂等文化科普宣传园地，并在门诊楼一楼大厅内摆设了篆刻大型傅山浮雕，展现了傅山先生的生平事迹，如他自幼苦读医书、开设医馆、济世救人以及他为了孝敬母亲自研制药膳"头脑"的故事。门诊楼八层篆刻浮雕"三晋名医赋"，体现了山西中医药文化的发展史，生动地体现了中医药文化扶危救难的济世情怀。

医院将以党的十九大精神为指引，以国家中医药管理局《关于加强中医院中医药文化建设的指导意见》和《中医医院中医药文化建设指南》做指导，坚持科学发展观，坚持"以人为本"，恪守"对生命负责"的院训精神，大力培育和倡导中医药文化的核心价值观；以营造特色鲜明，内涵丰富的中医药文化氛围为重点；以为健康需求者提供优质的中医药服务作为出发点和落脚点，把医院建设成一所立足山西，辐射周边，建设中医特色鲜明的现代化、研究型大学附属医院为目标，充分发挥中医药文化的功能。

# ◉ 山西中医药博物馆

山西中医药博物馆位于山西省晋中市太谷县龟龄山庄1号，是集中医药文物与药材标本的收藏、陈列和研究中医药文化于一体，为公众提供中医药文化知识的教育和欣赏的永久性非营利性医药科技类博物馆。

山西中医药博物馆成立于2011年12月31日，是经山西省文化局、山西省民政厅审核批准成立的永久免费向公众开放的医药科技类博物馆。2014年12月，山西中医药博物馆被国家中医药管理局确定为全国中医药文化宣传教育基地。

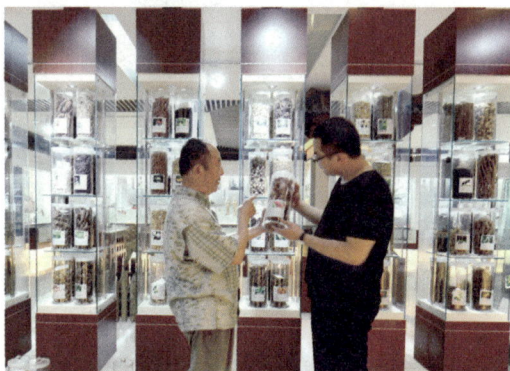

植物药展区

博物馆现建筑面积2000平方米，其中用于展览的精品馆建筑面积768平方米，展区分为五区一室，藏品数量3000余件，动植物标本2000余件。藏品涵盖中医药古籍、书刊、炮制药材、制药器械、图片、中药标本等多个类别。职工专职总人数10人，配有2名资深宣教专职人员。博物馆平均全年免费开放天数达320天以上，年平均接待人数16000余人。此外，新馆建设项目也在有序推进中。

博物馆自成立以来，深刻认识到中医药文化是中医药事业的根基和灵魂，不仅决定了中医药的本质与特色，也决定了中医药事业的发展方向。在全球一体化、信息网络化，各种价值观交融与碰撞的今天，山西中医药博物馆一直积极探索并不断发掘中医药文化内涵，将中医阴阳协调的文化、天人合一的哲学思维、仁爱救人的理念、防患于未然的哲学精神、超越自我的哲学思维等核心价值，结合博物馆自身的

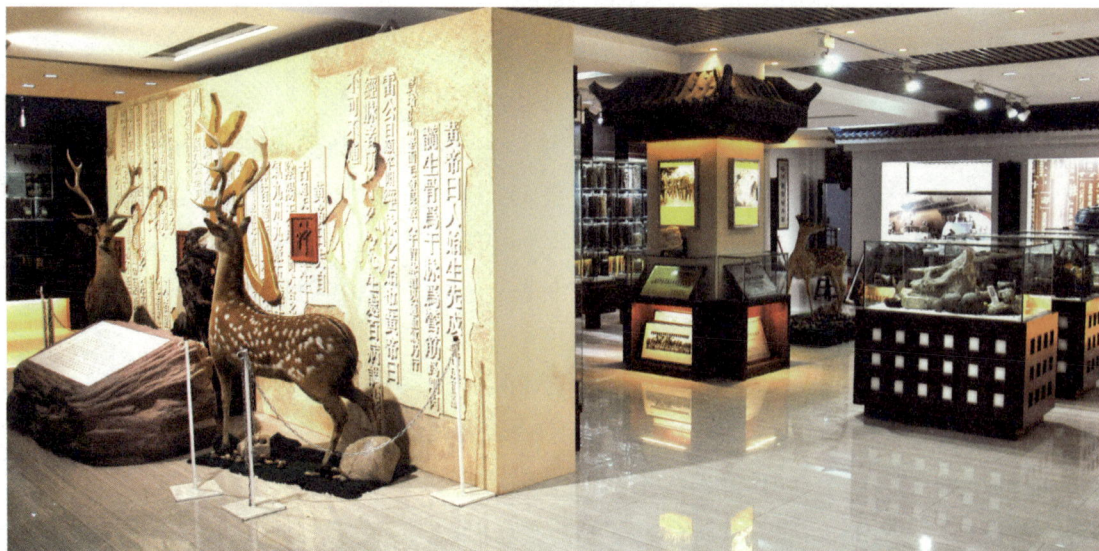

博物馆内景

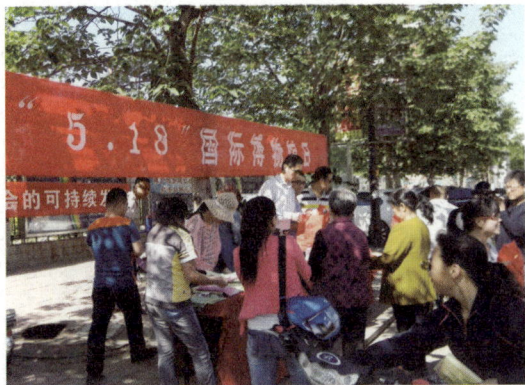

国际博物馆日活动现场

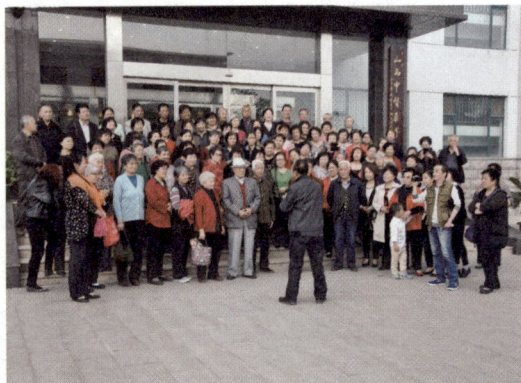

"让健康走进生活"主题活动

历史、地域等特点逐步形成博物馆的精神和灵魂，熔铸在博物馆宗旨、发展战略、培训教育中，并以行为规范、环境形象等落实在行动和创造物当中加以体现。同时，博物馆还积极响应各有关部门号召，推出具有自身特色，形式多样的大型宣教活动。

随着我国文化事业的发展，博物馆的教育功能逐渐凸现，而中医药博物馆也成为传播中医文化的重要渠道。山西中医药博物馆开馆以来，吸引了中北大学、太原五中、青年路小学等大、中、小学的学生，省内外甚至国际上的中医学爱好者前来参观。截至2019年，博物馆已累计接待参观者90000余人，凭借丰富的藏品、专业的队伍、形式多样的科普宣传活动，在群众中普及中医药文化知识，营造了良好的中医药文化氛围，更好地宣传了我国中医药传统文化。广大人民群众通过亲身体验、免费参观，了解到了更多的中医药知识。博物馆为群众健康事业作出了不俗的贡献，获得了广大群众的一致好评。尤其是针对青少年进行的中医药文化传播，为我国中医药的传承与发展起到了积极而稳定的作用。

# ◎ 山西中医药大学

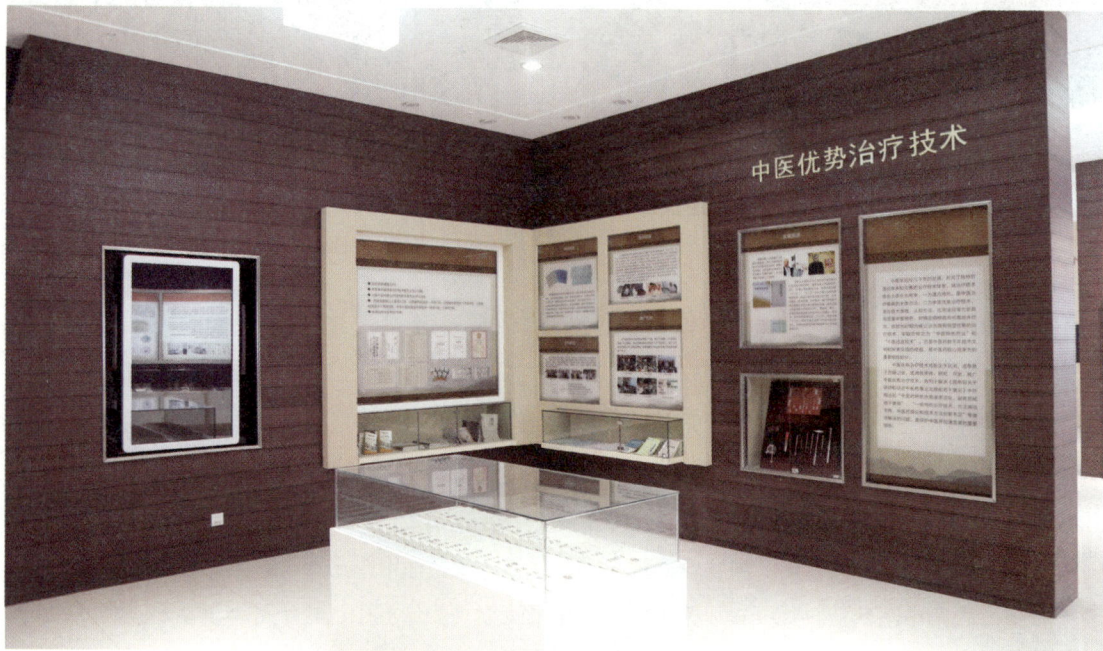

校史馆中医优势治疗技术展区

　　山西中医药大学的前身为1978年创办的山西医学院中医大学班，1989年经原国家教委批准成立为山西中医学院，2017年5月，经教育部批准正式更名为山西中医药大学，2001年开始招收硕士研究生。山西中医药大学是山西省人民政府与国家中医药管理局共建高校、教育部首批卓越医生（中医）教育培养计划改革试点高校、推荐优秀应届本科毕业生免试攻读研究生高校、中医学专业"5+3"一体化招生院校、中国政府奖学金生委托培养高校、山西省深化创新创业教育改革示范高校。

　　山西中医药大学现有晋中、太原2个校区，占地71.3公顷，建筑面积36.8万平方米。经过办学40年（办校29年）的建设发展，学校现已成为一所以中医药学科为主，具有鲜明中医药特

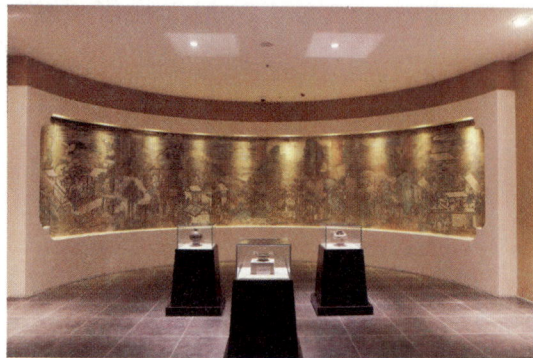

医史馆

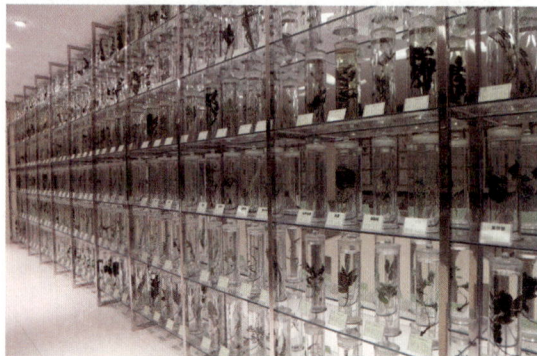

中药标本馆

色、产学研医紧密结合的高等中医药院校，是山西省中医药人才培养、科技创新、医疗及社会服务、文化传承和对外交流的中心。

学校的中医药文化建设动手早、行动快，从2000年开始，就有规划地稳步推进，并于2012年被确定为山西省中医药文化宣传教育基地，2016年成为全国中医药文化宣传教育基地。学校的中医药文化建设项目主要包括中医药博物馆、中医药文化浮雕群、神农药谷、系列中医药文化景观小品、校园识别系统和命名体系、傅山文化研究中心、经典处方园区、"傅山国医大讲堂"活动、"中医药科技文化进校园"活动、国际针灸培训班等。基地建设从学校实际出发，有机结合了中国优秀传统文化、山西地域特色、中医药元素，体现了系统性、艺术性、知识性和趣味性，具备了观赏、教育和文化传播功能。

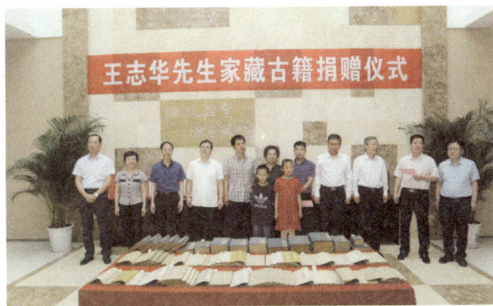
王志华先生家藏古籍捐赠仪式

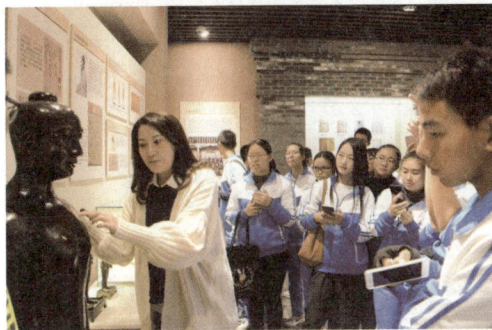
学生参观博物馆

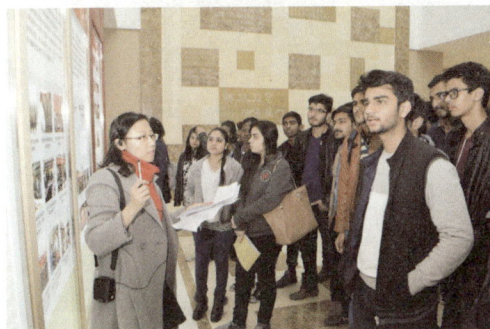
留学生参观中医药博物馆

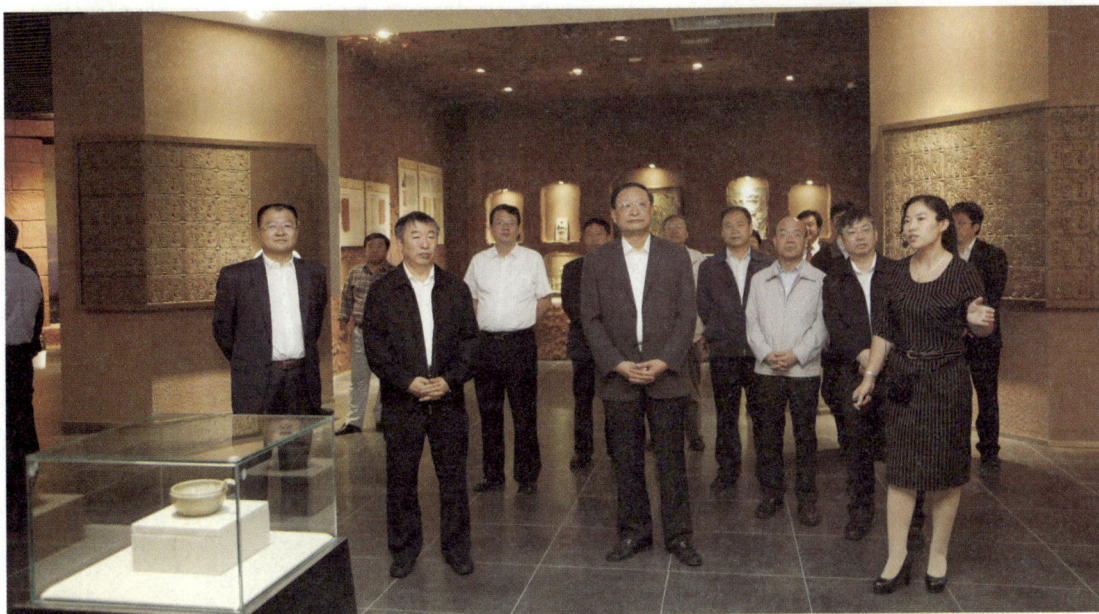
原国家中医药管理局局长王国强参观中医药博物馆

# ○ 山西中医博物馆

山西中医博物馆的主题定位为弘扬中医药传统文化，于2013年开始筹划，历经四年多的考察、论证、规划、设计、施工，于2017年10月30日正式开馆。博物馆、院史馆的占地面积共计1400平方米，可从多个方面、多个角度展示山西中医药的悠久历史和巨大成就，让来客感受中医中药的神奇，领略历代医药名人的风采，进行医学史的研究和学习，促进中外文化交流。

山西省中医药研究院（山西省中医院）成立于1957年，原名山西省中医研究所，是全国最早建立的中医药研究机构之一，1994年更名为山西省中医药研究院，2005年增挂山西省中医院院牌。山西省中医药研究院是国家中医药管理局批准的三级甲等中医院、中医药标准化研究推广、住院医师规范化培训、中医全科医师培训和继续教育基地，是国家食品药品监督管理局批准的国家药品临床研究基地。

山西中医博物馆分为博物馆和院史馆两部分。博物馆内有国医源流、名医晋缘、岐黄承传、晋医荣光和物华天宝5个正式展厅，在序厅中则有山西

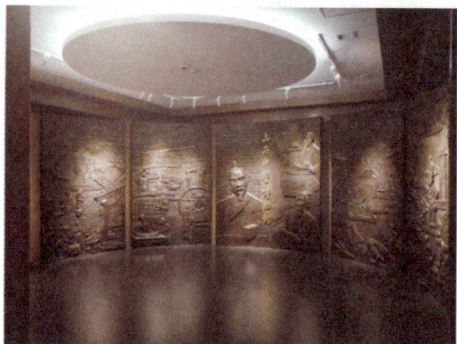

博物馆内景（1）

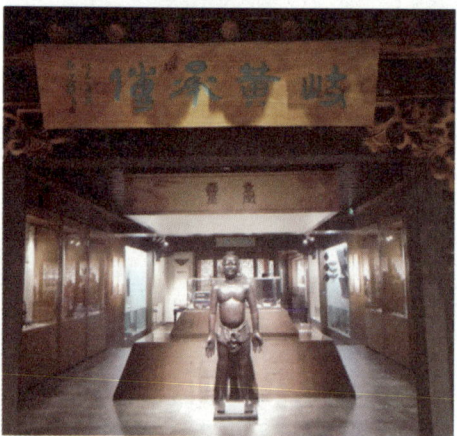

博物馆内景（2）

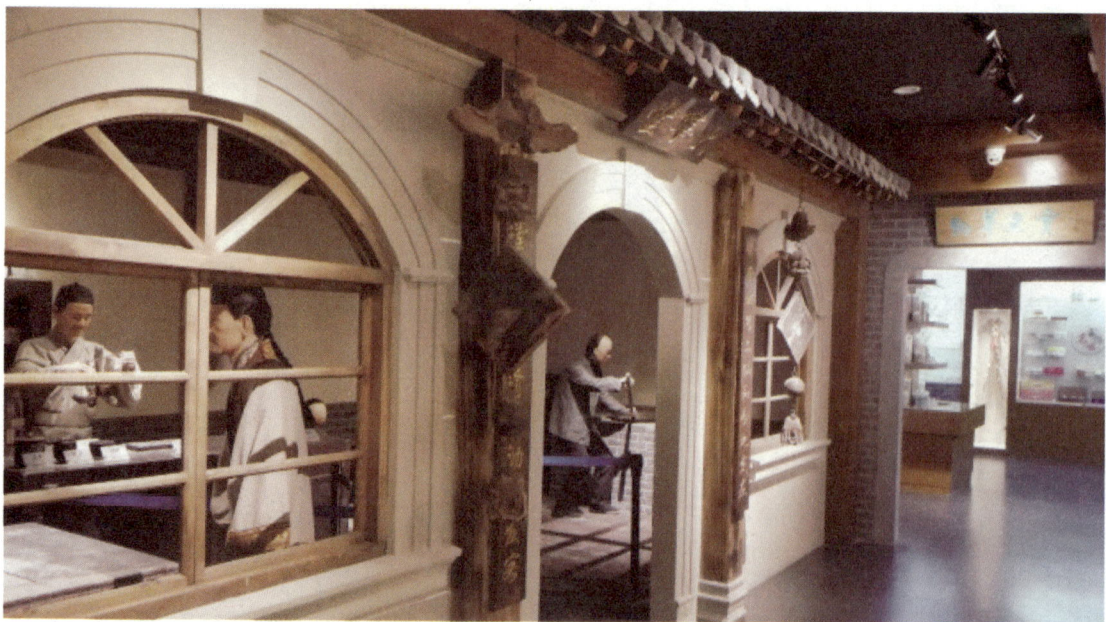

博物馆内景（3）

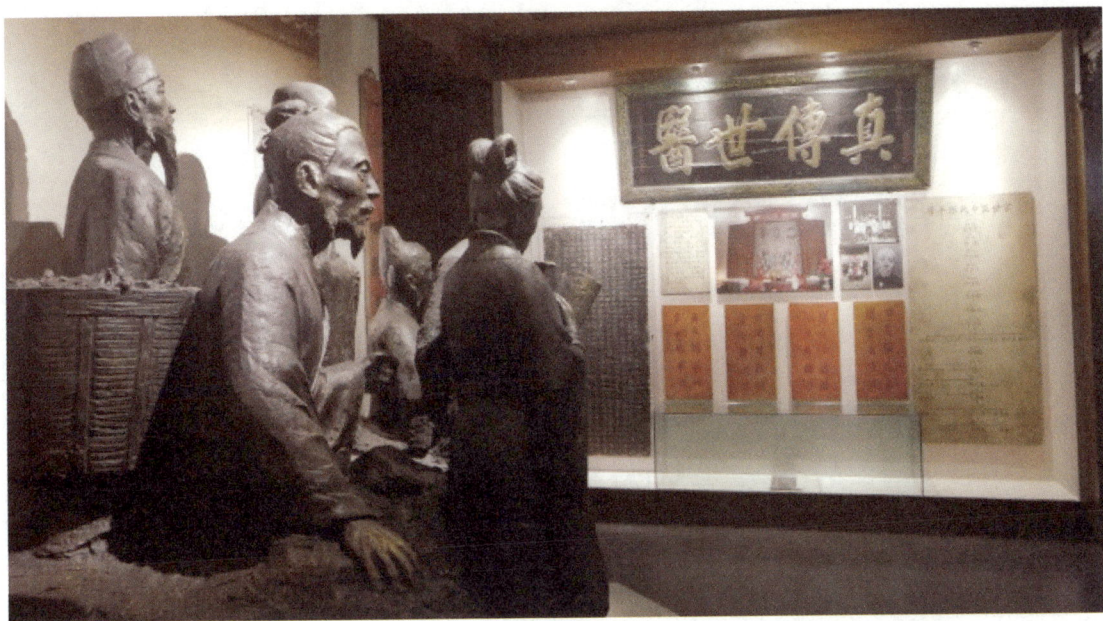

博物馆内景（4）

中医文化地图的多媒体互动，展示了历代名医在山西活动的足迹。山西是华夏文明的重要发祥地，襄汾县丁村遗址的发现，将中华民族从猿到人的历史补充完整；芮城西侯度遗址火烧骨的发现，又把中国古人类用火的历史推进到距今 180 万年前。史路沧桑，既留下了人类文明的火种，也记录了先民最朴素的医药实践活动。在国医源流展厅中有旧石器时代的石斧、砭石、药碾、陶釜、最早的针灸用具锥形器，新石器时代的黑陶杯、玉猪龙等珍贵文物，这些鲜活的实物器具，丰富的神话传说，为我们展现了一幅幅穿越时空的历史画卷。

院史馆主要展示山西省中医院从 1957 年建院开始的四代中医人的事迹资料、科研成果，包括手稿、书籍、实物等。院史馆的展示资料中，有首次提出活血化瘀治疗宫外孕，获得全国科学大会重大贡献一等奖的李翰卿老先生的事迹；有编著《历代史志书目著录医籍汇考》，填补了中医文献目录空白的中医文献学大家李茂如老先生的事迹；有参与世界首次分离沙眼衣原体及分离出中国第一株麻疹病毒的著名病毒学专家黄元桐先生的事迹；有编著《中国医学史略》，获得首届全国优秀医史文献图书及医学工具书金奖的获得者贾德道先生的事迹；有享誉三晋的名医韩玉辉、萧通吾、张子琳等老先辈的手迹珍品；有开创中医研究新篇的何高民等名家巨擘的事迹，更有以周然、王晞星为代表的新一代传承人所取得的丰硕成果展示。

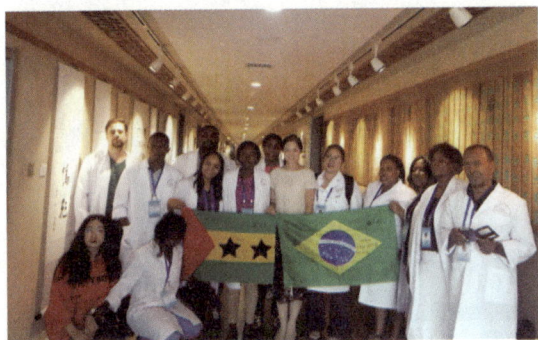

中医药文化内涵和特色宣教活动（1）

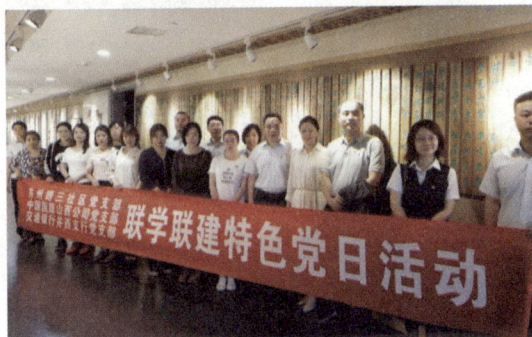

中医药文化内涵和特色宣教活动（2）

# 内蒙古自治区

## ◎ 内蒙古国际蒙医医院

    2013 年 9 月，内蒙古国际蒙医医院被内蒙古自治区卫生厅确定为内蒙古蒙医药文化宣传教育基地，并制订了内蒙古国际蒙医医院文化建设实施方案。2013 年 12 月 31 日，内蒙古国际蒙医医院被国家中医药管理局确定为全国民族医药文化宣传教育基地。

    依托全国民族医药文化宣传教育基地（以下简称基地单位），内蒙古国际蒙医医院开展了文化建设工作。内蒙古国际蒙医医院是我国首家以蒙医药医疗为主的集医疗、科研、教学、预防、保健、康复、急救、制剂为一体的现代化三级甲等蒙医综合医院。基地建筑面积 7 万余平方米（含蒙医老年病分院、租用的附属病房、科研用房、蒙医儿童脑瘫中心），定编床位 1500 张（含蒙医老年病分院 400 张），设临床、医技、制剂、行政职能等 91 个科室。基地包含 48 个蒙医临床科室、内蒙古国际蒙医蒙药博物馆、蒙医治未病中心、蒙医养生体验馆（蒙医药浴中心）、蒙医健康教育中心和蒙医研究室。

    内蒙古国际蒙医蒙药博物馆为开放式博物馆，设立在医院门诊大厅一层、三层、四层圆厅，根据功能不同分为三个展区：蒙医药文化展示区、蒙医药历史展示区、蒙医药科普知识展示区。展厅面积共 1700 平方米，博物馆内藏有蒙医药古籍、文献、实物 8000 余件。包含教学唐卡、医用器具、古籍文献、药用植物标本、动物标本、矿物标本。蒙医药文化展示区域分为古籍展区、实物展区、蒙药材展区三部分，张挂历代名老蒙医图像、蒙医药名篇、名著简介，展示蒙医药典籍文献、蒙药炮制器具、蒙药材实物、动物标本、内蒙古及其他八省区历代蒙医名家文献资料等。蒙医药历史展示区域在门诊大厅，设有蒙医药发展简史铜浮雕画，以图文并茂的形式展现了蒙医药起源、发展历程、各时期蒙医药的发展特点、蒙医药学派发展、蒙医药发展的重大事件，是蒙医药悠久历史的直观体现。蒙医药科普知识展示区域则主要介绍蒙医药基础理论文化内涵、蒙医诊断、日常生活中所涉及的蒙医药常识、蒙医药特色疗法等。

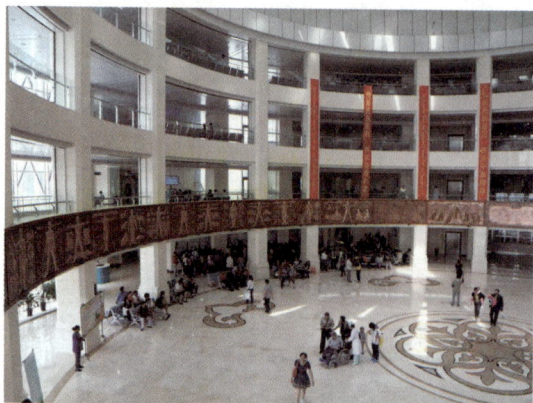

蒙医药发展简史铜浮雕画

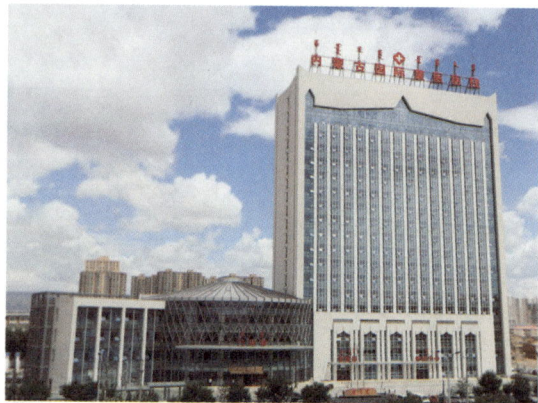

医院外景

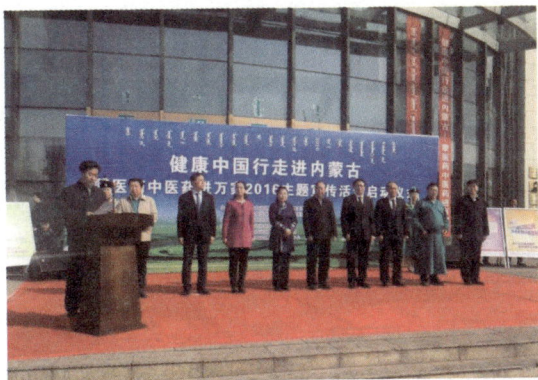

健康中国行活动

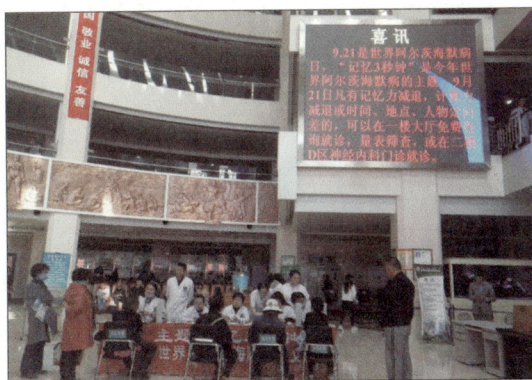

阿尔茨海默病日义诊活动

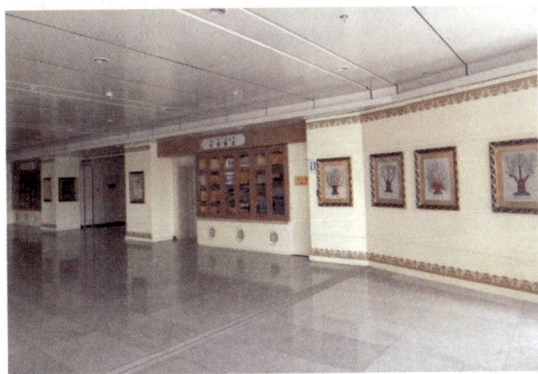

博物馆内景

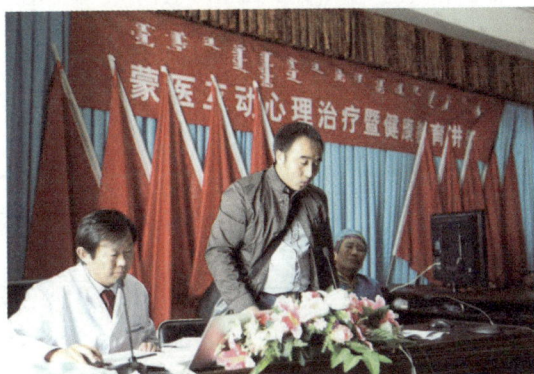

健康教育讲座

　　被确定为全国民族医药文化宣传教育基地后，内蒙古国际蒙医医院成为了传承蒙医药文化、展示蒙中医药特色的窗口，架起了一道道推动蒙医药"走出去"的桥梁。通过开展形式多样的健康知识普及医院成为了传播蒙医药文化，提升民众蒙医药文化素养的重要平台。通过举办形式多样的活动和对外交流展示，也让更多的民众及外国友人能够了解蒙医药、体验蒙医药。同时，医院也是培育蒙医药科普人才的摇篮，蒙医药文化"创造性转化、创新性发展"的平台，在新形势下正焕发新的活力，为蒙医药文化的普及、传承、发展作出了不可替代的贡献。

# ⊙ 内蒙古锡林郭勒盟蒙医医院

　　内蒙古锡林郭勒盟蒙医医院始建于 1961 年，是内蒙古自治区内建立较早的蒙医药研究和医疗机构。医院在继承传统蒙医药的基础上，现已发展成为一所集医疗、科研、教学、预防、保健、康复、制剂为一体的大型综合性国家三级甲等民族医医院。内蒙古锡林郭勒盟蒙医医院是内蒙古民族大学附属医院，是内蒙古医科大学教学医院，是内蒙古民族大学、内蒙古医科大学硕士研究生培养基地，是国家首批中医（民族医）住院医师培训基地和中医（民族医）类全科医生规范化培训基地。

　　医院建立了 800 平方米的蒙医药展览馆，收集整理植物、动物和矿物标本 900 余种，收藏珍贵蒙医药专著 83 部，医院自主编译著作 28 部。蒙医药展览馆每年保证面向公众开放 200 多天，接待参观人员

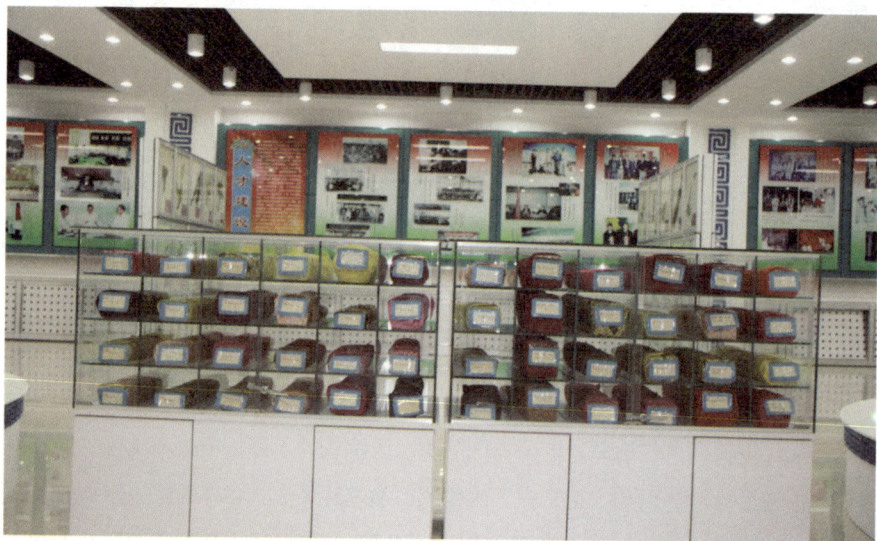

医院内景（1）

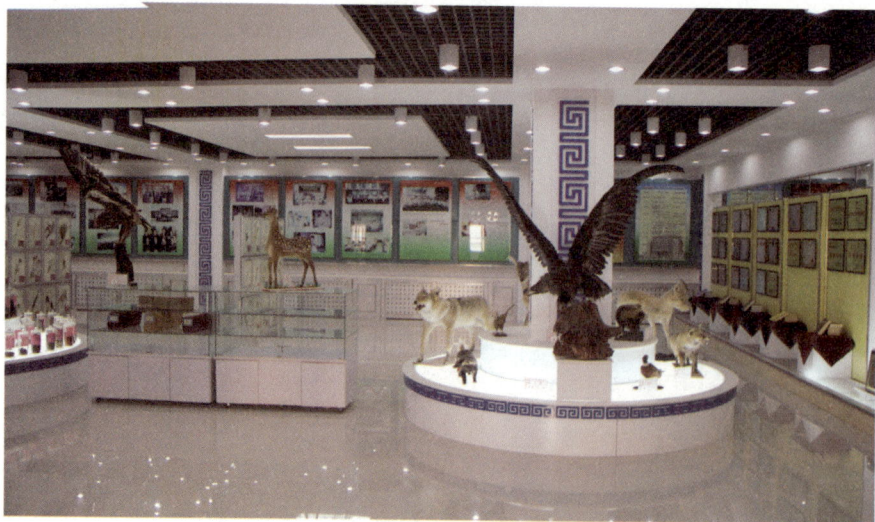

医院内景（2）

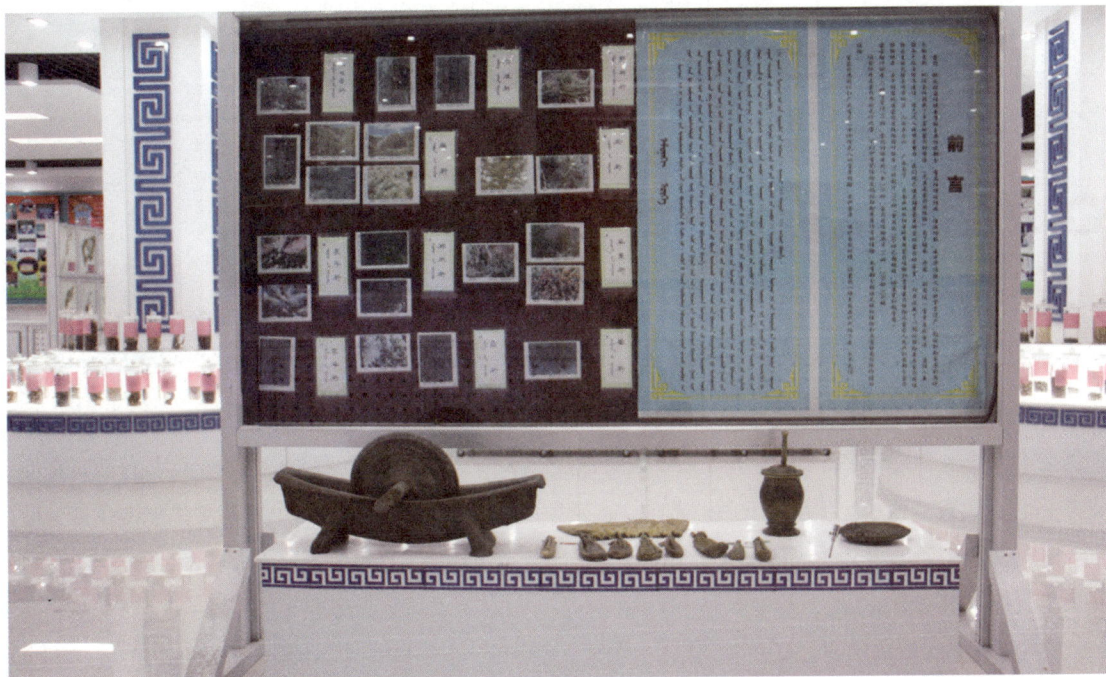

医院内景（3）

近 1.2 万余人。医院在中央、内蒙古和锡盟电视台宣传报道蒙医药 20 余次，先后获得盟直廉政文化建设先进集体、全区民族团结先进集体、全区使用蒙古语文先进集体等荣誉称号。

医院成立了文化建设组织，建立了完善的管理机制，由院领导任组长，相关科室负责人组成的全面基地建设领导小组，制定工作计划、发展规划、人员职责及相关管理制度，对基地的日常工作进行管理，对基地的工作人员进行培训，审核宣传材料，并定期组织相关推广活动。为蒙药展览馆及文献、文物设管理人员2 名。

医院每年开展蒙医药文化讲座、宣传展示、科普知识普及、蒙医治未病项目及基层蒙医巡回义诊活动共计 30 余次，每年义诊人次近 4000余人。通过开展一系列的活动，医院积累了丰富的蒙医药文化宣传推广及普及教育经验，同时通过影音资料、广播、LED 及多媒体技术充分宣传展示，使蒙医文化宣教有了扎实的工作基础，促进了蒙医文化的宣传和推广。

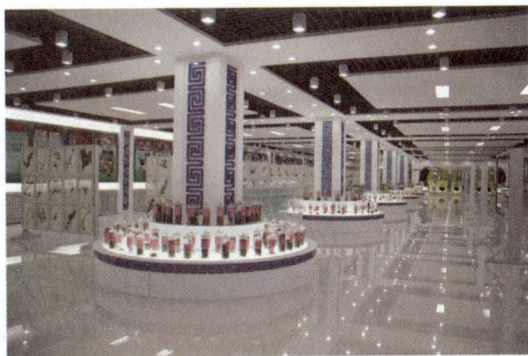

医院内景（4）

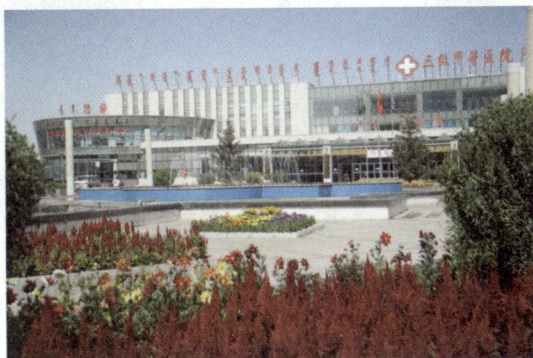

医院内景（5）

# 辽宁省

## ◎ 辽宁中医药大学博物馆

辽宁中医药大学博物馆坐落于辽宁中医药大学校园内，位于沈阳市城区北部，毗邻北陵公园。博物馆建筑面积约 4200 平方米，展示了我国传统中医药学几千年发展的轨迹和成就。

辽宁中医药大学博物馆多年来为辽宁中医药大学的教学及科研服务，同时也是辽宁中医药大学对外服务与交流的一个重要窗口。近年来，博物馆将校园资源与社会共享，已经建设成为全国科普教育基地、辽宁省科普教育基地、沈阳市科普教育基地，被国家中医药管理局评为全国中医药文化宣传教育基地，同时还是沈阳市爱国主义教育基地、沈阳市青少年社会实践基地，在宣传人体生命科学及普及中医药知识方面发挥了重要作用。

辽宁中医药大学博物馆由医史馆、人体生命馆、校史馆、中药标本馆、中医文化大讲堂组成。医史馆始建于 1962 年，旨在通过再现中医药发展历程，展示中医药文化精华，后因学校发展需要，于 1984 年和

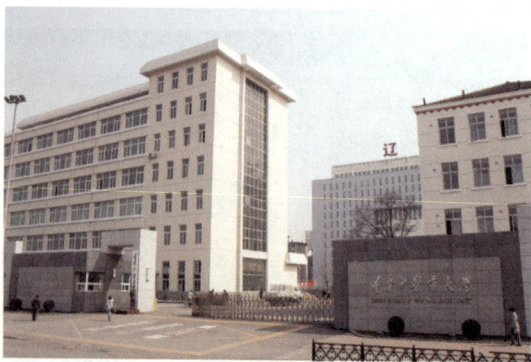

博物馆外景

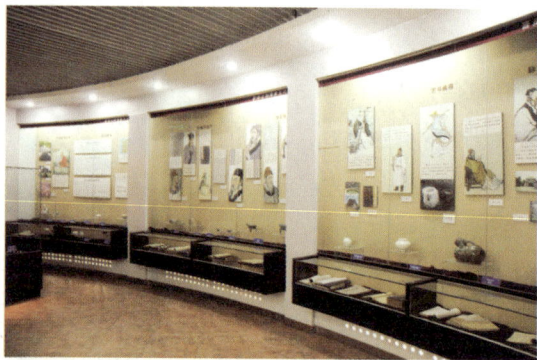

博物馆内景（1）

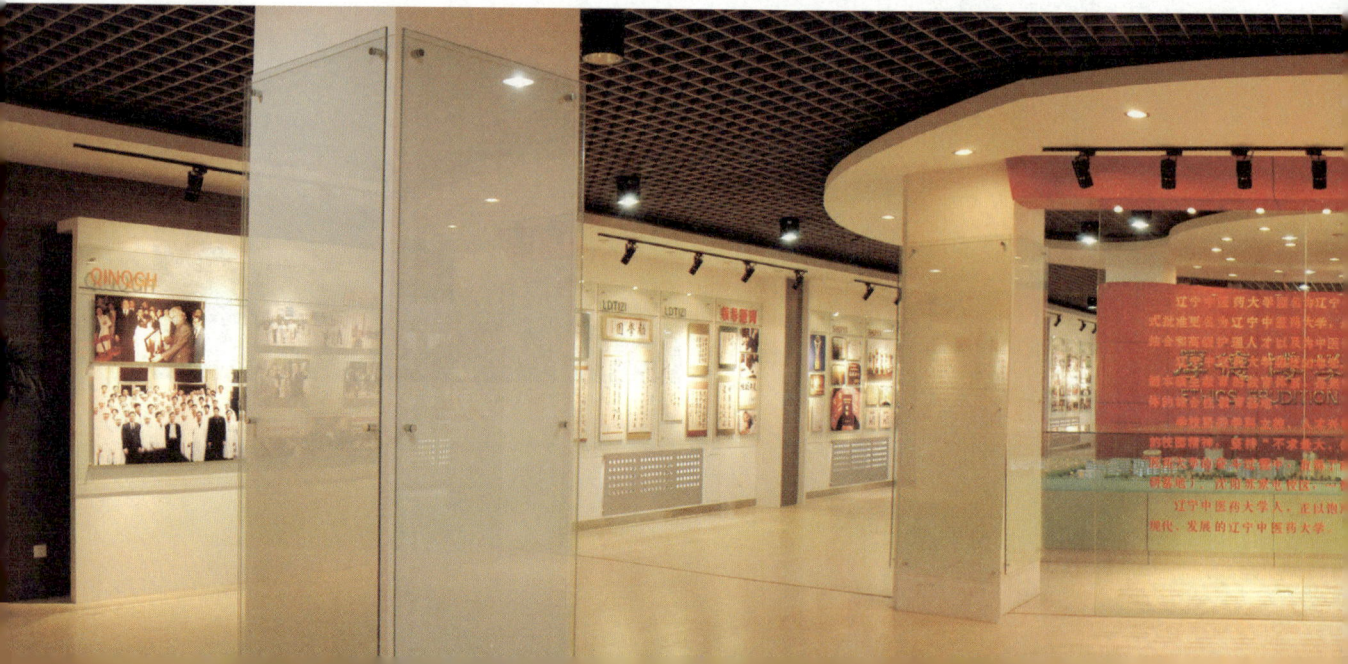

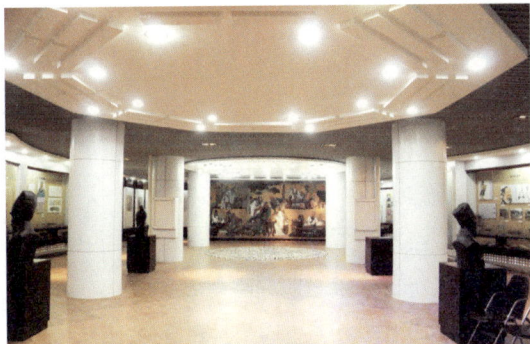

博物馆内景（3）

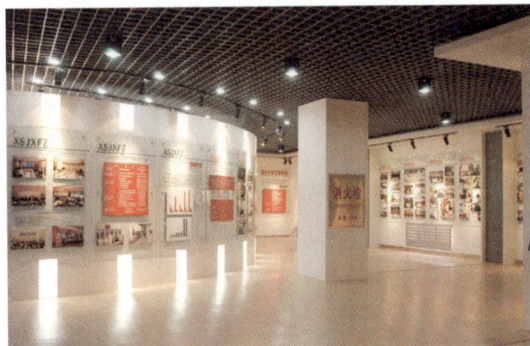

博物馆内景（4）

2008 年进行了两次复建。至 2019 年，医史馆新馆总面积约为 600 平方米，馆藏文物 400 余件，通过文物、景观、绘画、图表、照片和文献资料展现了中华医药的精髓，同时展品也凸显了辽宁省的地方特色。

人体生命科学馆是在原有的人体解剖标本馆、形态标本馆、病理标本馆的基础上，于 2006 年、2018 年扩建而成，建筑总面积 600 平方米，展示标本 800 余件。人体生命科学馆共分 6 个展区：胚胎学展区、正常人体解剖学展区、正常人体解剖断层展区、正常人体腧穴及断层展区、正常人体血管铸型展区、人体病理解剖学展区。

校史馆建成于 2006 年，于 2015 年、2018 年进行改造升级，占地面积 660 平方米。校史馆共分为九个部分，收录了辽宁中医学院组建时的情景图片、历届领导班子成员照片及历年来各级各界领导莅临学校视察、考察时的图片与题词。校史馆的展示内容丰富，展示形式以图片为主，以实物陈列和文字资料为辅。

中药标本馆由 8 个展室组成，分为全国道地药材展室、植物药展室、动物药展室、矿物药展室、腊叶标本展室、浸制标本展室、中成药展室、伪品药材展室，总建筑面积达 1800 平方米。馆内收藏中药材标本 7100 余种，其中中药饮片标本 500 余种，中药材标本 300 余种，伪品标本 100 余种，浸制标本 200 余瓶，腊叶标本 6000 余份。展品中有珍贵的藏品，如野山参、鹿茸、麝香、冬虫夏草、牛黄、羚羊角等名贵中药材。

辽宁中医药大学博物馆免费向社会公众开放，年均开放时间约为 280 天，每年参观人数达 12000 多人，受众人群包括中小学生、大学生、中老年人、外国友人等不同群体。针对不同人群，博物馆结合传统民俗节日、疾病预防日，定期开展中医养生保健知识宣传展览及讲座。

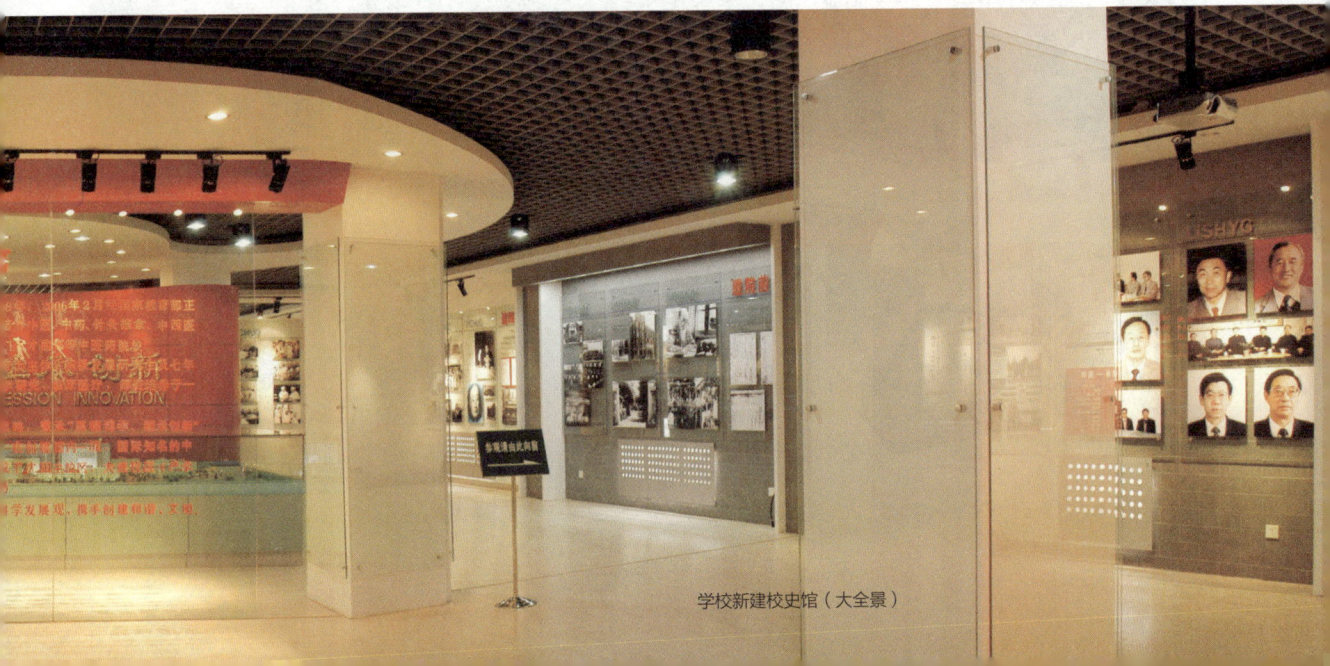

学校新建校史馆（大全景）

# 大连神谷中医医院

　　大连神谷中医医院创建于 2003 年 11 月。2004 年 4 月，医院确立了中医药和健康旅游相结合的发展战略，致力于宣传弘扬中国传统医学。医院以中医为主，建立了中西医结合的全科中医门诊和国际康复中心。神谷中医医院发挥中医优势，帮助本地市民预防和治愈了大量的疑难杂症，受到了广大市民的一致好评。同时，医院还积极开拓国际市场，吸引来自全球 50 多个国家的客人前来进行中医药健康旅游，是包括辽宁省在内的东北地区中医药健康旅游代表单位与辽南地区中医药文化推广积极倡导者。2016 年 3 月，大连神谷中医医院被国家中医药管理局正式确定为全国中医药文化宣传教育基地，成为辽宁省唯一获得此殊荣的民营机构。

　　从 2010 年开始，医院创建了全市第一家自办的神谷中医药文化健康培训科普基地，聘请了教育专家做专职老师。医院打开院门走进校园，开展了"传承普及中医药知识先从娃娃们抓起"活动，让孩子们近距离接触中医，认识中医，了解中医，激发和增强孩子们从小爱中医、学中医的热情。

　　大连神谷中医医院以中医药文化为主线、中医养生为主导，向世界展示和弘扬传统中医药文化。2012 年，医院开设中医理论知识普及、中医养生培训、中药食疗药膳、家庭健康管理等课程，对各界人士进行中医药文化的宣传、培训和指导。同时，运用养生保健、音乐治疗、传统中医技术为外国友人进行治疗。2014 年，医院针对大连医科大学来自十几个国家的 56 名有需求的外国留学生，进行了为期半年的针灸、按摩、刮痧等知识和技能的培训。

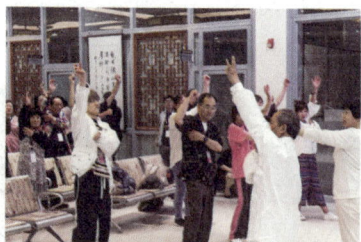
神谷中医医院宣传活动（1）

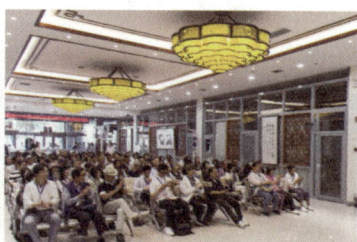
神谷中医医院宣传活动（2）

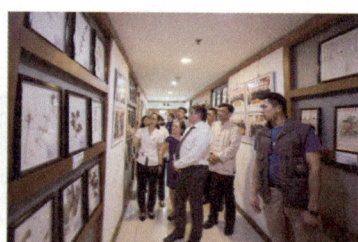
神谷中医医院宣传活动（3）

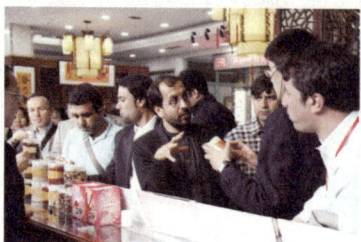
阿富汗代表团参观神谷中医医院

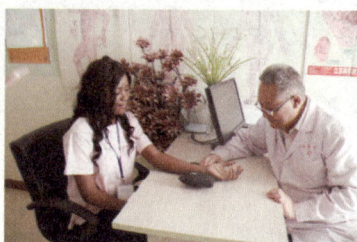
赤道几内亚团赴神谷中医医院体验中医文化

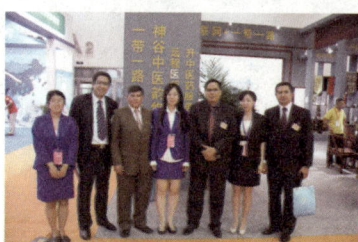
代表团参观合影留念

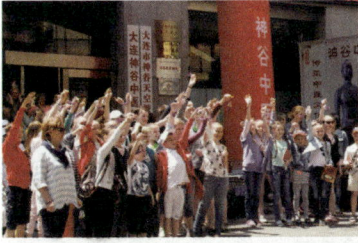

俄罗斯青少年旅游团参观神谷中医医院合影留念

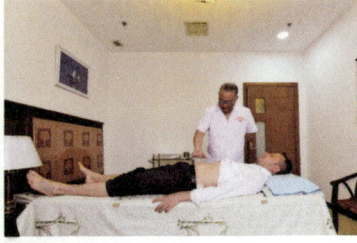

国外友人体验针灸疗法

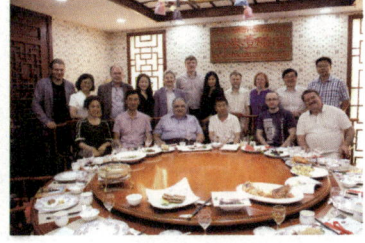

俄罗斯科学家阿别尔院士到访神谷中医医院
体验中医药文化

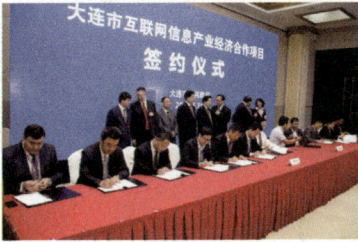

签约仪式合影

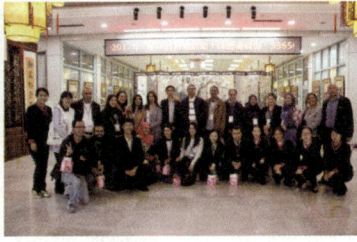

突尼斯参观考察团访问神谷中医医院
体验中医药文化（1）

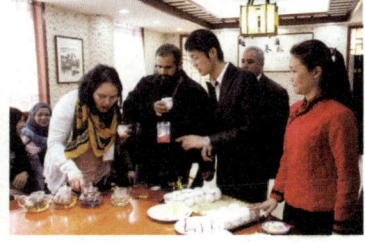

突尼斯参观考察团访问神谷中医医院
体验中医药文化（2）

2015 年 5 月，大连神谷中医医院参加了由国家中医药管理局举办的中医药海外推广研讨会，接待了来自俄罗斯、乌克兰、爱沙尼亚、拉脱维亚、立陶宛、哈萨克斯坦、日本等十几个国家的 50 多位外国人士。研讨会上的中医药文化交流和讲座环节，医院进行了中医传统的"望闻问切"诊断演示，让国外友人亲自体验了按摩、中医理疗。同年，医院还派出代表团，参加了在甘肃兰州举行的中国－中亚合作对话会。

# ⊙ 辽宁中医药大学附属医院

辽宁中医药大学附属医院暨辽宁省中医院，始建于1956年。经过62年的奋斗，辽宁中医药大学附属医院从一个仅有50张病床、123名职工、建筑面积2500平方米的医院，发展成为开放床位2500张、职工总数2500人、总建筑面积14.9万平方米，集医疗、科研、教学、康复、保健于一体，享誉国内外的大型综合性三级甲等中医院。2017年12月28日，经过国家中医药管理局中医药文化宣传教育基地专家组现场考察，确定辽宁中医药大学附属医院为全国中医药文化宣传教育基地。

在62年的传承发展中，辽宁中医药大学附属医院将中华传统文化精华和辽宁人文精神融入医药实践活动中，逐渐形成了独具特色的中医药文化。医院是全国文明单位、全国五一劳动奖状单位、全国卫生计生系统先进集体、全国中医药文化宣传教育基地、全国中医药文化建设工作先进单位、国家中医临床研究基地、中医药标准研究推广基地、首批全国百姓放心百佳示范中医院、首批国家中医药管理局"治未病"预防保健服务试点单位、中国十大中医药民族品牌医院。

辽宁中医药大学附属医院毗邻世界文化遗产清昭陵，主体建筑风格中西合璧。医院病房大楼

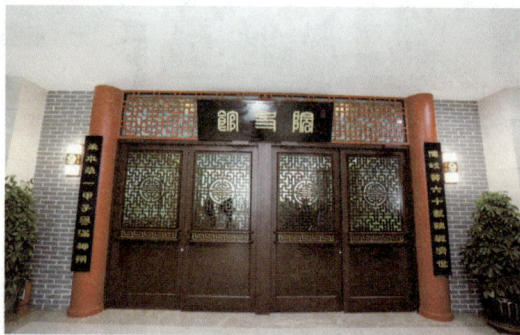

院史馆

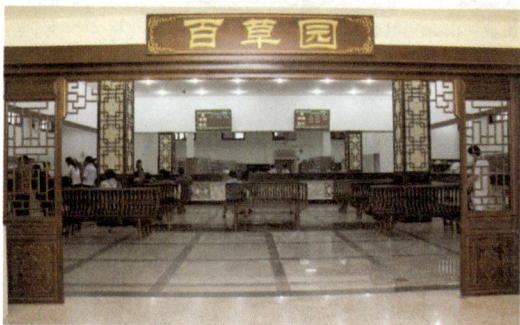

百草园国医堂

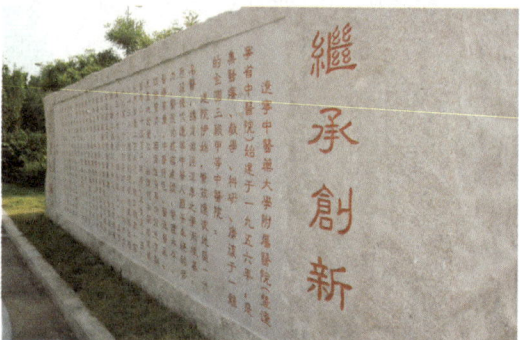

院训墙

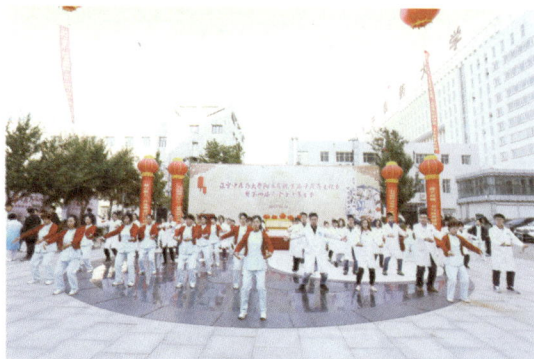

中医药文化节（1）

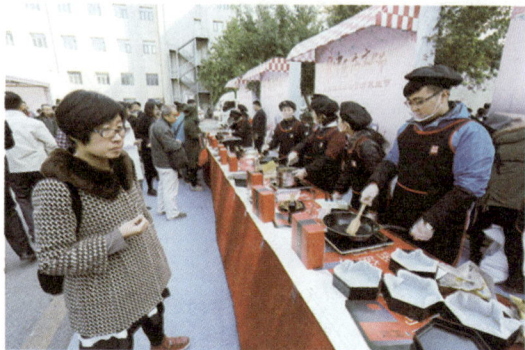

中医药文化节（2）

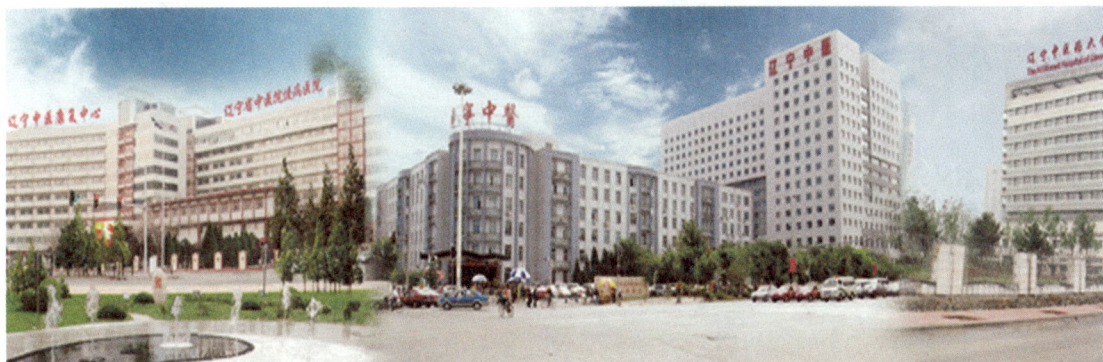

一院三区

及康复中心内部装修风格极富中医药特色，融合古朴、典雅、温馨、和谐，充分体现了"天人合一"的中医康复养生理念。医院主病房楼和门诊楼遥相呼应，充分展示中医传统文化建筑的魅力所在。医院以大气、厚重、典雅、古朴为装饰主基调，以棕色、淡绿色为主色调，配以古典屏风、窗格和木艺雕花装饰点缀门诊、走廊，无不显示着中医文化的整体观、阴阳平和的健康观、调和致中的治疗观，以及医患信和、同道谦和的道德观。

医院高度重视中医药文化建设，确立了"文化强院"的战略目标，将传统中医药文化与医院文化有机融合，建立起医院的核心价值体系。中医药文化建设不仅成为医院总体规划的重要内容，而且在风格设计、庭院环境、功能服务等方面都体现了医院文化建设内涵，康复中心、明医巷国医堂、院史馆、中医药文化长廊和中医药文化墙即是医院文化的重要载体。辽宁中医药大学附属医院是一个集中医药历史文化、中医养生、中医诊疗、爱国主义教育、科学普及教育等为一体的大型综合性文化宣传教育基地。

## ○ 长春中医药大学

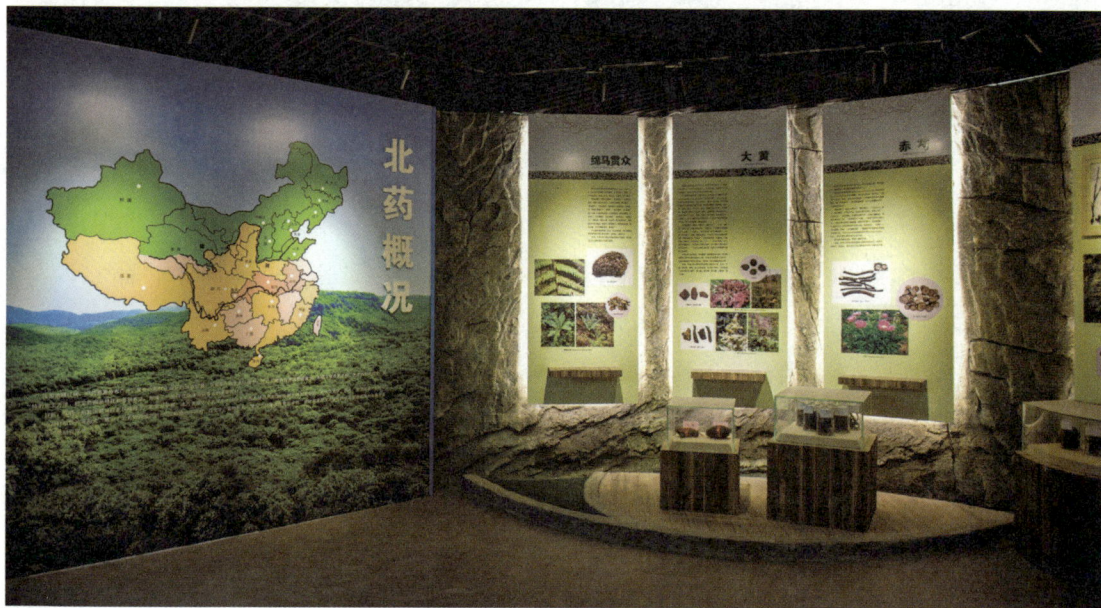

北药展厅

　　长春中医药大学是吉林省唯一一所以中医药学科为主，医、工、管、法、文等多学科协调发展的省属重点大学。学校原名长春中医学院，2006年更名为长春中医药大学。长春中医药大学历来重视文化建设，2002年学校主体迁入净月新校区后，学校办学活力得到充分释放，注重挖掘中医药学科中的德育元素，积极打造特色文化校园，文化优势日益彰显。2014年8月，学校被确定为全国中医药文化宣传教育基地建设单位。2016年5月，长春中医药大学被国家中医药管理局确定为全国中医药文化宣传教育基地。

　　长春中医药大学发挥学校作为吉林省中医药文化宣传教育基地的阵地优势、资源优势，整合学校原有的医史馆、中医药标本馆、人体科学馆等馆室，规划建成了吉林省中医药博物馆、四象城图书馆、国医堂、五运六气示教馆等，全方位展示中医药文化。吉林省中医药博物馆成为吉林省科普基地、全国科

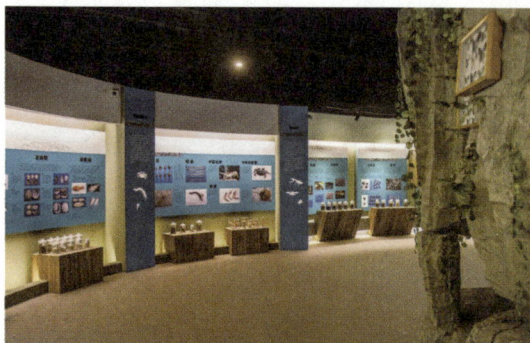

动物药展厅

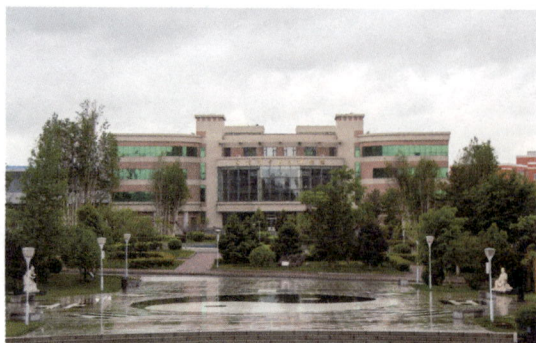

博物馆外景

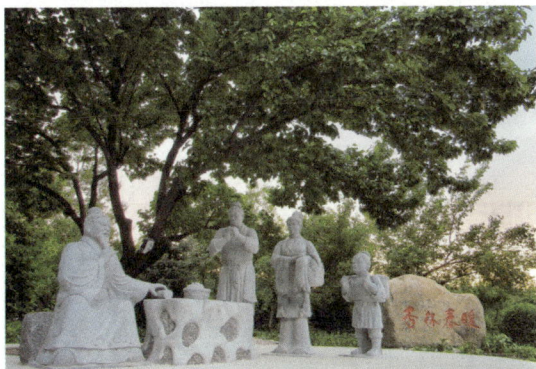
杏林春暖

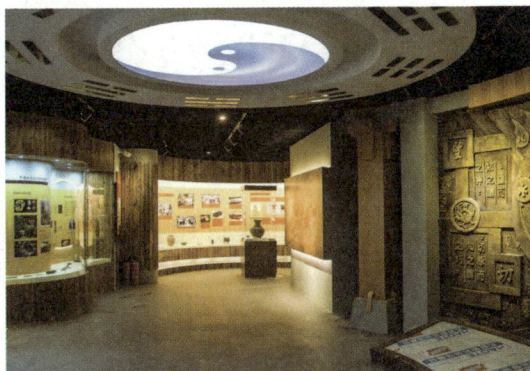
中医药通史展厅

普教育基地，最初设有北药基地展厅、动物药展厅、人参展厅、中医药通史馆、民族风情馆、学校校史馆6个特色展馆。2016年，学校重新选址增建了五运六气馆。学校定期举行中医药文化宣传周、校园开放日等活动，积极向师生及广大民众传播普及中医药知识。吉林省中医药博物馆每年对公众开放200余天，7个展馆全部免费对外开放，接待参观人数突破1万人次。学校建有大学文化使者团，组建有专门的宣教队伍，并定期开展相关学习培训，提高专职工作人员的职业素养和专业水平。

长春中医药大学还进一步建设校园内以"一条龙脉、日月双子座、三才轩、四象城、五行宫、六君子居、七星百草园、八卦广场、九龙金水壁、实创大厦"为主题的校园楼宇建筑，并维持对校园街、路、桥、台、楼、亭、像、壁等的日常维护。学校重新构思、设计新的文化建设布局，建设了"参络灯""赤凤迎源""岐黄壁魂"等"校园十六景"特色人文景观，让中医药文化特色更加彰显，深受业内和社会的广泛好评，并获评全国中医药文化建设先进单位。

近年来，学校举办"杏花节"品牌活动，吸引更多的民众走进校园，体验和感受传统中医药文化，接受文化熏陶。学校也多次承办开展了吉林省科技活动周启动仪式。科技活动周以"科学生活创新圆梦"为主题，由吉林省科技厅、吉林省委宣传部、吉林省科学技术协会、吉林省教育厅、吉林省自然资源厅、吉林省文化和旅游厅、吉林省卫生和计划生育委员会、吉林省粮食和物质储备局、吉林省地震局、吉林省气象局等部门共同主办。活动当天，医院举行了专家义诊、健康咨询、科普宣讲、健康讲座、科技成果展示、健康养生运动展示等活动。此外，医院也同步开展"校园开放日"活动，举办了招生说明会和各学院的招生宣传。

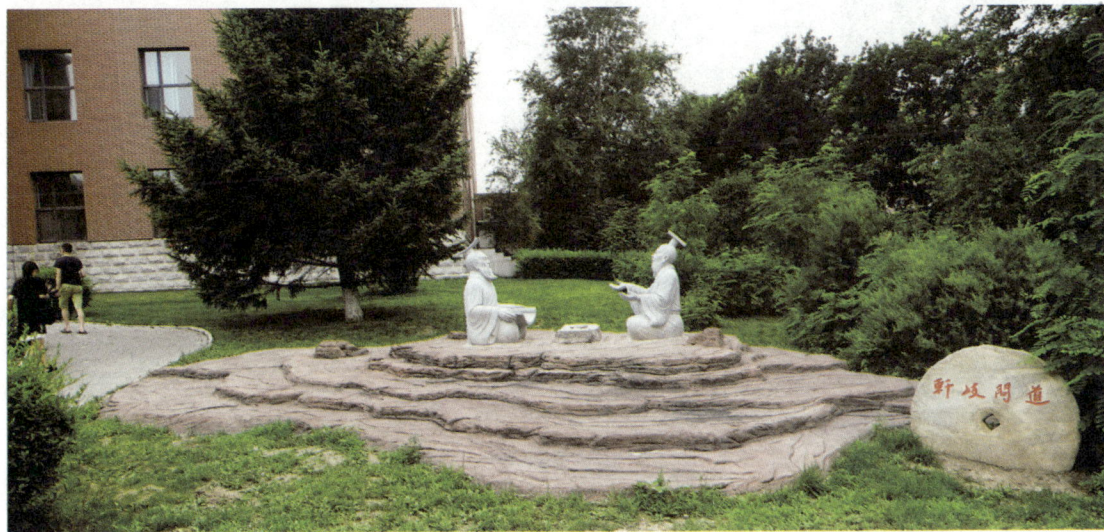
轩岐问道

吉林省　长春中医药大学

# ● 吉林中西医结合医院

吉林中西医结合医院占地面积 2.6 万平方米，建筑面积 4.6 万平方米。作为国家级重点中西医结合医院，吉林中西医结合医院现有国家级健康管理示范基地，吉林市首家现代化专业体检机构——吉林市体检中心，国家第三批"治未病"预防保健服务试点单位——吉林市治未病中心，拥有李吉平全国名老中医药专家传承工作室一个。2012 年，吉林中西医结合医院被吉林市卫生计生委批准成立为吉林市健康管理服务中心，并被国家中医药管理局批准为中医药预防保健及康复与临床服务能力建设项目单位。近年医院作为牵头单位，承担了吉林市卫生计生委中医药预防保健及康复与临床服务能力建设项目，并因在科普宣传工作中表现突出，被吉林市科协推荐为吉林省科普基地。2013 年 11 月，评为全国中医药文化宣传教育基地。

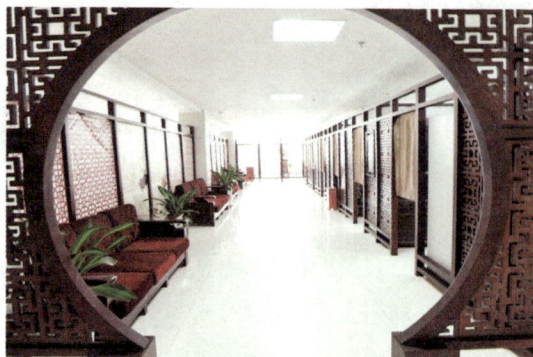

医院内景（1）

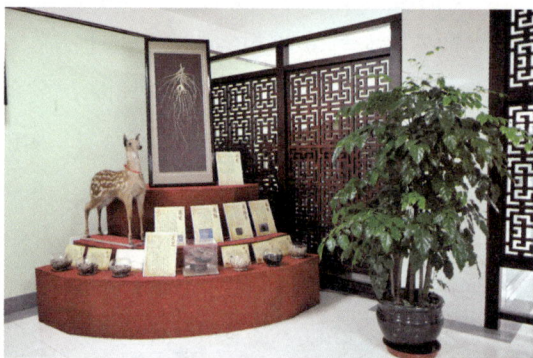

医院内景（2）

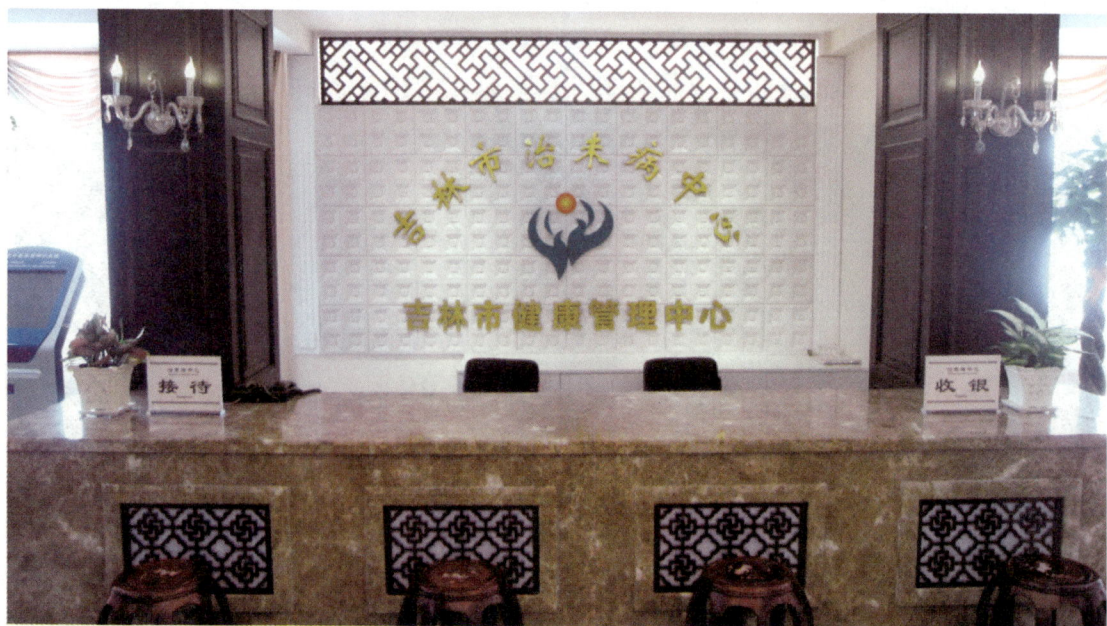

医院内景（3）

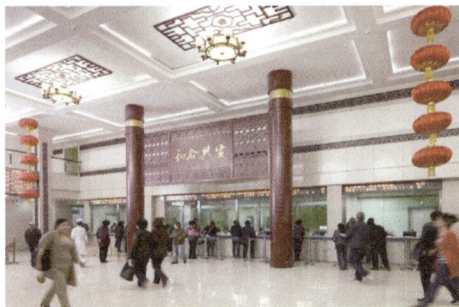
医院内景（4）

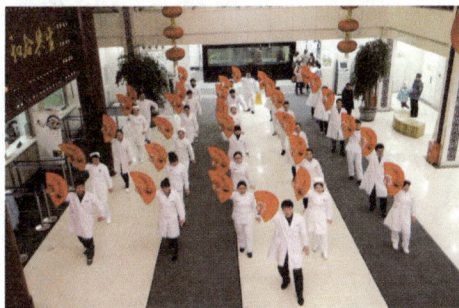
职工活动

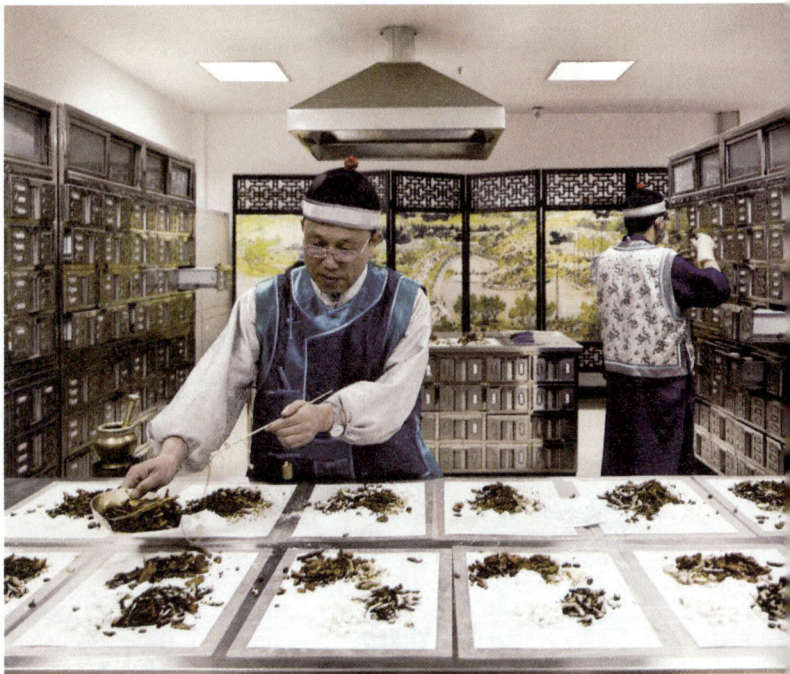
中药房内景

　　医院开办了面向社会的公益性中医科普知识讲座"养生大讲堂"，并组织院内专家深入社区、学校、企事业单位进行健康讲座及义诊，宣讲中医药养生保健知识。截止到 2019 年，医院共派出 369 名医务人员，进行健康讲座及义诊共计 115 次，受益人群达到 8636 人，发放养生茶包 1800 余份、足浴药包 300 份、养生用具 1030 件、养生资料 11530 份，深得广大百姓的认可和好评。医院具有良好的建设基础，具有良好的公众形象和较大的影响力、发展潜力，在百姓中已形成了较浓厚的中医药文化氛围。

　　吉林中西医结合医院充分利用媒体宣传中医药文化，传播中医药科普知识，满足广大群众在中医药养生、治病等方面的需求。2017 年，医院组织院内专家参加电台讲座 32 次。在江城日报发表文章 14 篇，宣传疾病防治与养生保健知识，收到了很好的社会效益。同年医院还参加了由吉林市疾病预防控制中心开展的吉林市健康教育传播材料征集活动，录制健康小视频 11 个，其中作品《颈椎运动无处不在》获得吉林市健康教育传播材料征集活动视频类二等奖。

　　为了更好地传播和弘扬中医药文化，医院收集、整理、制作各类中医药文化科普宣传资料及保健器具，使中医药文化科普的宣传内容和形式更贴近百姓生活，更趋于实用，并免费提供给群众，让广大群众进一步了解中医药文化知识与养生保健的方法。同时，医院还注重在传统节日时进行中医药文化宣传，如端午节时制作了 16000 个草药香包，在医院门诊处、病房、体检中心、治未病中心发放给来院的患者及家属；庙会期间在大型广场上免费发放由医院设计并定制的控油控盐四件套、刮痧板等保健产品。传统节日与中医药文化相结合的这些宣传活动，让江城百姓多角度地体验中医药文化。

## ◉ 黑龙江中医药大学

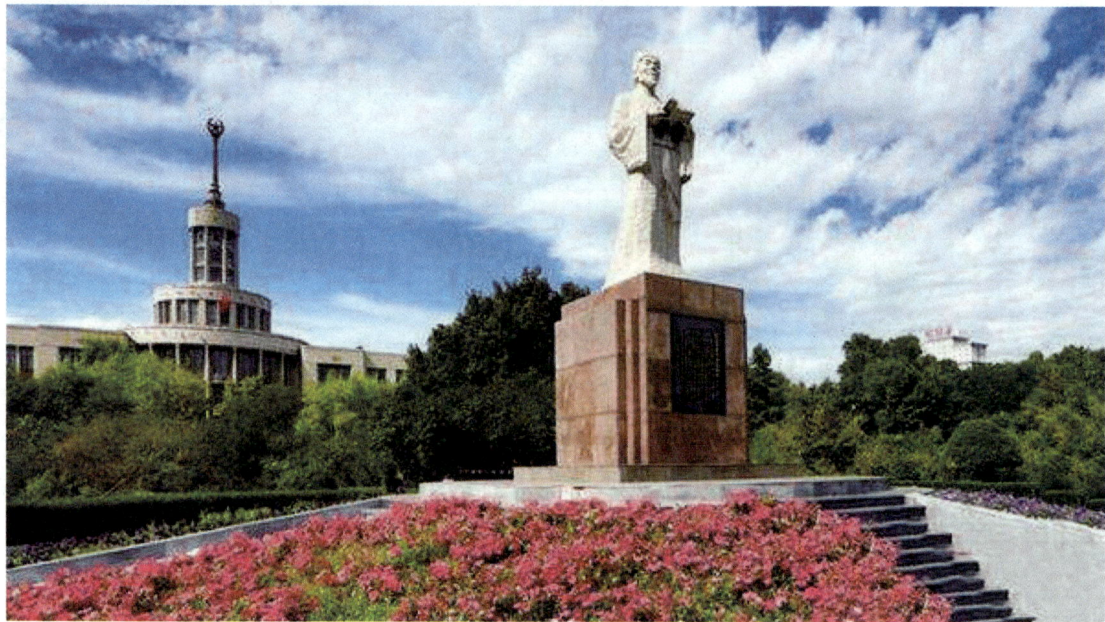

校园内景

　　黑龙江中医药大学始建于 1954 年，经过 60 余年的建设与发展，现已成为具有较高教学、科研、医疗水平，在国内外有一定影响的著名高等中医药院校，是黑龙江省重点建设的大学之一。自成立以来，黑龙江中医药大学共为国家培养输送了 7 万余名高级中医药及相关专业人才，为我国中医药事业发展和黑龙江经济社会发展作出了重要贡献。学校以中医药传统文化为根基，加强平台建设，打造精品文化工程和特色文化品牌，加强中医药文化宣教基地建设。2016 年 12 月，黑龙江中医药大学被国家中医药管理局确定为全国中医药文化宣传教育基地。

　　黑龙江中医药大学内的主要景观有大医之路文化园、经方小道、校史馆、高仲山先生纪念馆、中医药博物馆、中医药文化浮雕群、药用植物园。校园内不同的景观和谐一致地结合在一起，充分体现出中医文化内涵的魅力。

　　学校的大医之路文化园于 2002 年建成，园中有 21 尊古代著名中医药学家的汉白玉雕像。这片占地 15000 平方米的文化绿地，不仅是学生休闲学习的好去处，还吸引力了广大的城市居民和外地游客前来参观，成为学校最具代表性的校园文化景观。

经方小道位于学校主楼和研究楼之间，这处中医药文化小景用黑色大理石铺设，上面雕刻着《伤寒论》中的113首中药歌诀。学生们可以一边漫步一边复习这些方剂歌诀，市民和游客也可在品读《伤寒论》精华的过程中学到中医知识。

校史馆建于2003年，展示了建校以来的发展历程。高仲山先生纪念馆于学校2010年隆重纪念黑龙江中医药高等教育开拓者和奠基人高仲山先生百年诞辰时建设，传承前辈精神，启迪后人。

学校建设的中医药博物馆是目前黑龙江省内唯一的一座中医药博物馆，被确定为黑龙江省科普教育基地。中医药博物馆位于学校的综合楼内，总建筑面积6000平方米，分为中医药文化研修与体验基地、中国医学史展厅、黑龙江医药史展区、黑龙江中医药大学校史展区、中药标本展区五部分。其中的中医药文化研修与体验基地由中国国家汉语国际推广领导小组办公室批准设立，是目前我国汉语国际推广基地中唯一一个以中医药研修与体验为特色的基地。

中医药文化浮雕群分为三个部分，第一部分是图书馆大厅"止于至善"书法墙；第二部分是图书馆外墙体中医药文化墙，代表中国传统的世界观；第三部分是综合楼19层的两幅大型文化浮雕，一侧展现西方科学历史脉络，另一侧展现中国古代文明发展脉络。

校内的药用植物园占地面积6000平方米，东侧为生药标本区，南侧为学生实验地及教师实验种植区。药用植物园最大的特点是收集了《药性歌括四百味》中的主要药材，其中南药在温室内栽种，北方的道地药材在室外栽种。药用植物园既是学生与药用植物"亲密接触"的实习基地，也是哈尔滨市市民，特别是中小学生了解中药知识的窗口，现为哈尔滨市科普教育基地。

"医养结合"是全国最大的集医疗、康复、护理、养老于一体的新型养老养护康复模式。学校在加快推进"医养结合"养老养护康复机构建设的过程中，以前瞻性思维，注重加强其中的"中医药文化基因"的"植入"。"医养结合"项目位于哈尔滨平房区哈南工业新城内，建设占地面积40万平方米，其中占地10万平方米的附属第二医院哈南分院，"老年爱心养护康复中心"和"全科医生临床培养基地"已完工。在黑龙江省政府、黑龙江省卫生健康委员会、黑龙江省民政厅等部门的大力支持下，该项目现已成为黑龙江省"医养结合"的旗舰项目，其建成后必将在普及中医药知识、传播中医药文化方面发挥重要作用。

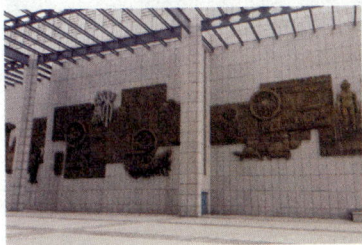

中医文化墙

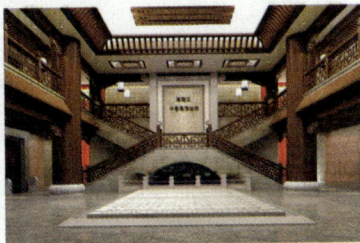

博物馆内景

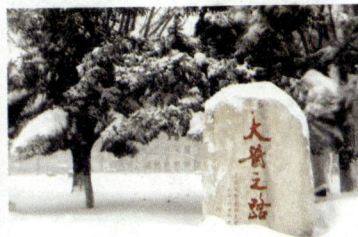

大医之路文化园

# 上海市

## ◎ 上海中医药博物馆

　　上海中医药博物馆成立于 2004 年，前身是中华医学会医史博物馆，已有 80 年的历史。1938 年 7 月，著名医学史家王吉民（1889—1972）负责筹建的中国第一所医学史专业博物馆——中华医学会医史博物馆在上海建立。1951 年，中华医学会迁往北京，医史博物馆改属中华医学会上海分会。1959 年 1 月，医史博物馆划归上海中医学院，之后成为中医学史的教学课堂，也是开展大学生文化素质教育的重要基地和第二课堂。1998 年 5 月起，医史博物馆属上海中医药大学和中华医学会双重领导，而以学校为主。2004 年 2 月，医史博物馆与中药标本室一起随学校整体搬迁至张江。上海中医药博物馆组建后，保留医史博物馆建制。

　　上海中医药博物馆建筑面积 6314 平方米，展览面积 4000 余平方米，馆外有近万平方米的"百草园"。馆藏文物 10000 余件，展出文物文献及中药标本 1600 余件。基本陈列内容分为原始医疗活动、古代医卫遗存、历代医事管理、

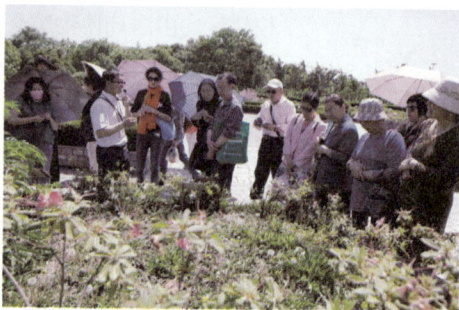

百草园"闻香识药"活动

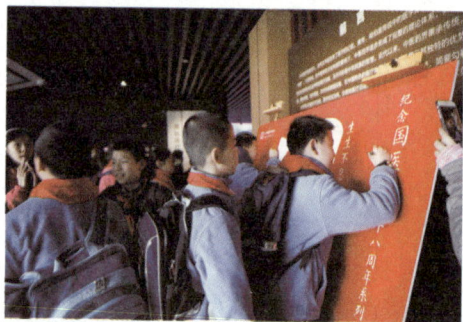

国医节纪念活动

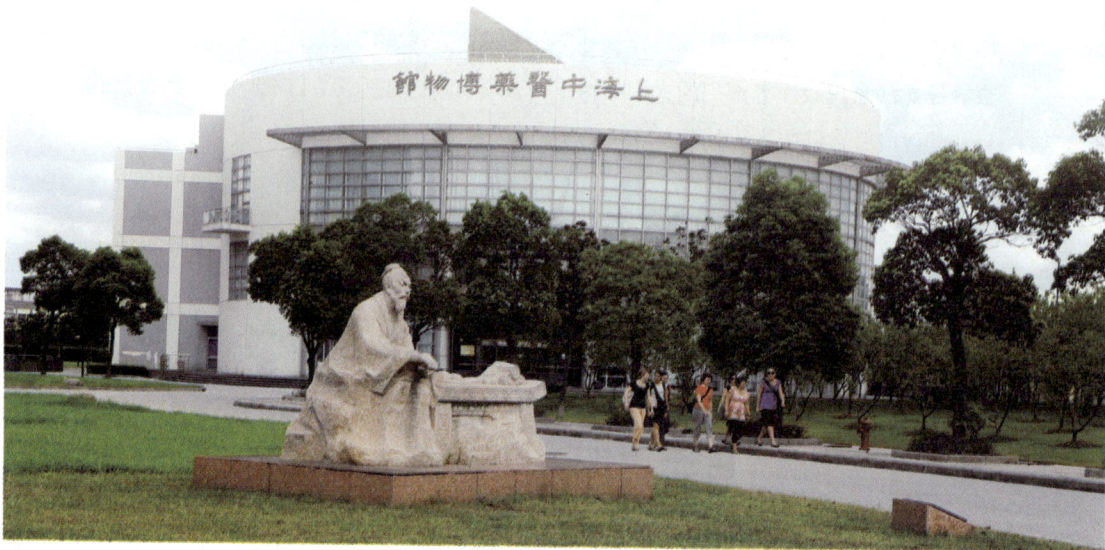

博物馆外景

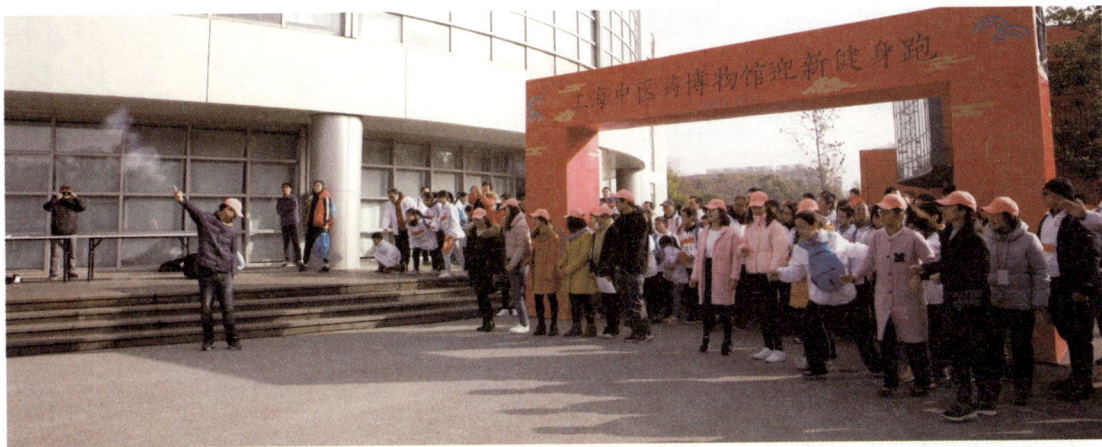

迎新年健康跑活动

历代医学荟萃、养生文化撷英、近代上海中医、本草方剂鉴赏、当代岐黄新貌八个专题，反映中华医学在各个历史时期所取得的主要成就，是博大精深的中医药学和中医药文化的缩影，达到了传承与弘扬中华优秀传统文化的效果。博物馆是全国科普教育基地、全国中医药文化宣传教育基地、国家 AAA 级旅游景区、国家中医药健康旅游示范基地、上海市爱国主义教育基地、上海市外国留学生中国文化体验基地。

博物馆积极发掘中医药文化内涵，围绕中医药文化主题，突出宣传教育功能，每年举办富有中医药特色的宣教活动近 100 场，设计了"自然和谐，健康生活——走近中医药""灵丹妙药动手做"等活动项目，旨在通过中医药特色宣传活动，让人们了解中医药在维护人民健康、促进社会发展、弘扬我国优秀传统文化等方面的重要地位和作用，并倡导现代社会自然和谐的健康生活。同时，博物馆努力创新中医药文化宣传模式，积极探索分众教育。面对青少年的宣传，博物馆遵循"兴趣第一"的原则，用他们喜闻乐见的形式演绎博大精深的中医药知识。

博物馆还担任起传播中医药文化的责任，前往美国、斯里兰卡、捷克、英国、新加坡、比利时、法国、日本、德国等各个国家举办中医药文化主题展。通过展览、讲座和互动体验等活动，博物馆将博大精深的中医药文化以文化传播的形式带到海外，成为向世界人民分享古老而灿烂的中华文明成果，成为了向世界宣传中医药文化，促进中外医药文化交流的窗口。

上海中医药博物馆突出中医药文化主题，面向公众开展各类丰富多彩、富有特色的中医药主题活动。博物馆积极做好弘扬中医药传统文化、普及中医药科学知识、展示中医药悠久历史等中医药文化宣传工作，现已成为广大市民学习中医药科学养生知识的好去处，是中小学生了解中医药文化和中医药科普知识的教育基地，也是医学生医史医德的教育基地。

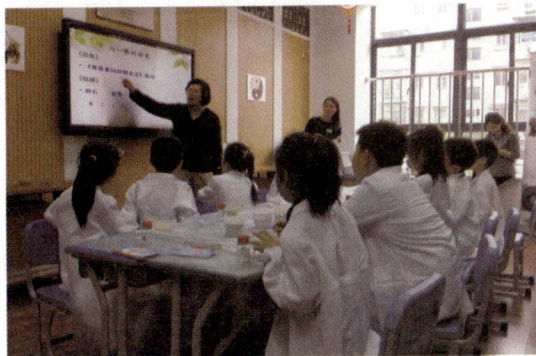

六一儿童节制作六一散

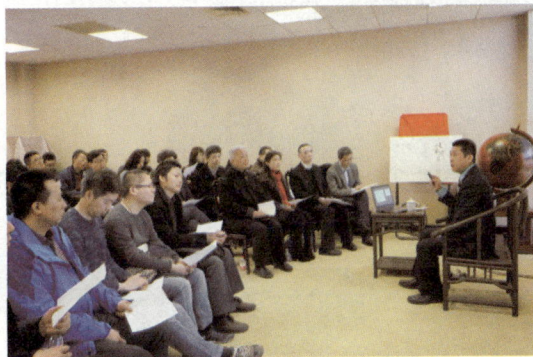

"岐黄博苑"讲堂

# 江苏省

## ◉ 江苏常州市中医医院

　　江苏常州市中医医院于 2011 年正式确定成为全国中医药文化宣传教育基地，是全国第一个成为中医药文化宣传教育基地的中医医院。在实践中，常州市中医医院紧紧围绕"基地"建设的各项要求，以弘扬中医药文化为目标，以彰显孟河医派特色文化为重点，以"六大建设"为抓手，充分发挥"基地"整体作用，努力打造常州中医医院中医药文化宣传教育基地特色亮点。

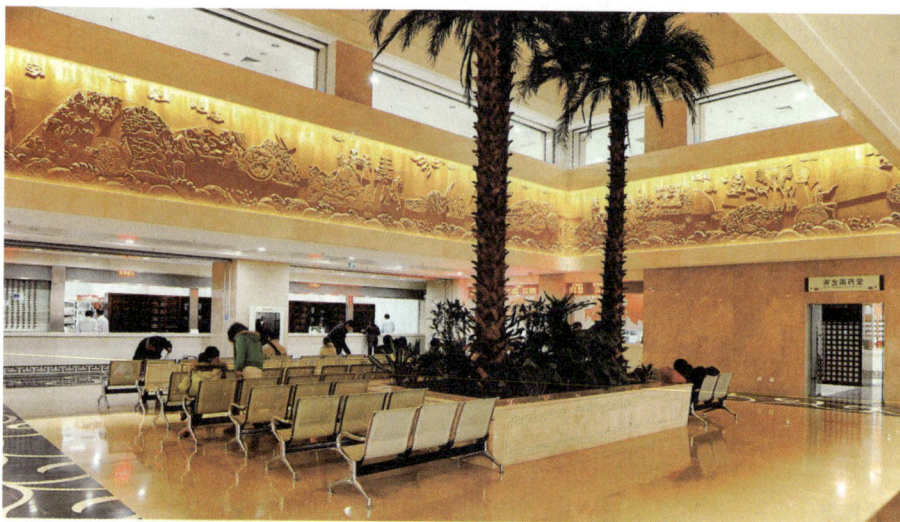

医院内景（1）

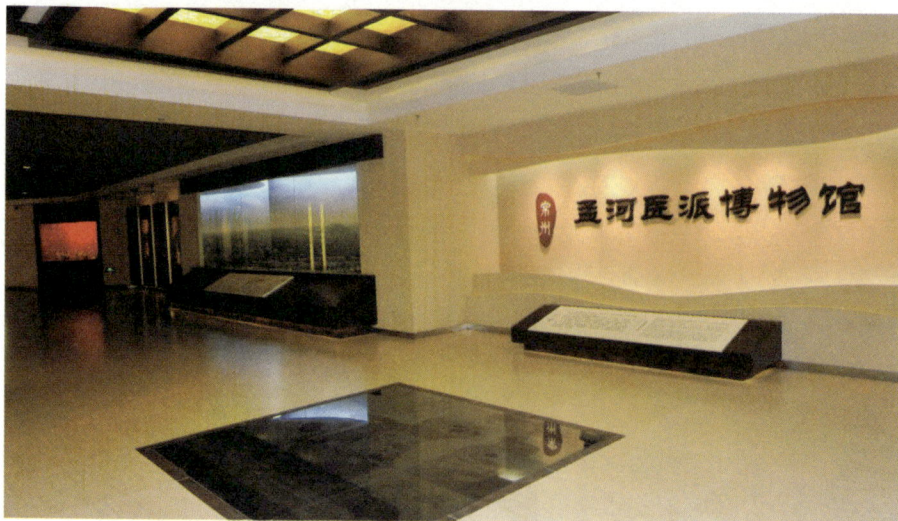

医院内景（2）

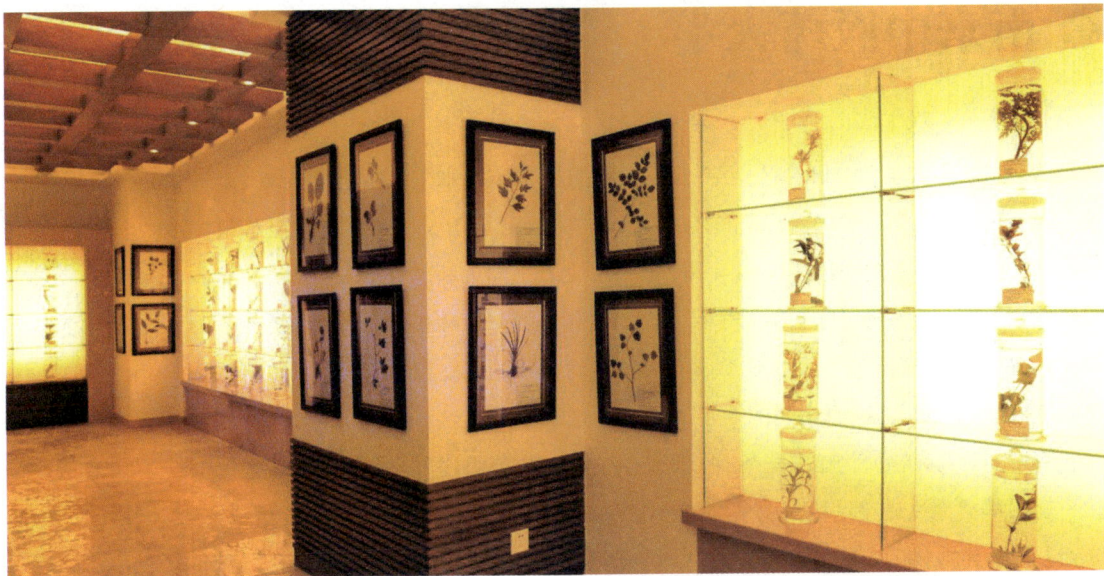
医院内景（3）

环境形象是中医药文化的物质载体，是展示和传播中医药文化的重要途径。在中医药文化宣传教育基地建设中，医院注重运用廊、馆、墙的建设来展示中医医院的悠久历史、文化内涵和科学价值，让群众在接受治疗的同时，提升对中医药的认知，更加了解和信任中医药，由此扩大中医药发展的群众基础。

医院在七楼规划出1200平方米基地建设用地，建造了省级孟河医派博物馆，完整展现了孟河医派从起源到兴盛以及现在的继承发展情况。门诊大厅的中医源流图，以流派的发展为线，勾勒出中医源起、发展、流布的过程。老常州中医诊所布局图，以写实风格再现民国时期常州城内128家中医诊所的辉煌盛景，揭示了医院发展的文化渊源，反映出地方中医药特色文化的深厚积淀。

医院在大厅用青砖浮雕的形式建设了孟河医派四杰墙，集中反映了孟河医派费伯雄、马培之、巢崇山、丁甘仁四位杰出代表性医家的学术影响和历史贡献。医院将院内的走道、休息区域设计装修为格言长廊、中医之最廊、中医先贤廊、中医世家廊等专题长廊；

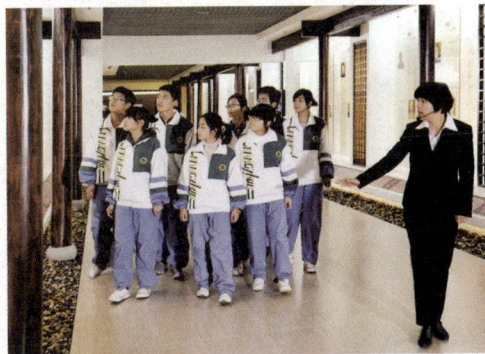
科普宣传活动

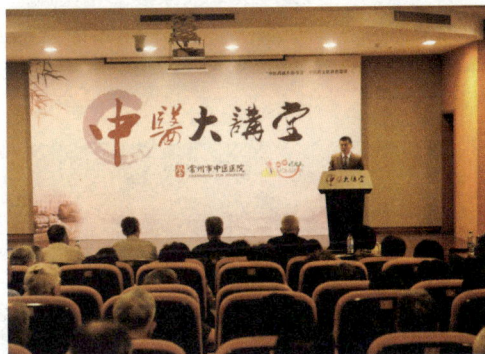
技术推广活动

将候药大厅以中草药的发展为线索，设计装修为本草演义廊。这些专题长廊充分展现医院的个性，彰显医院自身特色，反映了地方医学流派的文化内涵。

医院与常州电视台合作开办了《中医健康在身边》栏目，在常州日报上发表中医药科普文章663篇，组织专家在电台进行中医健康讲座212场次，制作了孟河医派文化宣传展板70块，拍摄制作孟河医派文化专题片3部，使群众对中医药的认知度和信任度进一步提升。

# ◉ 南京中医药大学

　　南京中医药大学是国家"双一流"建设高校和江苏省高水平大学建设高校,是江苏省人民政府与国家中医药管理局共建高校。学校始建于 1954 年,是全国建校最早的高等中医药院校之一。建校 64 年来,南京中医药大学为新时代中医药高等教育培养输送了第一批师资,主持编写了第一套中医高等教育教材和教学大纲,诞生了中医药界最早的学部委员,为新时代高等中医教育模式的确立和推广作出了重要贡献,被誉为中国"高等中医教育的摇篮"。

　　南京中医药大学博物馆内配备有专职讲解人员,招募组建了志愿讲解团队。每位讲解员都会通过讲座论坛、观摩学习、馆际交流等形式系统掌握讲解礼仪规范,学习并熟悉与博物馆内展出内容相关的文博知识和中医药文化。在博物馆试开馆和校园开放日期间,专职讲解人员负责接待参观者并提供讲解服务,向广大师生、家

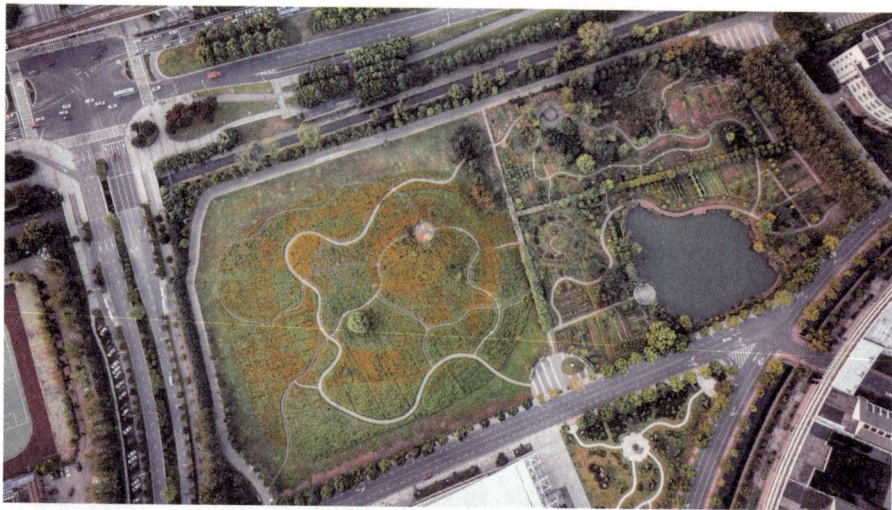

基地外景(1)

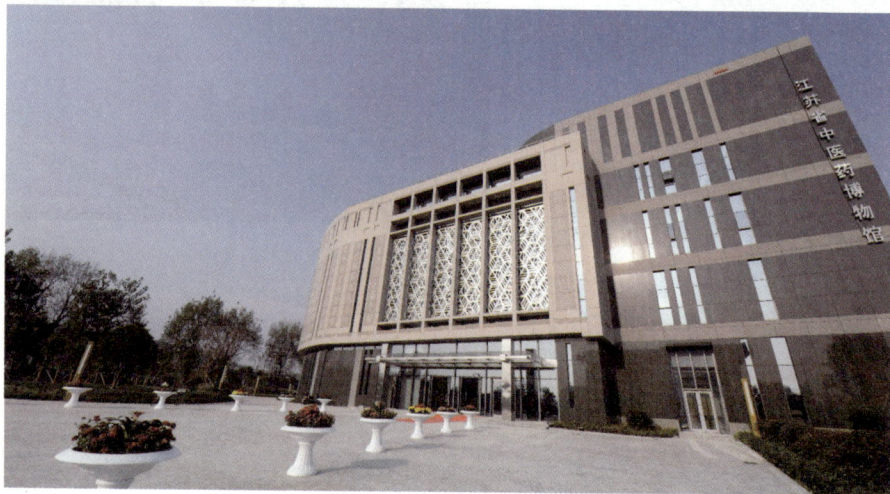

基地外景(2)

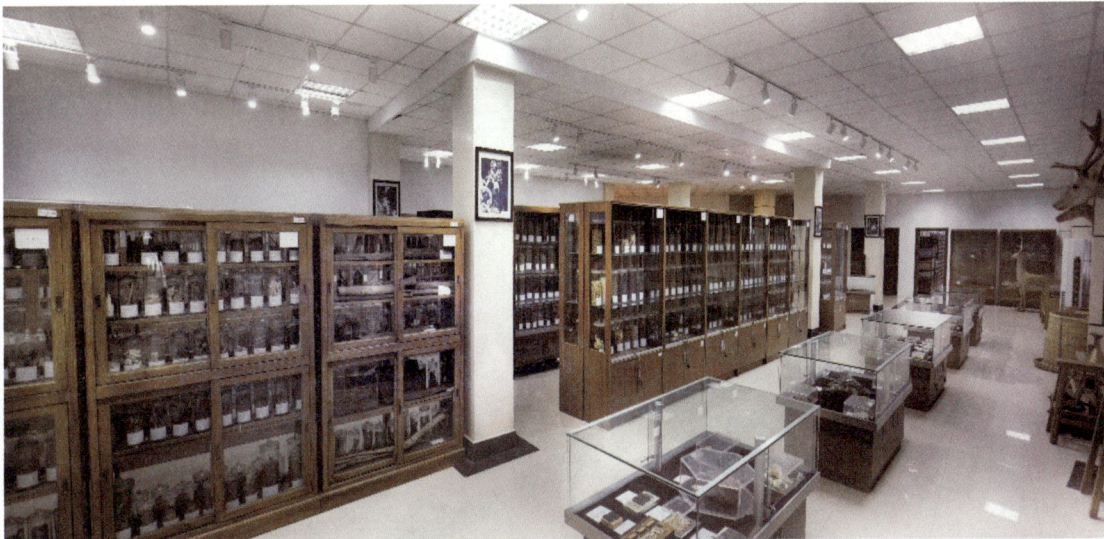
基地内景

长、游客宣传推广中医药文化知识。博物馆分为 5 个专题展厅：中国医史馆、江苏中医馆、中药馆、养生文化馆、校史陈列馆。至 2019 年，馆内藏品包括制药工具、储药器具、行医用具、医家墨迹、古籍文献、邮品证件、医药牌匾、卫生保健用品等 4000 余件。中药标本有产自全国 15 个道地产区的 400 多种中药材，腊叶标本 200 件，浸制标本 300 瓶，炮制饮片 300 多种。博物馆将以各类主题日为契机，举办系列主题活动，加强文创产品的开发，进一步推广宣传中医药文化。此外，南京中医药大学还积极建设数字博物馆，通过网站、微信、微博等平台推送中医药知识。

博物馆依托中药标本馆和药用植物园，开展了中医药知识的普及和宣传工作。中药标本馆和药用植物园全年接待新生、学生家长、国内外社会人士等数万人次的学习和参观，为校内师生、夏令营活动及校外的"扬子晚报小能人"和金陵科技学院等高校提供良好的科普教育。同时，博物馆积极配合学校其他大型活动的需求，让中药和药用植物走进寻常百姓的生活中去。初夏及金秋时节，药用植物园中的波斯菊和硫华菊大片绽放，红色、粉色、白色、红白相接的花朵，形成了一片五颜六色的花海，是每一位南京中医药大学毕业生对母校最难忘的彩色记忆。药用植物园的彩色花海成为了南京市著名的景点之一，也成为了中医药知识科普宣传的窗口。

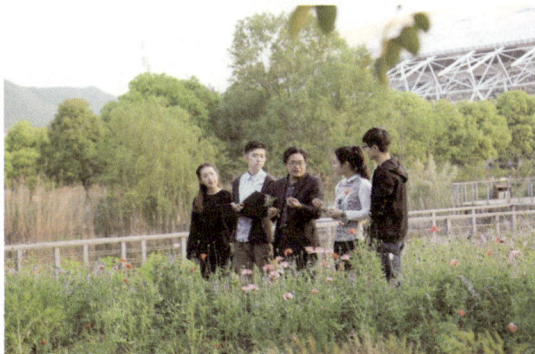
植物园知识普及活动

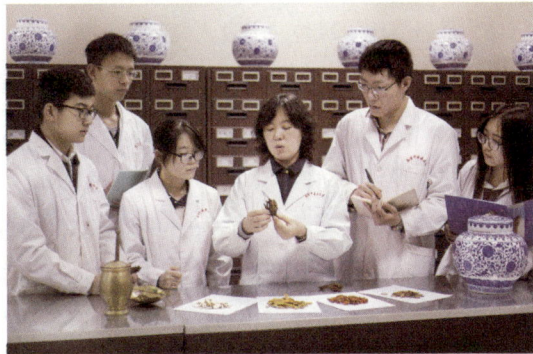
科普宣传活动

## ○ 杭州胡庆余堂中药博物馆

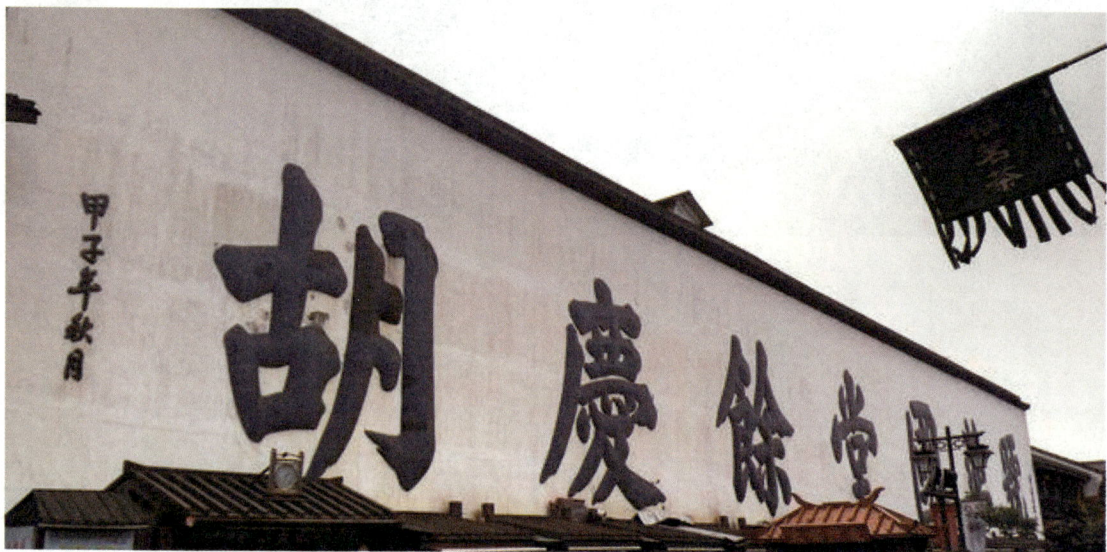

博物馆外景

　　胡庆余堂中药博物馆于 2017 年 9 月向国家中医药管理局提交申报全国中医药文化宣传教育基地的申请材料，并于 2017 年 12 月被确定为全国中医药文化宣传教育基地。

　　胡庆余堂创建于 1874 年。胡庆余堂中药博物馆坐落于杭州市上城区大井巷 95 号，建筑面积 4000 多平方米，在秉承"原址保护、原状陈列"原则的基础上，于 1987 年开始筹建，1991 年正式开馆。胡庆余堂中药博物馆分为营业大厅、陈列展厅、手工作坊、养生药膳展厅及中医门诊部五个部分，以古建筑为基调，以工商型建筑、中药文化、胡雪岩传奇为三大亮点，通过药物标本和手工生产作坊等内容的展示，介绍中国药学概况、胡庆余堂发展史等，堪称中药的海洋。胡庆余堂中药博物馆是我国首家以中药为主题的国家二级博物馆，是最富历史风貌、最具人文特征、最具观赏价值的老字号建筑。胡庆余堂中药博物馆赋予的意义穿越了历史，它所象征的不仅仅是昔日里的辉煌，更是一份厚重的文化和经典的积淀。胡庆余堂中药博物馆最有特色的部分，就是它是一个动态的博物馆。博物馆后场部分现为陈列展厅，前店部分的营业大厅金碧辉煌、雕梁画壁、气势非凡，按照传统的中药店格局摆设，专营参茸商品和中药饮片。参观者来到这里，可以对中药体系的起源、形成、发展、应用及胡庆余堂的历史等均有一定的了解和认识，既可以观赏到胡庆余堂"原汁原味"的古建筑，又能汲取到中国中医药宝库里的精华。

　　胡庆余堂古建筑群 1988 年被国务院定为全国重点文物保护单位。2006 年胡庆余堂中药文化入选第一批国家级非物质文化遗产名录。胡庆余堂是至 2019 年为止我国唯一一家双国宝单位。

胡庆余堂中药文化入选首批国家级非物质文化遗产名录,其中十分重要的一项便是胡庆余堂独到的传统中药炮制技能。胡庆余堂传统技能的表演多在胡庆余堂中药文化节上来展示,文化节中的传统展示项目主要有吊蜡丸、手工熬膏、手工泛丸、铁船磨粉、手工切片、手工炒阿胶珠等。多年以来,胡庆余堂中药博物馆一直在不遗余力地普及推广中医药文化。同时,中药博物馆还在文化节上举办多项临时展览,提供中药材真伪鉴别、奇特野山参标本、精品阿胶、传统挖参工具、制药工具展示等,更是为走进中药博物馆的公众市民手把手教包药,让游客、市民、学者都有更多机会,能更直观、更近距离地了解传统中医药文化。

胡庆余堂中药博物馆别具一格的建筑风格和独特的中医药文化吸引了众多国内外游客的到访。作为全国重点文物保护单位、杭州青少年学生第二课堂活动基地,胡庆余堂中药博物馆每年接待到访参观旅游的人数 150 多万人次。

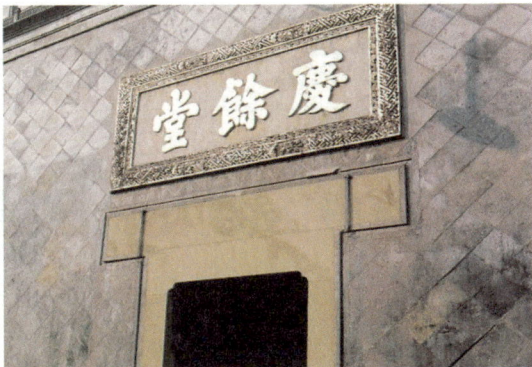

博物馆内景(1)

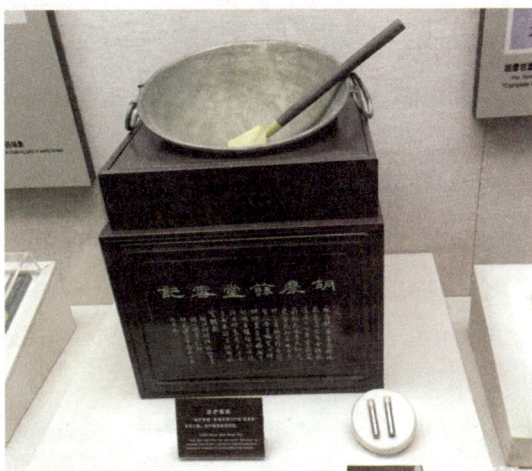

博物馆内景(2)

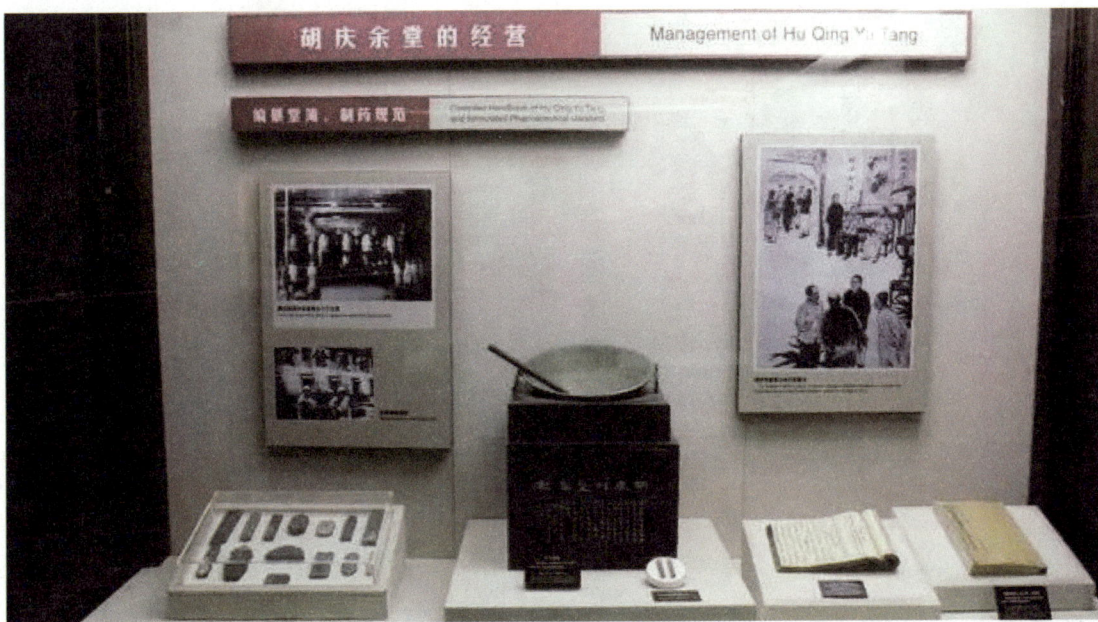

博物馆内景(3)

# 江西省

## ○ 江西中医药大学附属医院

　　江西中医药大学附属医院是三级甲等中医院，是江西省中医医疗集团理事长单位。

　　江西中医药大学附属医院成立于1954年，至今已有60多年的发展历史。医院是江西中医药大学的直属附属医院，并同时挂牌江西省中医院、江西省骨伤医院院名。江西中医药大学是江西境内唯一一所中医药本科大学，是博士学位授权单位、全国文明单位、全国高校党建与思政工作先进单位、全国绿化模范单位。学校至2019年已有56年本科教育、32年硕士研究生教育、22年留学生和港澳台学生教育、18年联合培养博士研究生的办学历史。学校办学实力雄厚，校园占地面积118.67公顷，有湾里、阳明、抚生、望城4个校区。学校拥有3个国家级科研平台和31个省部级科研平台。

　　江西中医药大学附属医院建院以来，院内涌现了一大批知名的中医专家，如中医大家江公铁、伤寒专家姚荷生、中医界"活字典"傅再希、名扬海内外的脾胃病专家张海峰、"寒温统一"理论提出者万友生、名老中医姚奇蔚、医史学家杨卓寅、经方大家陈瑞春、国医大师洪广祥等。至2019年，医院拥有

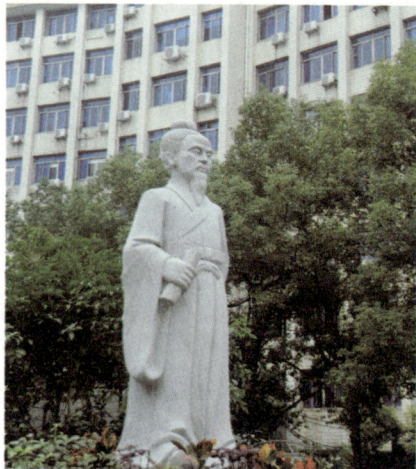
张仲景雕塑

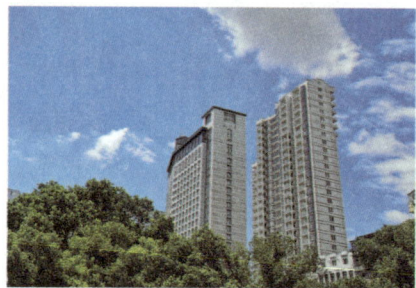
医院外景

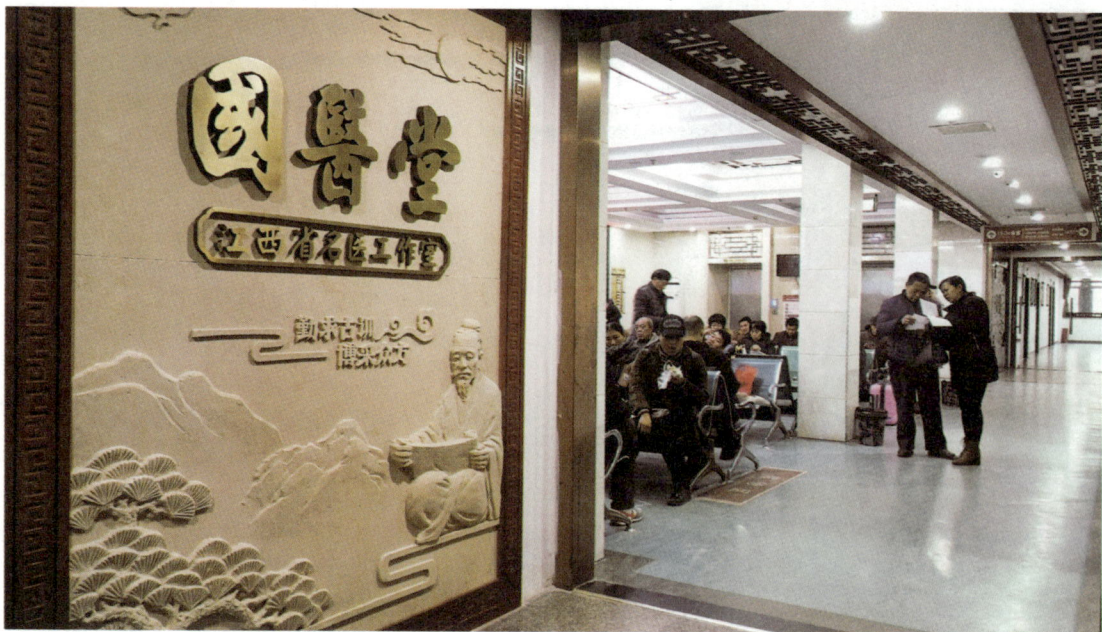
国医堂

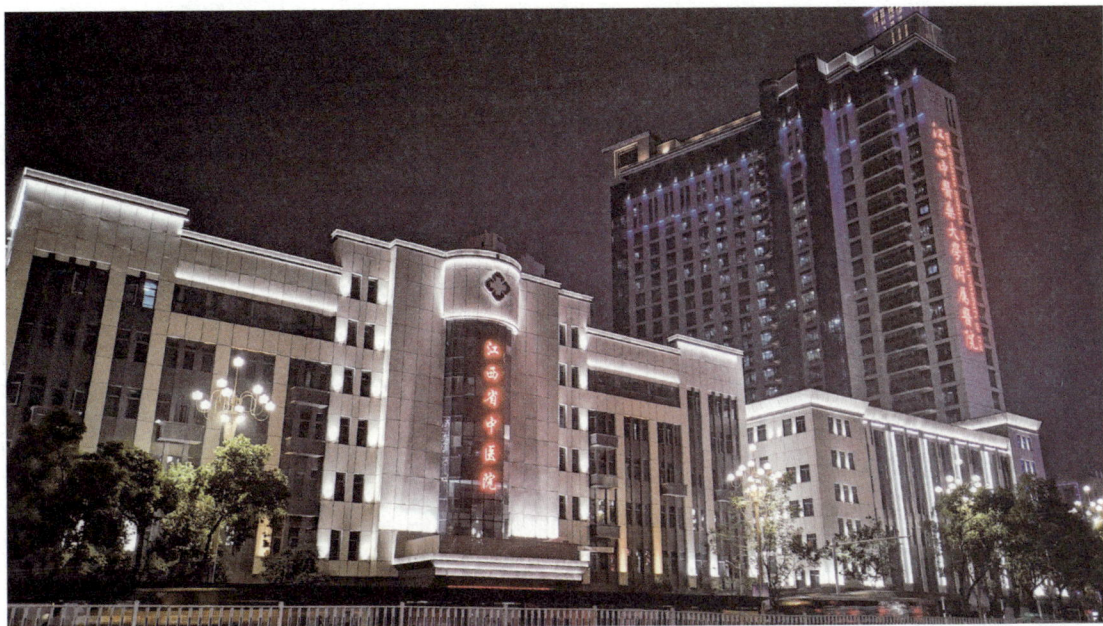

医院夜景

37 名国家级名中医，56 名省级名中医。这些名医大家的聚集，为江西中医药大学附属医院建设全国中医药文化宣传教育基地，提供了丰富的素材和资源。

2004 年以来，医院按照国家中医药管理局的有关要求和规定，结合实际，积极开展中医药文化建设工作，努力发挥中医中药特色优势，不断提高中医药服务质量。2009 年 8 月，医院成立了"江西中医学院附属医院中医药文化建设领导小组"，领导小组办公室挂靠党办，具体负责日常医院中医药文化建设。2010 年 7 月，经江西省中医药管理局推荐，经国家中医药管理局审核，医院成为全国第三批中医药文化建设试点单位。2011 年 11 月，院内专家陈日新、蒋小敏被国家中医药管理局授予"全国中医药文化建设先进个人"称号。2013 年，院内专家蒋小敏、江一平入选第三批"国家中医药管理局中医药文化科普巡讲团"，聘期三年。2013 年，蒋小敏、江一平两位专家通过报纸、电视、网络、科普讲座等形式进行中医药文化科普宣传活动 100 余次。2009 年，由陈日新、陈明人、康明非主编的中医药著作《热敏灸实用读本》在全国发行。2013 年，《热敏灸实用读本》的英文版、日文版出版，让中医药健康文化知识在全世界范围内得到进一步的传播。2014 年，医院获批成为全国中医药文化宣传教育基地建设单位。2016 年，医院被国家中医药管理局确定为全国中医药文化宣传教育基地。

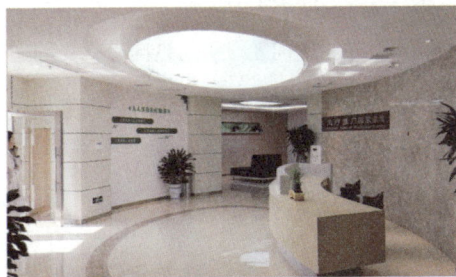

灸疗推广基地

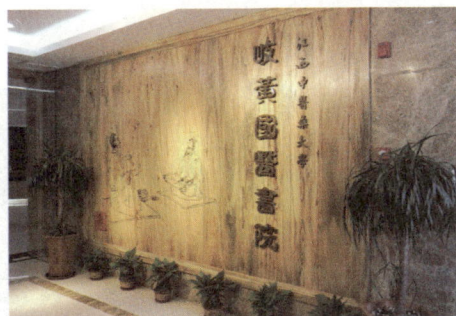

岐黄国医书院

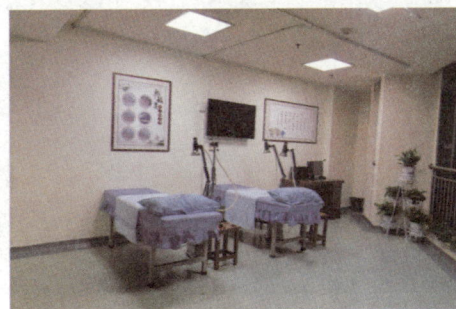

热敏灸治疗室

# 安徽省

## ○ 安徽亳州市华佗纪念馆

2012年9月9日，"全国中医药文化宣传教育基地华佗纪念馆"正式揭牌，华佗纪念馆成为全国第19家全国中医药文化宣传教育基地。

华佗纪念馆在华祖庵内，位于亳州市永安街中段路北，南邻曹操运兵道，是祭祀神医华佗的庙堂。因庙堂的历代主持皆为女僧，因此叫华佗庵。1961年郭沫若先生来亳，亲题"华佗纪念馆"馆名，而后有现名。1981年安徽省人民政府将华佗纪念馆定为安徽省省级文物保护单位。

华祖庵始建于唐宋年间，由庙祠、华佗故居、古药园和华佗中医药文化博物馆四个部分组成，总占地面积1.3万平方米。进入山门后即是华祖庵的庙祠部分，由大殿和东、西两个配殿组成。庙祠大殿正间悬挂有"燮理通微"匾牌，是清嘉庆二年（公元1797年）安徽巡抚朱珪亲笔题写。殿内塑有神医华佗像，是由著名雕塑艺术家钱绍武先生亲手雕塑。塑像两边的对联也是朱珪所题："五戏转灵枢道本皇轩仙位业，四轮消劫运功参地释佛普提"，对华佗给予了很高的评价，称赞华佗继医祖黄帝的医学事业，创"五禽戏"，阐述《灵枢》含义，消除人间疾病，其功德可与释迦摩尼相比。

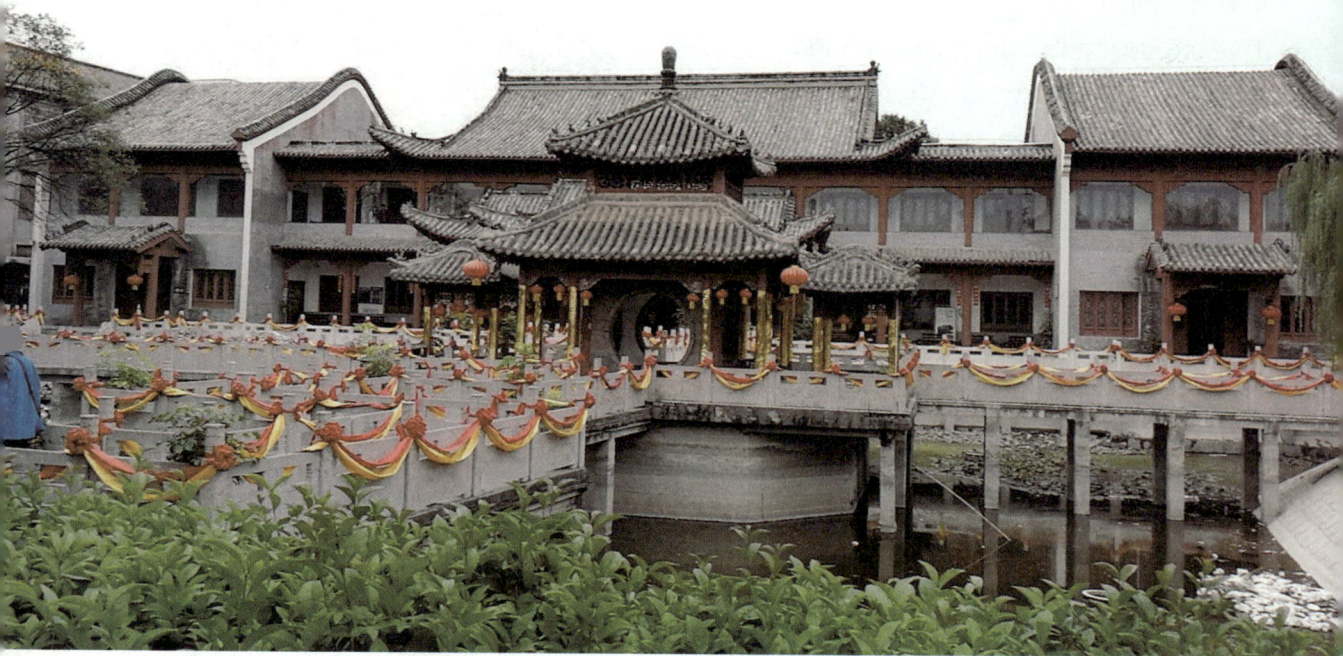

纪念馆内景（1）

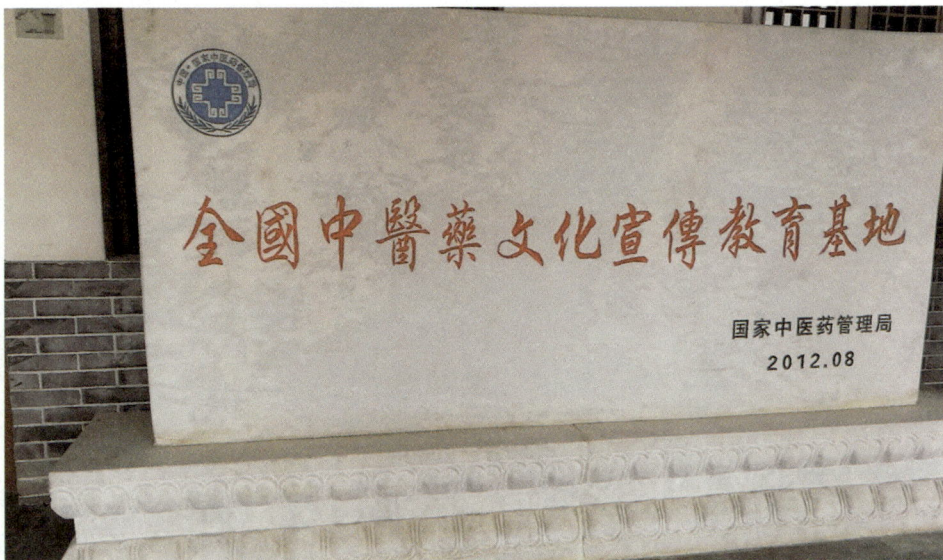

纪念馆内景（2）

　　华佗纪念馆的景区内常年开展多种体验类项目，能够让参观者参与其中，体验中医药的功用，从而对中医药文化有更深入的认识。常设项目有以下三类。

　　1. 华佗五禽戏表演与传授：华佗中医药文化博物馆二楼设有五禽戏台，每个周末都有五禽戏习练者进行表演活动，并义务教授游客，使华佗五禽戏这一健身功法得到广泛传播，让更多的人受益。

　　2. 文化旅游年活动：亳州市卫生和计划生育委员会经常组织中医专家在华佗纪念馆开展养生大讲堂、义诊及冬病夏治体验月活动，为参观者提供健康咨询和中医特色诊疗项目体验。

　　3. 养生项目体验：华佗纪念馆同亳州市华祖堂药业有限公司合作，在景区内设有养生体验区，参观者可享受中医把脉、中医理疗、中药足浴按摩、品养生茶等体验项目，充分感受中医养生的魅力。

　　华佗中医药文化博物馆印制了适合不同体质的中医养生药膳食谱宣传单，免费发送给参观者。博物馆还与亳州职业技术学院、亳州学院、亳州华佗技师学院等院校密切合作，为学生提供中医药知识宣传教育，在各院校及相关单位集体参观时提供专业讲解服务，义务宣传中医药文化知识。

　　华佗中医药文化博物馆正式开放后，前来瞻仰胜迹、缅怀先哲的国内外各界人士络绎不绝。华佗中医药文化博物馆是世界研究华佗学术的中心，也是历史文化名城亳州的一道特色景观。

# ◎ 滁州市中西医结合医院

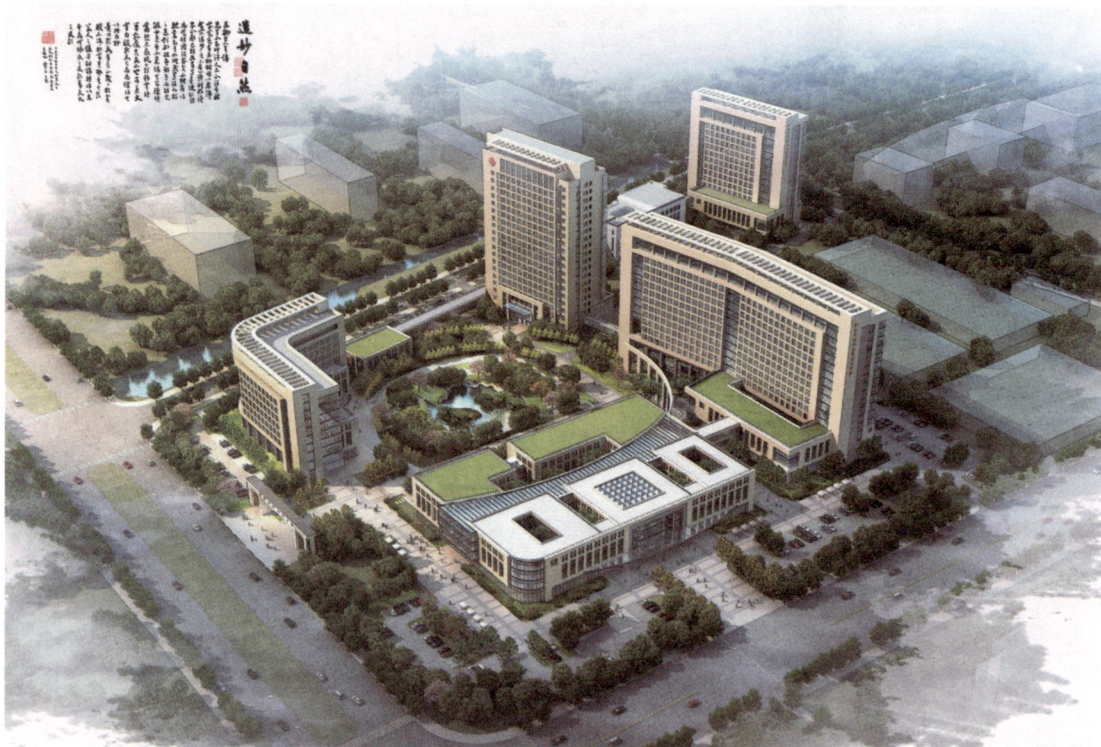

医院日景鸟瞰图

  2016 年 4 月，国家中医药管理局正式下文确定滁州市中西医结合医院为全国中医药文化宣传教育基地。滁州市中西医结合医院于 2004 年 8 月，经安徽省卫生厅、滁州市人民政府批准，由原滁州市第三人民医院和原滁州市中医院合并组建而成。医院于 2005 年 8 月正式对外开诊，是国家中医药管理局、国家发展和改革委员会确定的全国重点中西医结合医院、全国重点地市级中医院，同时也是安徽省内唯一的一所三级甲等中西医结合医院。

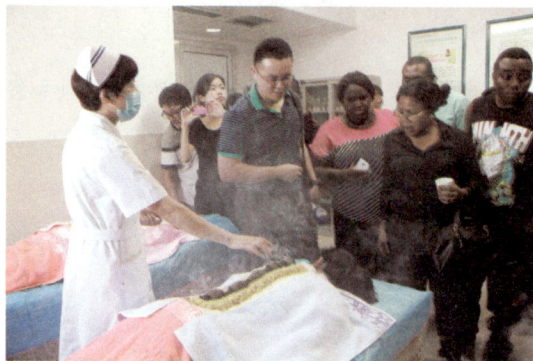

发展中国家农村医疗卫生保障官员参观体验医院督灸疗法

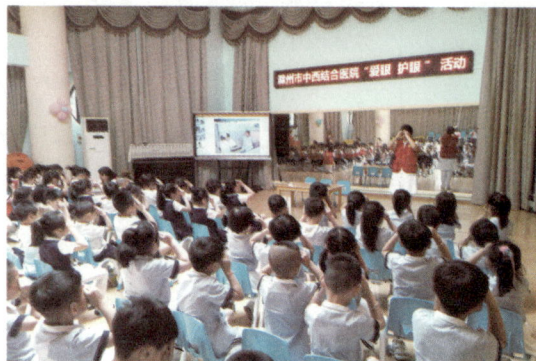

爱眼日进校园活动

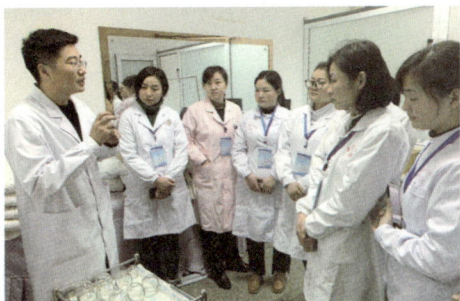
中医护理骨干人才培训

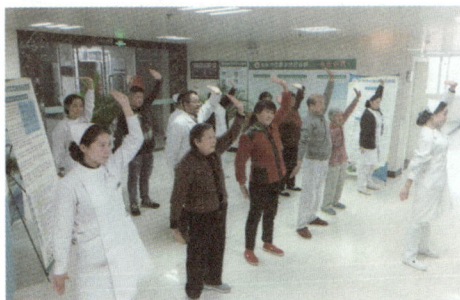
向患者传授八段锦练习方法

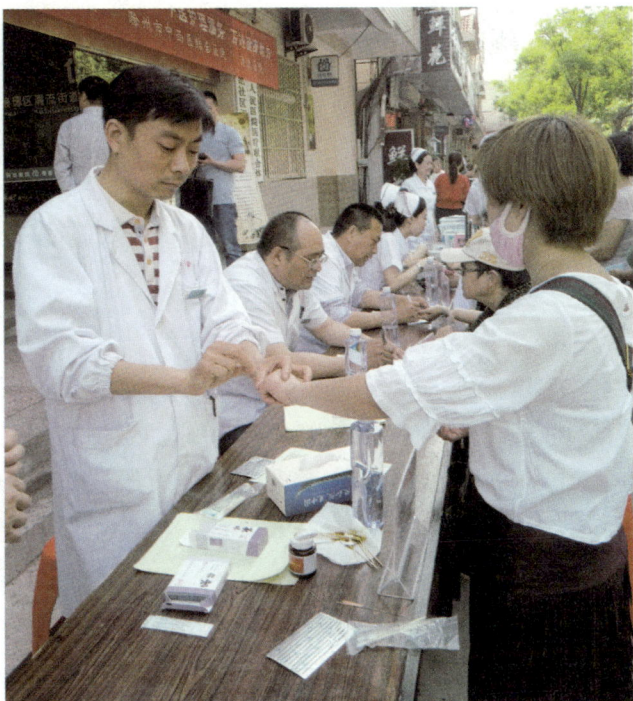
中医特色诊疗项目现场体验活动

医院格局为一院两区，由总院和琅琊新区院区组成。总院坐落于滁州市琅琊区会峰东路788号，占地8.8万平方米，建成面积5万平方米，在建面积7.6万平方米。琅琊新区院区位于琅琊区滁河支路8号，按二级甲等综合性医院标准建设，建成面积6600平方米，由医院与琅琊区人民政府合作共建。2015年至2019年期间，滁州市中西医结合医院成为安徽省中医护理骨干人才培训基地，并与安徽中医药大学附属医院、江苏省中医院战略联盟单位、东南大学附属中大医院等院组成安徽省立医院集团。

医院将门诊区划分出8000余平方米来作为传统诊疗和中医药文化宣传的集中展示区域，开设了"国粹堂"和中医药文化展示厅。在候诊区及诊室内，医院采用了蕴含中医药文化元素的物品来进行装饰，如地产草药标本、中医文化名言警句展板、养生保健知识展板，及长28米，高3米的"祖国医学千古流芳"宣传画等。医院内摆设有太极文化坛、中国古代名医雕像、"大医精诚"竹刻，以及象征传承、创新、仁和精诚的文化石。此外，还设置了30块中医药文化固定宣传橱窗、45个常见病及优势病种宣传栏、16块护患沟通园地等，力求从形象、环境、人文等方面，多方位营造中医药文化氛围。

滁州市中西医结合医院始终以《国家中医管理局关于加强中医医院中医药文化建设的指导意见》为统领，以《医院中医药文化建设实施方案》为行动指南，继续坚持"中西合璧、德技双馨、医患和谐、平安诚信"的办院宗旨，秉承"仁、和、精、诚"的核心价值观，恪守"关爱生命、呵护健康"的服务理念，以创新服务模式、提升服务能力和满足人民群众健康需求为己任。医院致力于打造中医药特色文化品牌，基础设施、医疗设备日臻完善，医疗技术、服务水平显著提高，社会美誉度、群众满意率大幅提升，得到了良好的社会反响，前来就诊和体验的患者日益增多。

# ⚫ 安徽省桐城市中医医院

　　桐城古为"七省通衢"，历史悠久、人文勃兴、人才辈出，有"中国文都""江淮第一城"的美誉，为省级历史文化名城。为传承桐城中医药文化，满足群众对中医诊疗的需求，1985 年 7 月，桐城市中医院在龙眠河畔宣布成立。历经 30 年的发展，桐城市中医院现已成为一所融中西医结合医疗、教学、科研、预防、康复、肿瘤防治为一体的二级甲等中医医院。2015 年，医院申报全国中医药文化宣传教育基地项目，并于同年 12 月 24 日顺利通过了全国中医药文化宣传教育基地专家组的评审验收。2016 年 3 月 30 日，国家中医药管理局正式确定桐城市中医院为全国中医药文化宣传教育基地，医院建立了由院长任组长，院办、医教、药剂、财务、团总支等相关部门负责人组成的中医药宣传教育基地建设管理领导小组，全面负责基地的运行管理工作。2017 年，基地建设管理领导小组加强组织领导，健全管理制度。2018 年，医院加强基地管理，开始开展多种形式的基地文化宣传教育活动。

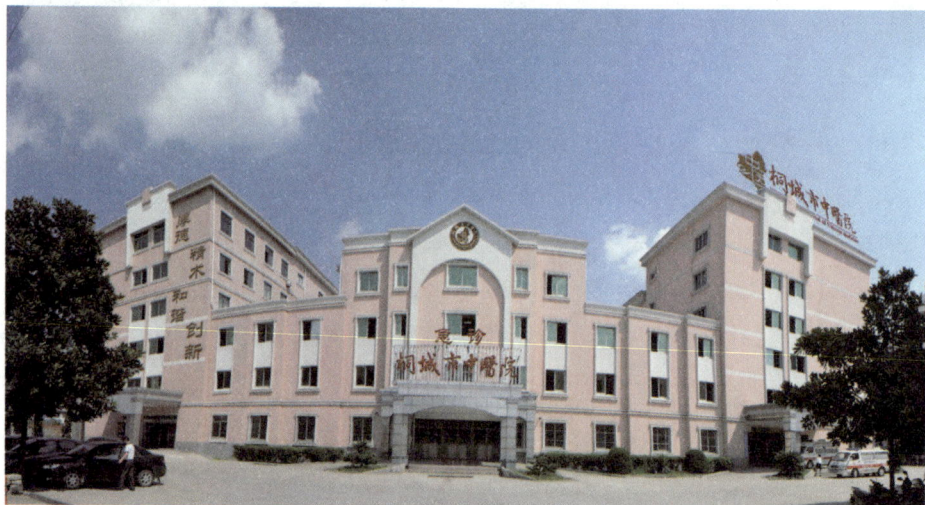

医院外景

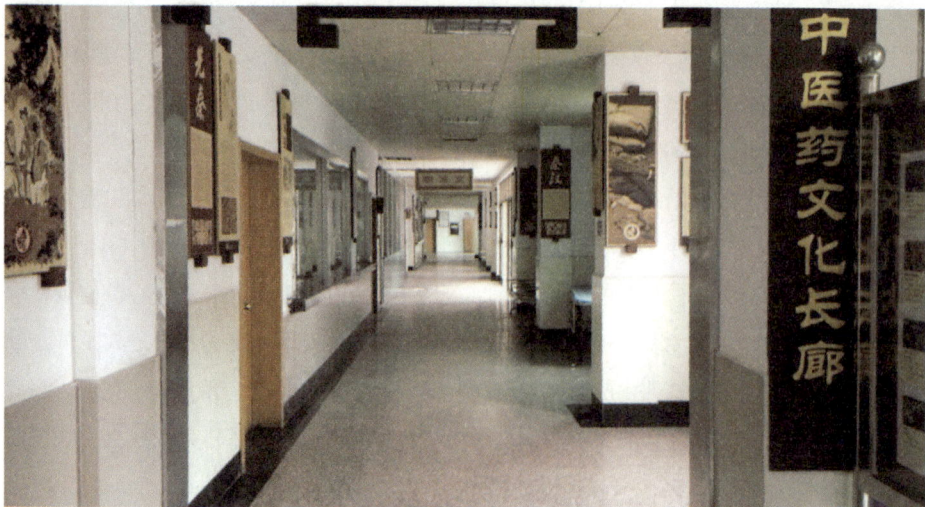

医院内景（1）

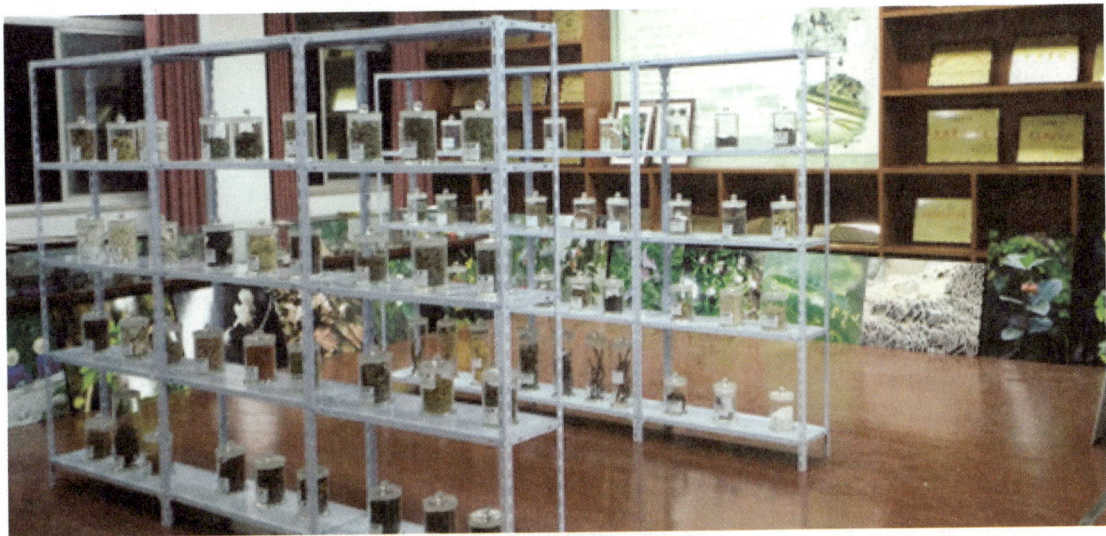

医院内景（2）

　　医院内部随处可见中医药文化相关内容，营造了良好的传统中医药文化氛围。在一楼门诊大厅，医院摆设了具有桐城特色的"文都中医"木雕，充分展示了桐城深厚的历史文化和传统中医文化内涵底蕴。同时，医院将院内知名中医师的简历悬挂在门诊大厅，方便患者选医就诊。医院还结合桐城文都文化底蕴和医院自身特点，设计出了极具特色的"院徽""院旗""院刊"等。在医技楼的一、二、三楼，医院设计装修了体现中医传统文化的中医文化长廊，挂有华佗、扁鹊、孙思邈、张仲景、李时珍等古代名医画像，并悬挂印有中医药文化核心价值体系、诊疗行为规范、中医药文化知识、中医养生保健、中医名言警句、医院管理格言等内容的字画牌匾，彰显传统中医内涵。在医院外墙上，则挂有十二生肖中草药图、中医五禽戏、五气分主、淋沥根源、阴阳五行等内容的图画解释。医院设立的中医药文化专题展示厅建筑面积约 200 平方米，厅内设有大型阅览室、中药材展示区、中医药器具展示区、桐城地域文化图片展示区、中医名家手稿及古典中医书籍展示区。医院根据阴阳八卦图布局，在院内建有中药观赏园，种植桐城道地药材如桔梗、薏苡仁、山茱萸、丹参、元胡等药用植物于园内，并附有标牌，介绍阴阳八卦图与中医的渊源以及药用植物的来源与功效。在中药房内，医院摆设了中药百草图；在病区内，摆设有古代名医、名言警句、中医药典故字画图，所展示的内容根据科室特色的不同而各有差异、各具特色，使人无论走到医院的哪个区域，都有一种新鲜感，都能获取不一样的中医药知识。

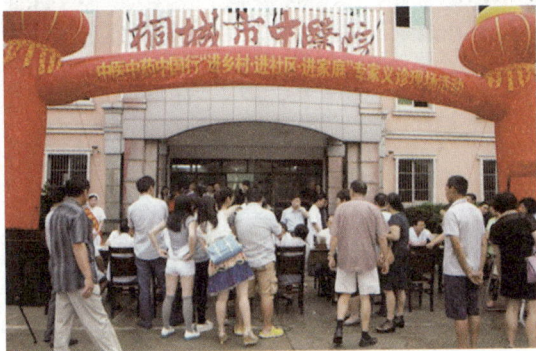

义诊活动（1）

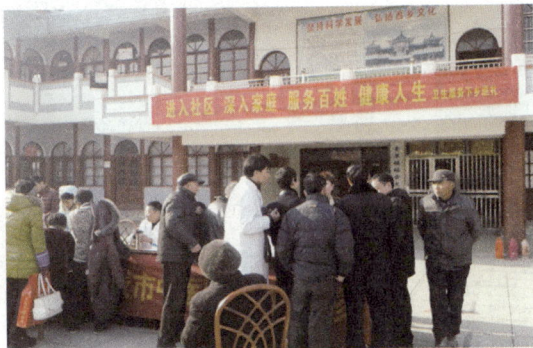

义诊活动（2）

# 福建省

## ● 莆田市万好药博园

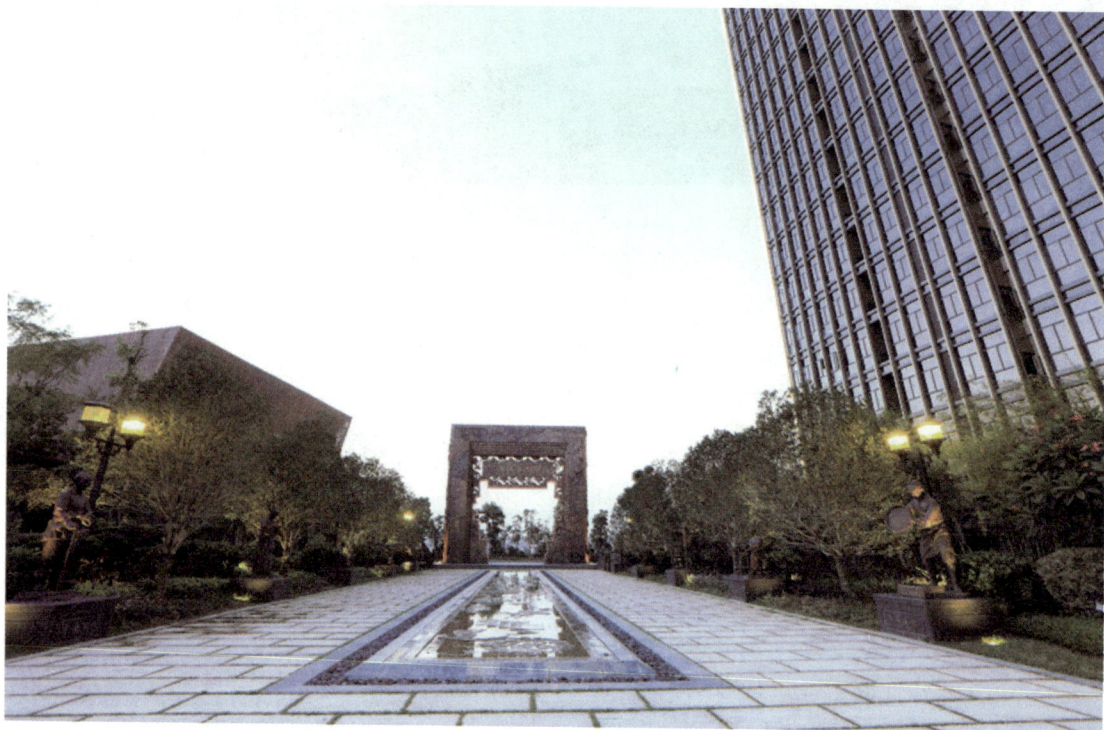

大门远景（1）

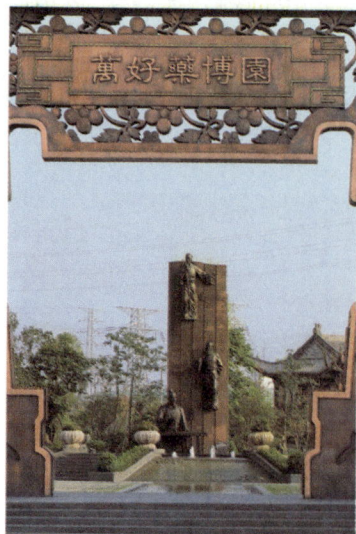

大门远景（2）

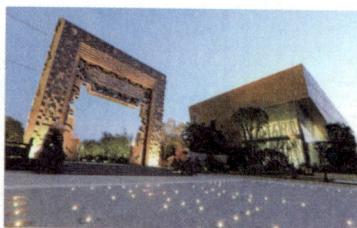

河图洛书

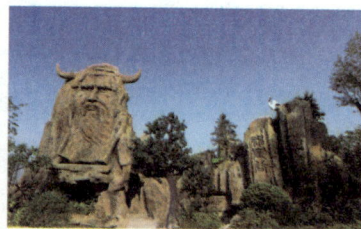

建安三神医广场

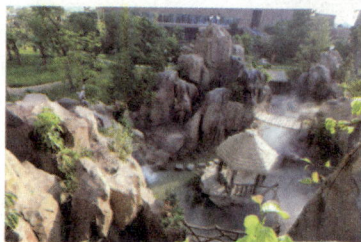

神农谷内景（1）

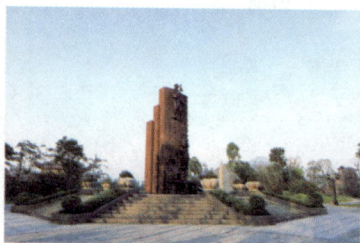

神农谷内景（2）

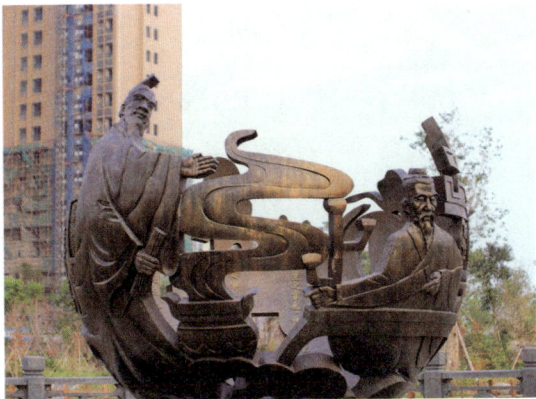

黄帝内经广场

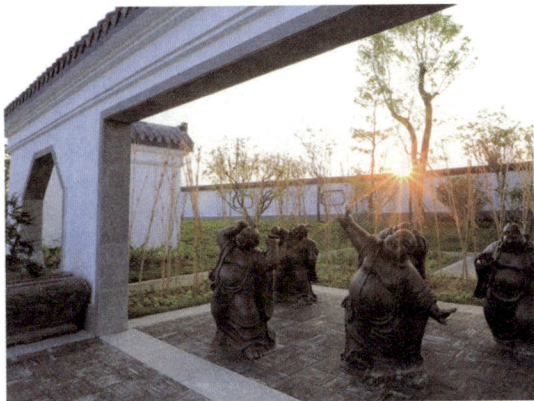

养生园内景（1）

万好药博园是万好国际集团历时三年，携同福建中医药大学经过理念萌芽探索、药用植物资源普查、文化整合论证及实地探索应用几个阶段的研究与实践，斥资 2.5 亿元人民币在福建省莆田市荔城新区建造的集中医文化演变历程探索、旅游、观赏、养生、保健等功能为一体的中医药文化创意博览园。万好药博园占地面积 8 公顷，于 2014 年 9 月 4 日正式开园。2014 年 9 月，万好药博园被国家中医药管理局确定为全国中医药文化宣传教育基地。

万好中医药文化创意博览园坐落于福建省莆田市荔城区新度镇 ECO 城。药博园以中医药文化创意展示为依托，以药用植物打造园林景观，拥有 1800 多种药用植物和中医药文化展品，是福建省内规模最大、最具特色的中医药文化宣传教育基地。

万好中医药文化创意博览园以深厚的中医药文化底蕴作为依托，以炎黄子孙寻根问祖为核心，以体验古老中华文化和中医药文化为主题，使用 8 公顷的建设用地，规

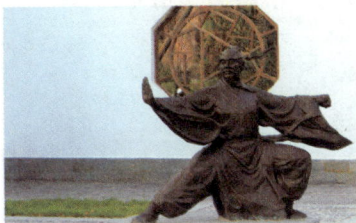

养生园内景（2）

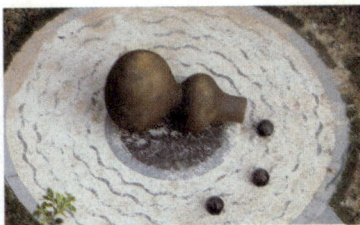

养生园内景（3）

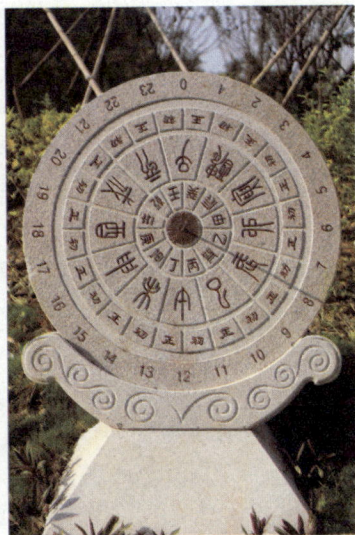

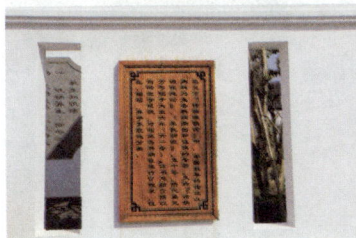

养生园内景（4）

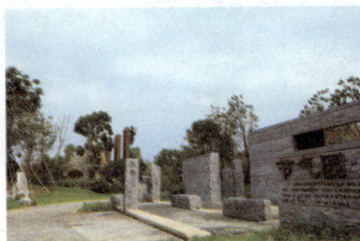

二十四节气园

时规

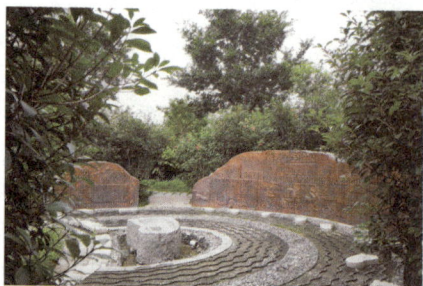
涌泉穴

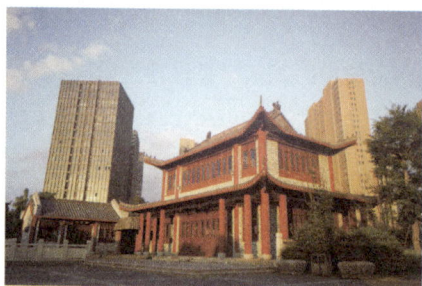
中医大讲堂

划了"一心一环九区十八景"的空间结构布局。"一心"即中心湖区,"一环"为环园主干道,"九区"为特种植物区、日用区、体验区、攀爬阴生区、生平区、水生阴生区、形态区、药膳区、药效功能区。园区内主要景点为:入口景区、中医药文化地雕、建安三神医广场、神农谷、养生园、中医大讲堂、黄帝内经广场、朝寿亭、膳食园、如意湖、药王广场、六合亭、涌泉穴、二十四节气园、体质辨识园、经络园、百草园、流芳廊。万好药博园整体呈狭长状,北高南低,中心湖泊及周边的建筑组合成了"健康谷"的形象。

万好药博园开园至今已有四年,四年以来药博园充分发挥了其中医药文化创意与宣教资源优势,广泛地向社会普及和传承中医药文化

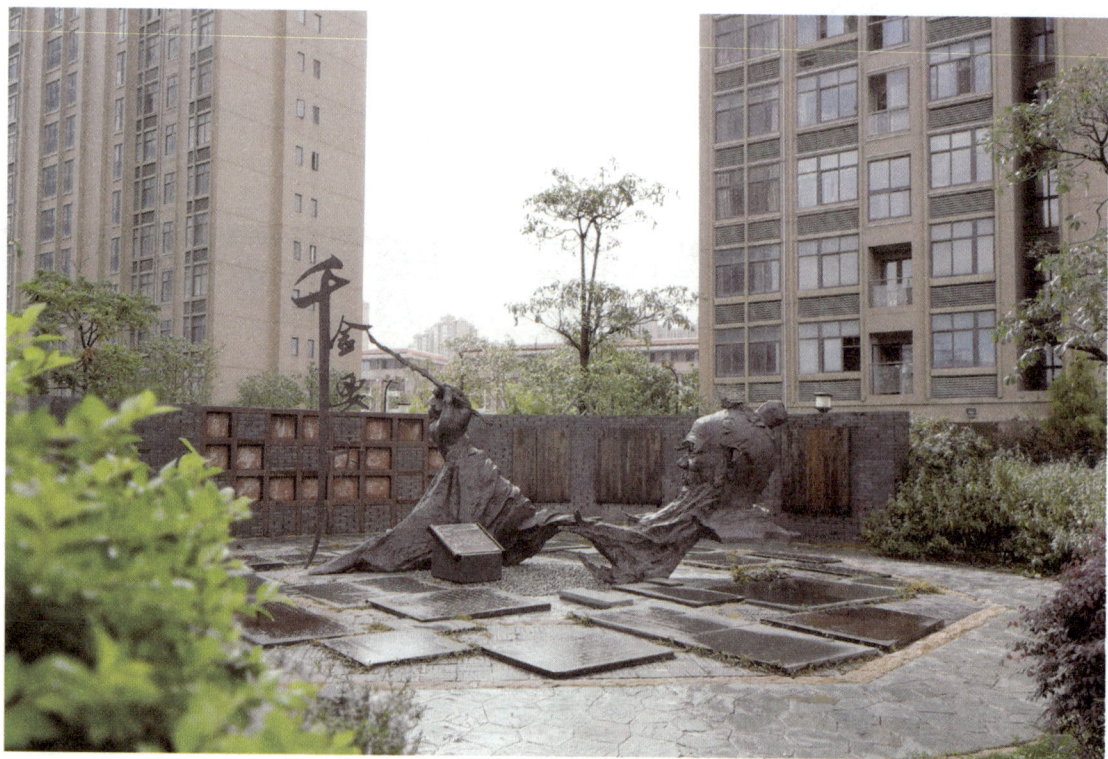
药王广场

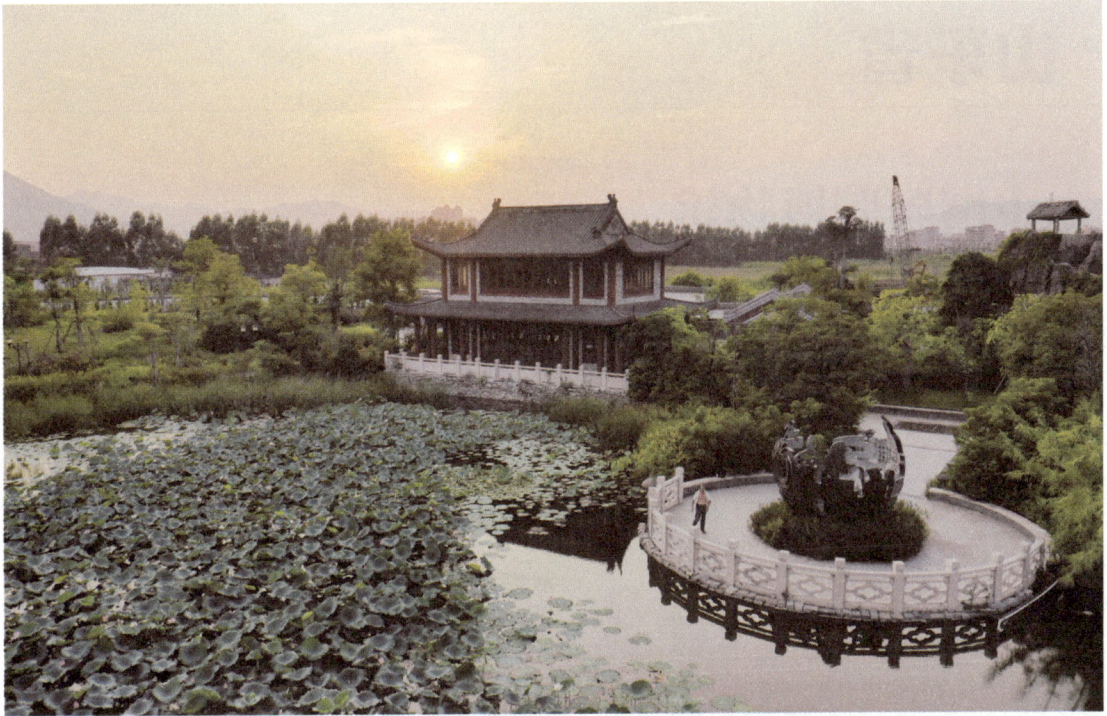

中医大讲堂及黄帝内经广场

的内涵，促进广大市民与青年学生主动去接受和学习中医药文化，为开创福建中医药文化事业新篇章作出了贡献。药博园现已成为福建省内中医药文化的重要展示场所和宣传阵地，成为中医药工作者、院校学生学习中医药文化的课堂。

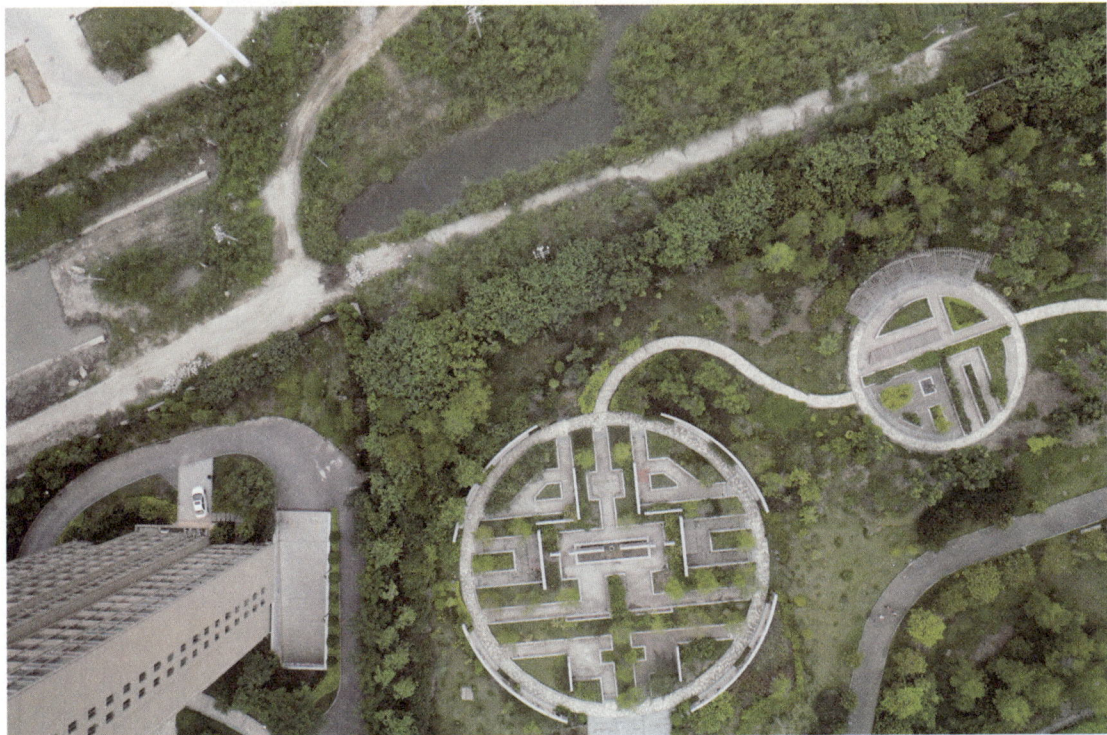

体质辨识园及经络园

# 山东省

## ○ 中国阿胶博物馆

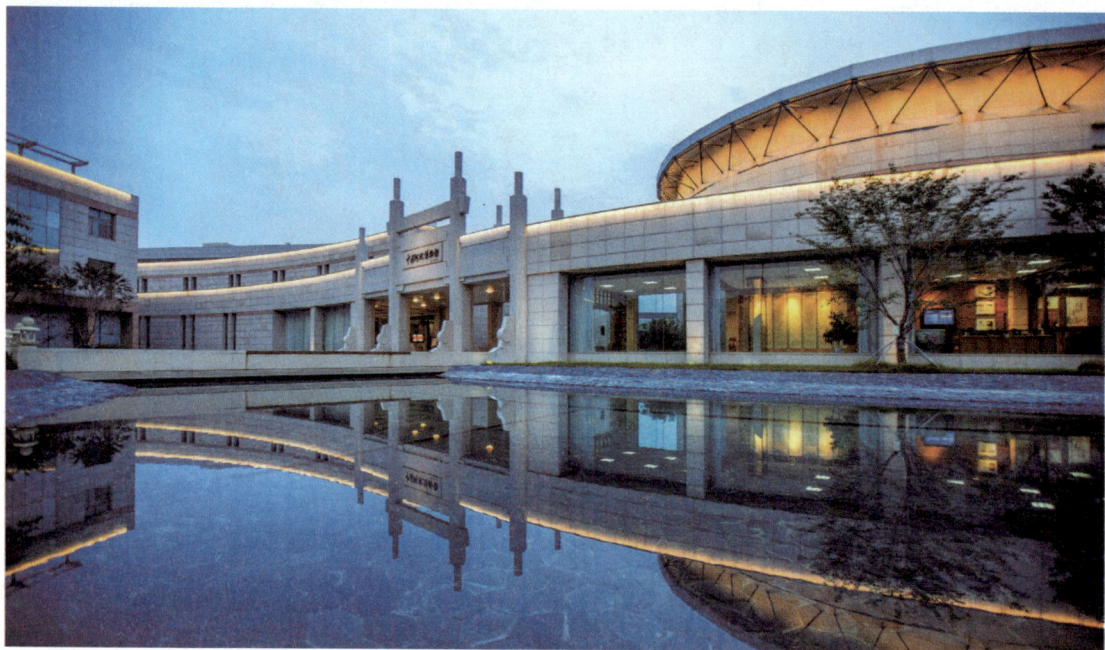

博物馆外景

中国阿胶博物馆建于 2002 年，坐落于泰山脚下，黄河岸边的聊城市东阿县。博物馆总投资 4000 余万元，占地 1200 平方米，是全国首家以单一中药品种为主题的专题性博物馆。

自建馆以来，博物馆致力于宣传中医药文化，在各个方面均实现了一定程度的提升与改进。被确定为全国中医药文化宣传教育基地之后，博物馆在硬件全面升级的基础上，实现了从主体定位转型升级、专业人员填充两大方面进行软实力的充实与提升，保证了中医药文化宣传教育基地的高水平、高效率运转。在主体定位方面，博物馆定位由文化展示馆升级为文化科教

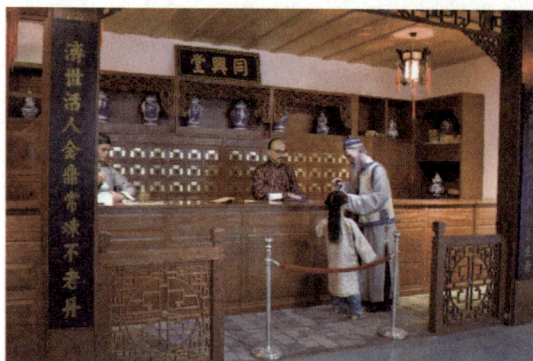

博物馆内景（1）

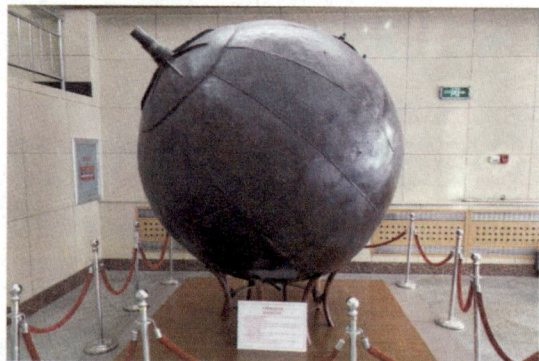

博物馆内景（2）

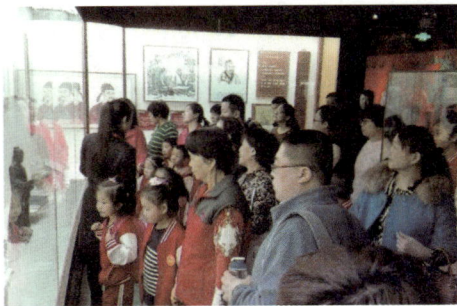
小学生中医药文化研学活动

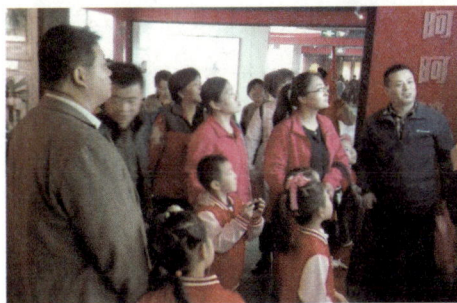
亲子参观游览

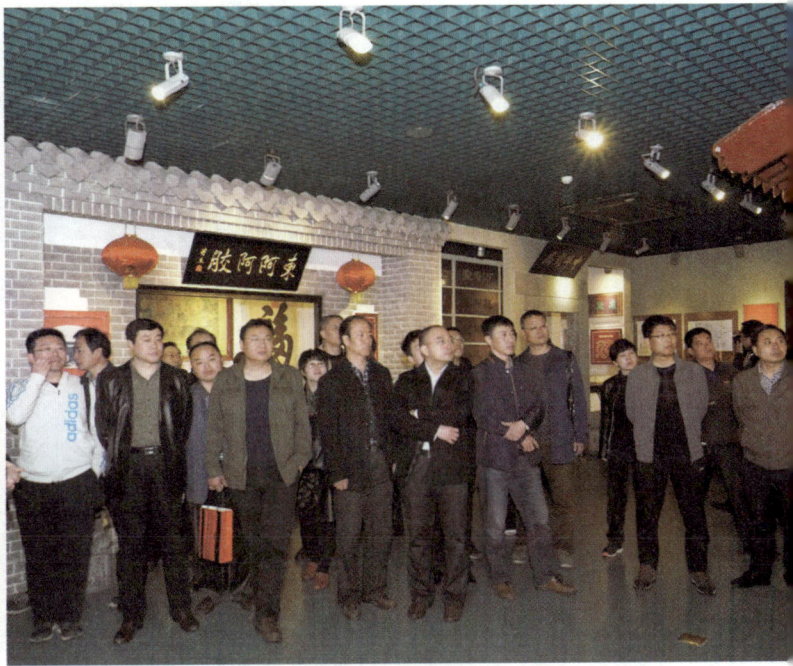
游客参观博物馆

馆，展陈形式将由静态展陈升级为互动体验式展陈，叙述方式将由平铺直叙升级为场景化、故事化教育，实现了博物馆作为中医药文化宣传教育基地的展陈方式与展览内容的专业化、形象化。在专业人员方面，博物馆通过校园招聘和社会招聘两个途径，设置并招聘宣讲指导服务人员、管理人员、研究人员、安保人员等，实现了馆内专业人员合理配比。博物馆的综合性、系统化提升，为中医药阿胶滋补养生文化的宣传、教育与传播提供了质量上的保障。

博物馆内有陈列区、观众服务大厅、藏品库区、研修区及学术报告厅，配备有多媒体展陈设备、互动化展陈场景设施、游客咨询台、监控系统、消防安全设备、研修办公设施、研学科教会议设施等设施配置。展览厅分为古代和现代两个风格，共 11 个展厅。古代部分主要体现阿胶从古至今的发展演化过程，力求以直观的视觉效果把古代东阿人的智慧展现在游客面前。现代部分主要展现的是现代阿胶人的创业艰辛和辉煌成就。馆内 3000 余件藏品均围绕中医药滋补养生文化进行叙述，从不同的角度和深度阐述阿胶厚重的中医药滋补养生文化。同时，博物馆配置有两名安保人员，全天候保护藏品及博物馆财产与人员安全，全面为传统中医药滋补养生文化保驾护航。

作为国家级非物质文化遗产的载体和传统中医药文化的代表，东阿阿胶中医药博物馆经过长期的开发与建设，馆内设施齐全，服务品质优越，获得了市场高度认同，取得了良好的市场回报。2017 年，景区接待游客数量突破 150 万人次，到访游客来自世界各国，包括非洲、澳洲、南美洲等地。博物馆接待游客人数逐年递增，其中还曾接待过亚太质量组织副主席、巴西前总理，以及来自哈萨克斯坦、墨西哥等国家的政企友人。博物馆曾举办过国际毛驴产业发展学术交流会、第五届世界摄影大会等国际性会议，其标准化的服务受到了国内外市场的一致好评，顾客满意度和忠诚度较高。博物馆以阿胶文化作为核心吸引物，带动周边的旅游配套发展，提供相关就业岗位，为当地中小学乃至大学提供了专业的传统中医药文化研学平台，实现了良好的社会效益，得到了当地社区的一致好评。

# 山东省中医药博物馆

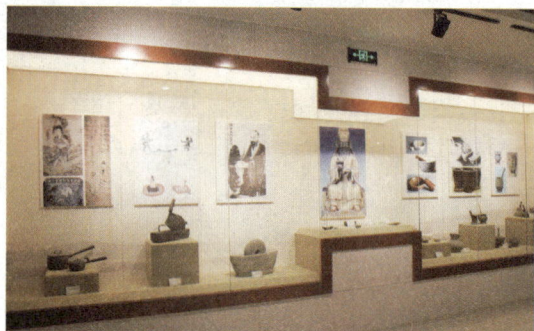
博物馆内景（1）

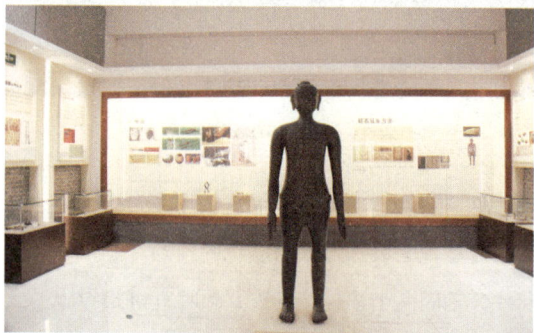
博物馆内景（2）

山东省中医药博物馆坐落于风景秀丽的长清大学科技园山东中医药大学校内，是集中医药历史文物、药材标本、人体科学标本的收藏、陈列、研究于一体的综合性高校博物馆。

博物馆现有展区面积近 9000 平方米，位于学校中兴中路东侧，建筑外观呈椭圆形，共四层，总建筑面积 4617 平方米，另有室外中草药种植园区"百草园"占地 4000 余平方米。博物馆馆藏医史文物 1000 余件，中药标本 8000 多瓶（2000 多种），室外药圃栽种中草药 1000 多种。

博物馆内有中药馆、校史馆、内经养生馆、生命科学馆等不同主题的展馆。中药馆内现开辟有中药标本生态园景观、中药起源与发展、全国道地药材、中药商品与市场文化、海洋药物、山东道地药材、中药腊叶标本、中药炮制饮片、方剂组方、中成药、中药伪品、药用植物

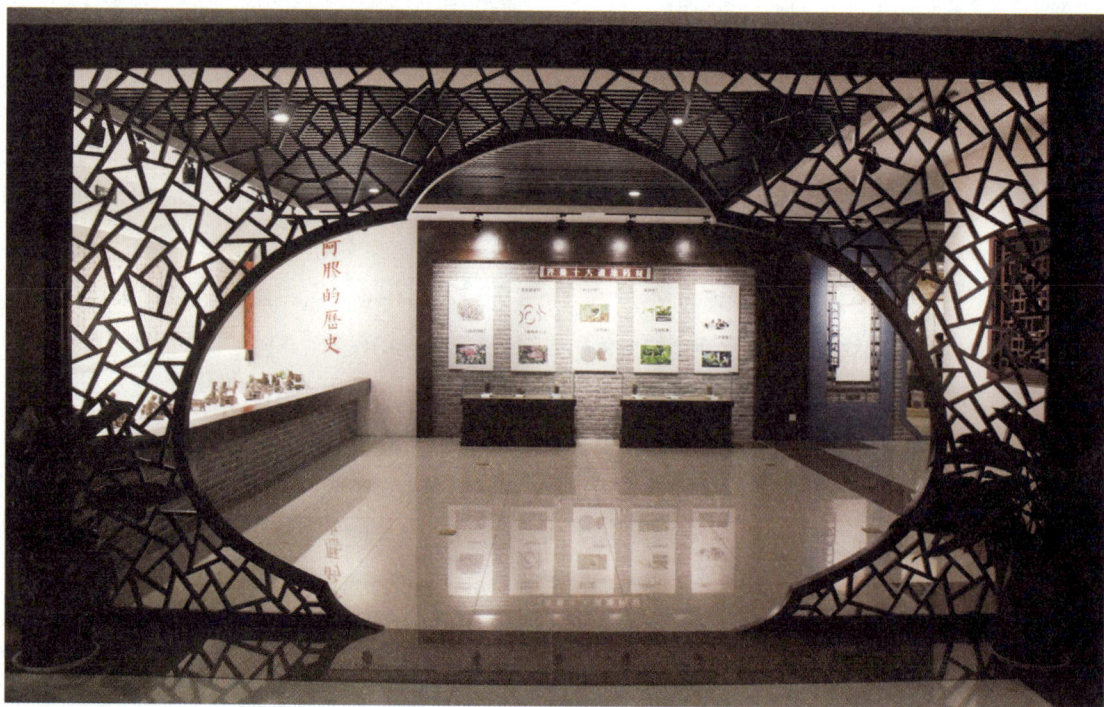
博物馆内景（3）

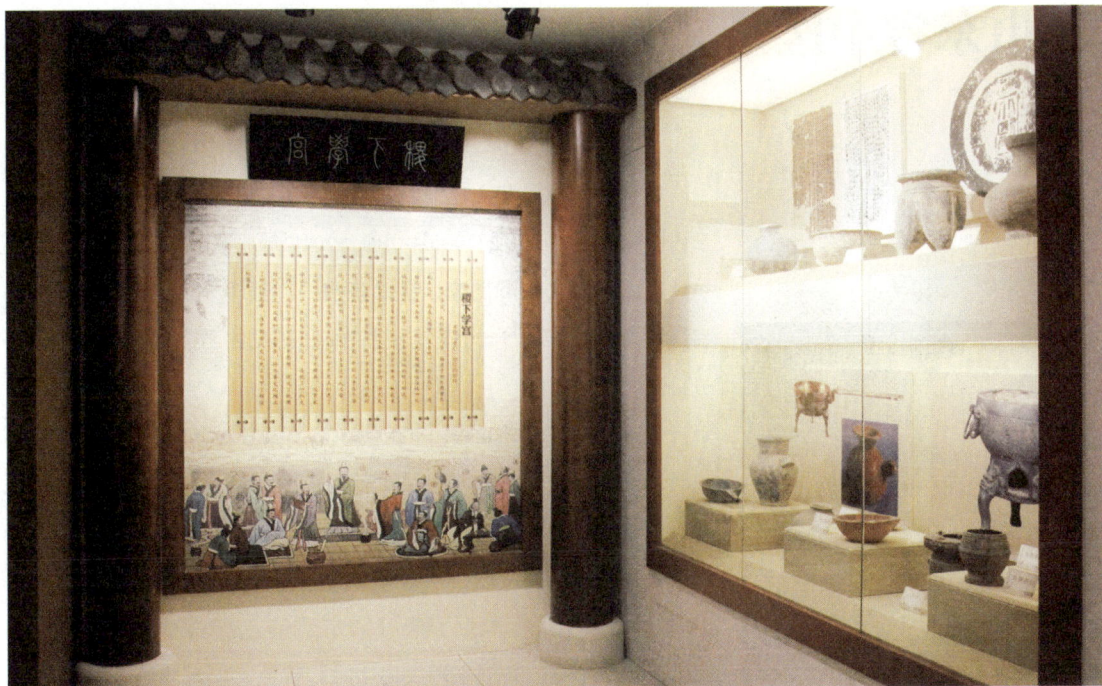

博物馆内景（4）

浸制标本、贵重中药标本 13 个展区，和一个展示中药鉴定、中药炮制、腊叶标本制作过程的中药互动体验区。

山东中医药大学校史馆由学校概况、泽润杏林、岁月流金、耕耘化育、"八老"和国医大师、科苑求真、德育建设、人才工作、国际交流与合作、校友风采、附属医院、历任党政主要领导 12 个展区组成。

生命科学馆内设有生命之源、生命之美、生命之本、生命之光、生命之河、生命之惑和生命之脉 7 个标本展区和一个交互活动区。生命科学馆内有 650 余件标本，其中包括 11 件大型人体全身标本，大量器官和人体系统标本，病理和医疗操作展示的真实标本。

山东省中医药博物馆是中国中医药知识宝库的一个缩影，也是高水平、极具齐鲁特色的科普文化宣传教育基地。

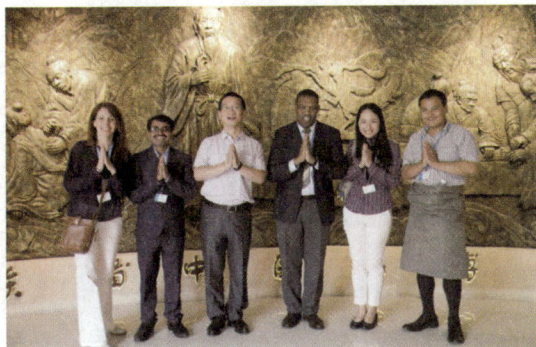

参观活动（1）

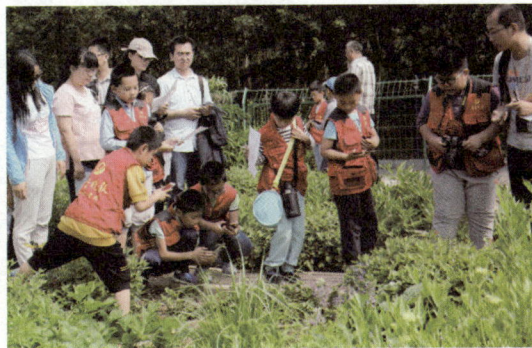

参观活动（2）

# 山东省中医药文化博物馆

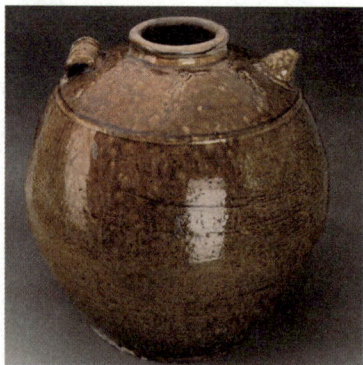

冯了性药酒坛

山东省中医药文化博物馆原名山东中医药高等专科学校中医药博物馆，于2012年3月立项，2017年5月18日正式开馆。后经与山东省文物局协商，获山东省卫生健康委员会、山东省中医药管理局批准，于2017年6月16日正式更名为"山东省中医药文化博物馆"。

博物馆总占地面积1500余平方米，总建筑面积5500余平方米，主要组成为"六馆一厅"，包括展馆大厅、中医药史馆、中医药专题馆、中药标本馆、生命科学馆、校史纪念馆、中药超市与中药鉴定中心。博物馆馆藏文物近2000件，古籍600余套，字画100余幅，中药标本上万种。博物馆内的各类馆藏标本、文物、古籍、字画丰富，布展主题突出中医药特色，思想性与艺术性结合，科学性与观赏性结合，教育性与趣味性结合，将深厚的传统中医药文化与现代中医药发展成果结合，从不同的方面展示出中医药的特色文化内涵，形成了系统、有序、完整的展览陈列。

博物馆充分利用考古专业与中医药专业人才优势，深入研究

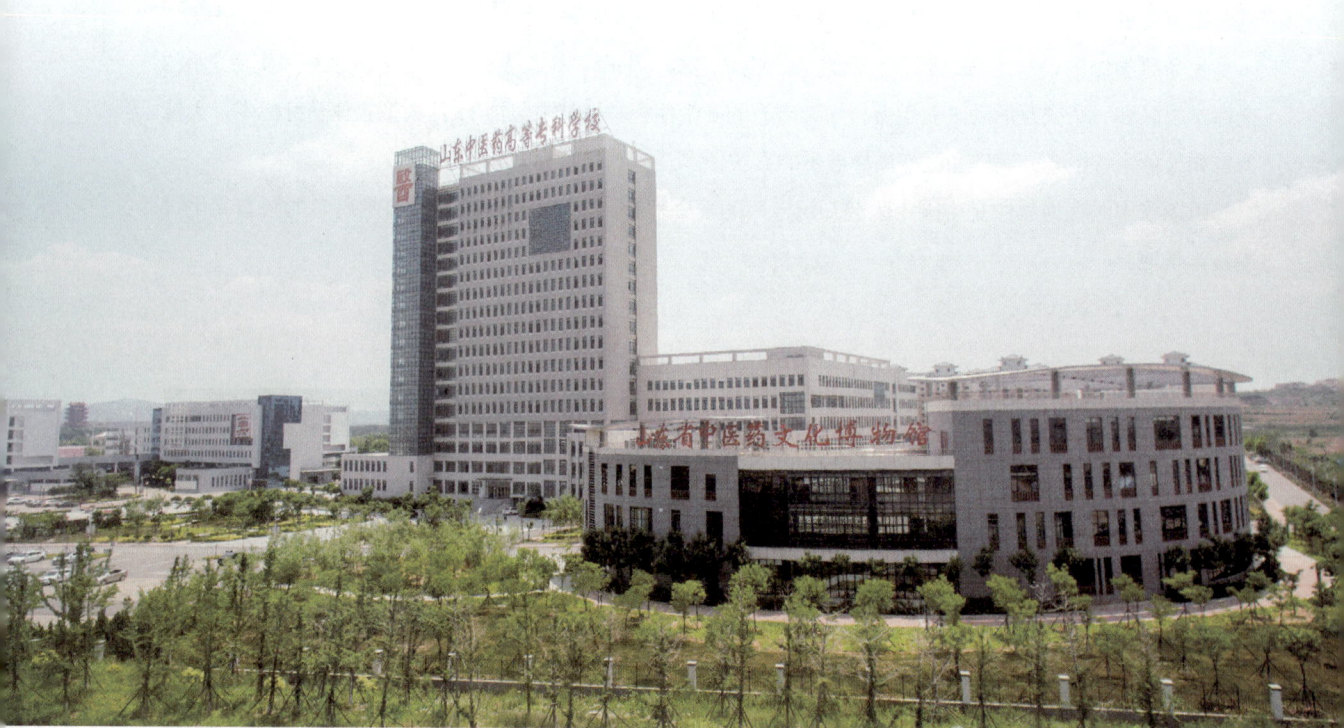

博物馆外景

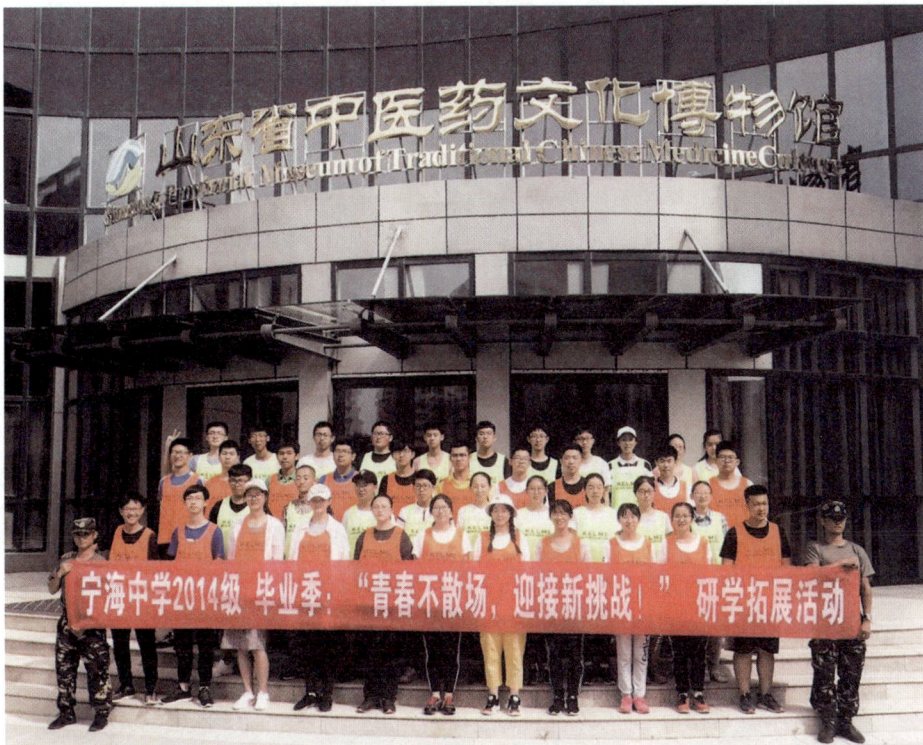

研学拓展活动

馆藏文物资源的文化内涵，挖掘中医药文物背后的故事，并开发相关讲座及课程，让中医药文化的宣传更加生动化、立体化。如博物馆曾对馆藏文物"冯了性药酒坛"进行深入研究，并主动到佛山考察冯了性药业的历史及现状，丰富了文物的内涵，为做好中医药文化宣传工作积累了资料。

据不完全统计，自2017年5月开馆以来，博物馆接待来自社会各界的参观游客达2万多人次，接待团队近300团次，中小学研学旅行5000余人次，接待了各级中医药管理部门、教育部门、旅游部门、全国各地兄弟院校、省内各市区县医院、医药单位的相关专家，为外籍华人、留学生提供了学习和交流中医药文化的平台。博物馆义务为烟台市牟平区中小学校开展研学旅行活动，并辐射周边县区，受到广大群众的普遍认可，取得了良好的社会效益。

博物馆作为文化育人的特色平台，在扩大对中医药文化的宣传规模、加强对学校文化内涵的宣传力度和提高学校的社会知名度等各方面都发挥了巨大的作用。

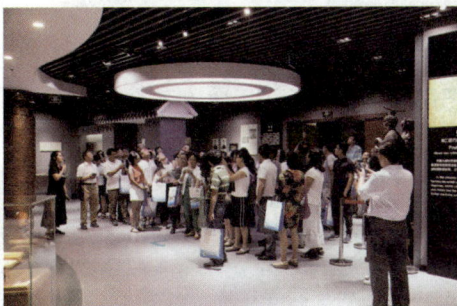

博物馆参观活动

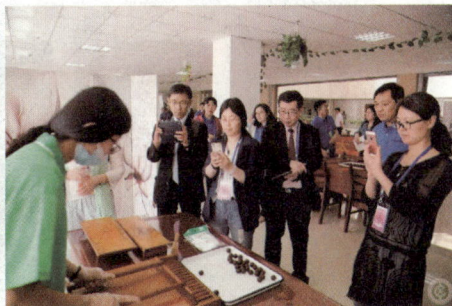

互动体验活动

# ● 济南宏济堂博物馆

济南宏济堂博物馆以展示宏济堂中医药文化和阿胶文化为主题，旨在突出宏济堂医药文化的特点与优势，开展有特色的文化传播服务。博物馆内具备中医药文化专题展示场所，面积约 1500 平方米。博物馆面向社会公众免费开放，每年接待参观者约 10000 余人次，每年开放时间保持在 300 天以上。

博物馆收集有原宏济堂总店、第一支店、第二支店的牌匾、旧有家具、书籍、题字、装饰木雕、药材标本，以及其他在中医药发展历史中有重要意义的中药器具、药方、药材，是山东省首家集道地药材销售、传统中医验方治疗、传统中药养生、中医药知识普及、中医药古籍文物展示、中医药历史文化介绍于一体的博物馆，融中医文化于百姓生活中，在济南市乃至山东省内都具有一定的知名度和社会影响力。

博物馆内收藏的"宏济堂"牌匾左右两边分别有两块石刻牌匾，每个牌匾上都刻有一位在中医药史上举足轻重的名人，从右至左分别是"法遵岐伯""韩康遁迹""抱朴游仙""採授桐君"。岐伯被奉为"医祖"，是我国上古时期著名的医学家，传说中黄帝的大臣，中医药巨著《黄帝内经》就是以黄帝提出问题、岐伯对答的形式，阐述了最早的医理、药效。韩康为东汉时期一位隐居于世，以行医卖药为生的中医药学家，他会根据前来买药者的病情选择适合的药卖给买药者，不会乱卖，价格也公道，以"言不二价，童叟无

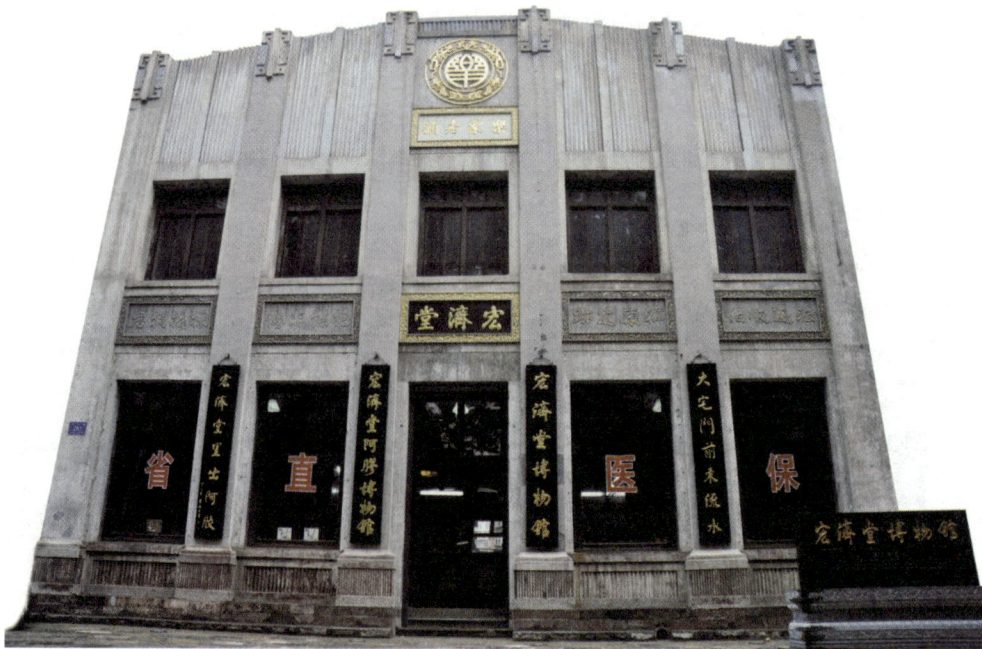

博物馆外景

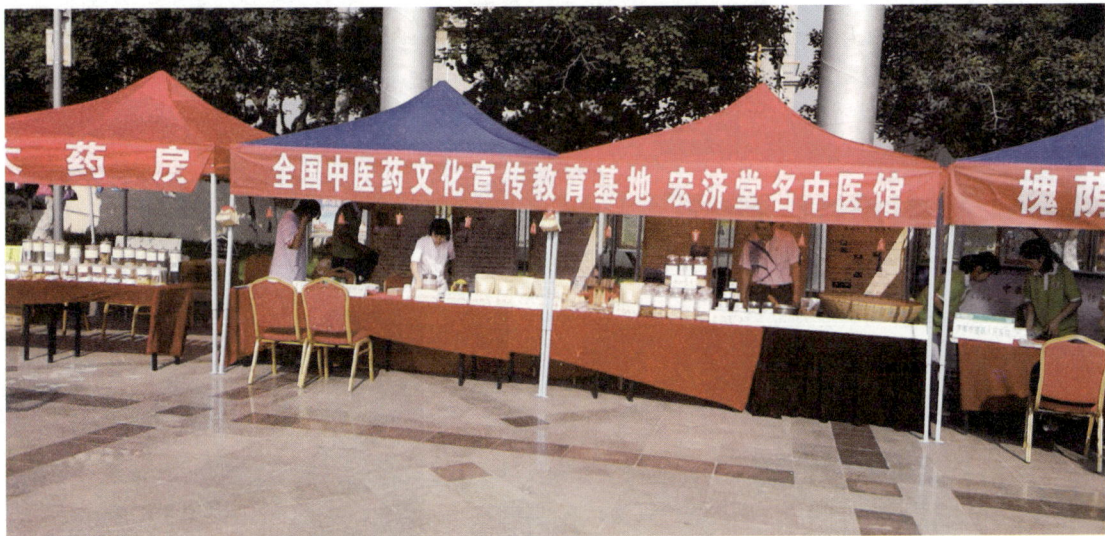

特色产品展示活动

"欺"闻名于世。"抱朴游仙"讲的是东晋著名道教学者、炼丹家、医药学家葛洪，自称"抱朴子"，一生主要从事炼丹和医药研究工作。"採授桐君"说的是传说中上古时的药学家桐君，黄帝之臣，以擅长本草著称，所著的《桐君采药录》是我国也是世界上最早的一部制药学专著。这四块刻有中医药史上代表性人物的牌匾，让前来参观的游客在进入博物馆时，就能对厚重的中医药文化有一个直观的印象。

目前，博物馆不断开展组织各大高校、中小学生集体参观宏济堂博物馆的活动，并进行义诊、健

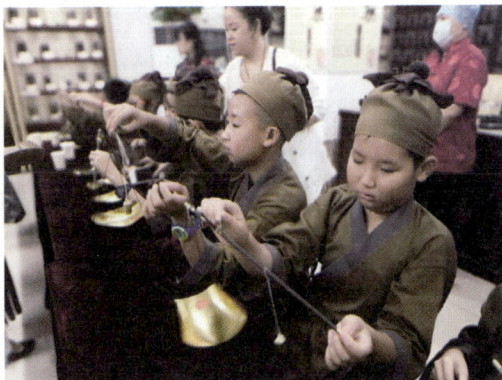

夏令营活动

康讲座、免费教授太极拳等形式多样、寓教于乐的惠民活动。让中医药文化宣传下到基层，走近百姓，使更多的群众感受到中医药文化的博大精深和哲学智慧，体会中华民族几千年的健康养生理念及其实践经验。

宏济堂历经百年，变化的是岁月，不变的是初心，"宏仁广布，济世养生"之堂旨，"修合无人见，存心有天知""炮制虽繁必不敢减物力，品味虽贵必不敢省人工"之祖训，始终是宏济堂坚守的承诺。2017年山东省政府工作报告中指出"企业、政府、社会各个方面一起努力，把青岛啤酒、东阿阿胶、宏济堂、德州扒鸡、周村烧饼等老字号的牌匾擦得锃亮"，宏济堂必将谨记这一指示，同政府、社会各界一起努力继承传统，继往开来，扛起中医药届老字号的大旗。

# 河南省

## ○ 河南南阳医圣祠

南阳医圣祠是我国东汉时期伟大的医学家张仲景的墓祠纪念地，自晋代开始人民纪念医圣张仲景，医圣祠最初创建于何时已无确切记载。医圣祠重建于明末清初，清光绪九年（公元1883年），曹鸿恩主持大规模修建，累计修建景观20余处，有大殿、中殿、两庑、内经楼、素问亭、灵枢阁、仁术斋、广济斋、智圆斋、行方斋、春台亭、医圣井、医圣桥、梅花亭、待月轩、桂花轩、莲花池、古龙柏、凌霄树、七空桥等，连同祠址属地共计44.67公顷。中华人民共和国成立后，南阳市人民政府于1959年开始重修医圣祠。1981年，国家卫生部提议并拨付专款近百万元修复医圣祠，同时成立张仲景医史文献馆。1982年3月，张仲景医史文献馆建成；1984年12月，张仲景博物馆成立，与张仲景医史文献馆合署办公。

医圣祠现占地面积为12030平方米，其中房屋建筑物面积为6669平方米，含各式房屋136间。墓祠古建筑群占地面积为3200平方米，建筑计有大殿、东西偏殿、过殿、拜殿、仲景墓、春台亭、秋风阁、行方斋、智圆斋、仁术馆、广济馆、仲圣堂、寿膳堂、山门、六角亭、医圣井、荷花池、历代名医塑像、东西碑廊、大门、汉阙等。馆藏器具文物104件（套）、古籍书刊文献1万余册，开放18个古代中医药文物、文化和现代中医文化主题展览。

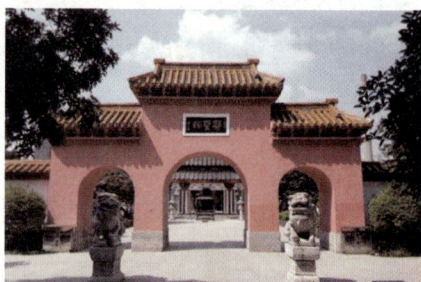
医圣祠山门

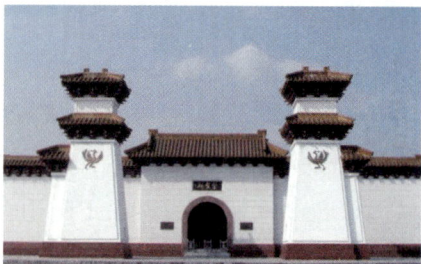
大门

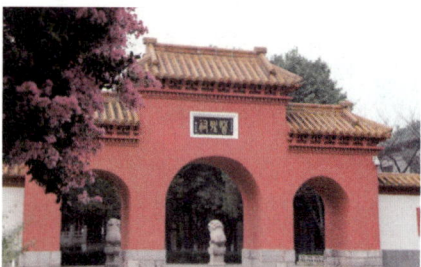
山门

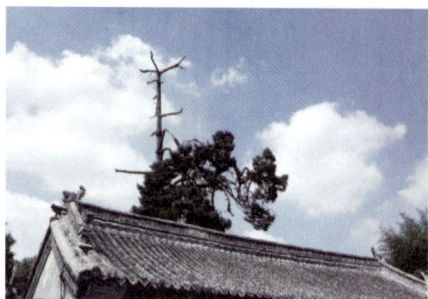
医圣祠内景

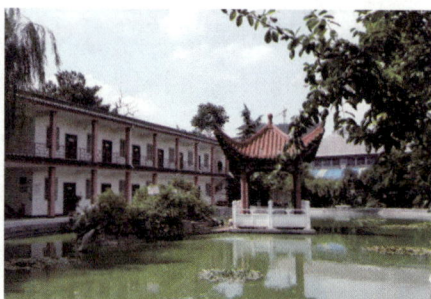
荷花池与蓬莱阁

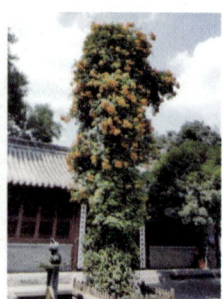
四百年古木凌霄花

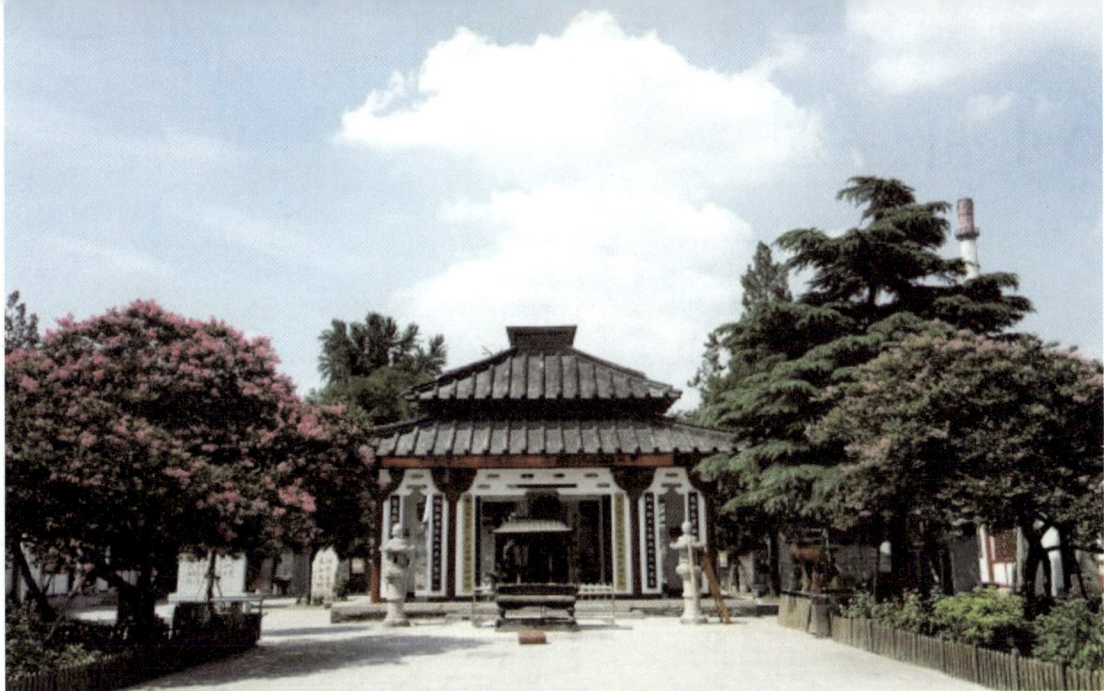
医圣仲景祠墓

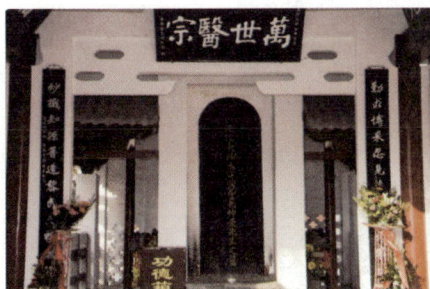
医圣张仲景碑

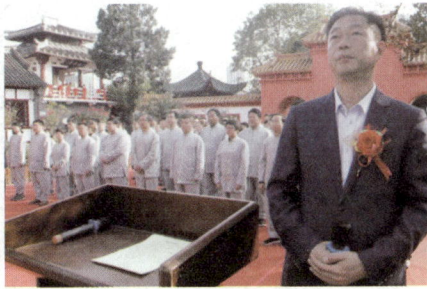
仲景书院开学仪式

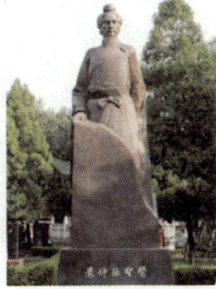
张仲景铜像

2014年5月开始，医圣祠组织举办了"中国传统医德优秀文化主题展览"。该展览分七个部分，从医德渊源、医德内涵、医德精髓、医德经典、医德故事、医德楹联到传承医德，深入系统地对历史悠久、内涵丰富、特色鲜明的中国传统医德进行挖掘和梳理，展出内容共计3万字、55个展板。展览开办之后，两年内接待前来参观学习的社会群众共8万人次。该主题教育展览得到了国家中医药管理局的高度肯定，曾作为典型经验在2014年全国中医药文化宣传教育基地年度大会上进行交流推广。

2015年，医圣祠举办了45场中国传统医德主题教育专项学习活动，接待市直卫生计生系统35家医疗机构和卫生团体共2200多名医务工作者参观学习。医圣祠举办的主题教育活动在医德医风教育上取得了极好的效果，赢得了全社会的广泛好评。河南南阳医圣祠已经从单纯的人文景观转变为文化传播和文化公益机构，全面引领中医药文化宣传教育，是南阳人文资源、城市精神展示、仲景慈善文化教育的文化阵地，开创了仲景文化传播、学术教育、思想研究、经方培训、品牌塑造、民俗祭祀、节日庆典、文化交流、健康旅游、医德教育、爱国主义教育、关爱未成年人思想道德全方位并重的新局面。

医圣祠推动了仲景论坛、仲景书院、对台交流基地的创建，塑造了中医祖庭的祖祠国庙朝圣地，真正成为南阳市内具有象征性意义的文化地标，是对外经济文化交流的重要窗口。

## ○ 中华医圣苑

中华医圣苑创建于 2005 年，2009 年被国家中医药管理局确定为全国中医药文化宣传教育基地。中华医圣苑内拥有仲景文化园、仲景百草园、仲景工业园等十大景观，围绕"中医药文化体验、中医药科普教育、中医药养生健康"三大主题，每年接待来自全国各地的商务考察人士、政务调研人员、行业专家和大、中、小学生超过 20 万人（次），弘扬了博大精深的中医药文化，普及了中医药科普知识，凸显了中医药健康旅游的特色魅力。中华医圣苑先后被授予"全国生态文化示范企业""全国工农业旅游示范点""全国科普教育基地""全国青少年农业科普示范基地""河南中医药健康旅游示范区（基地）""南阳市十佳文明旅游景区"等荣誉。

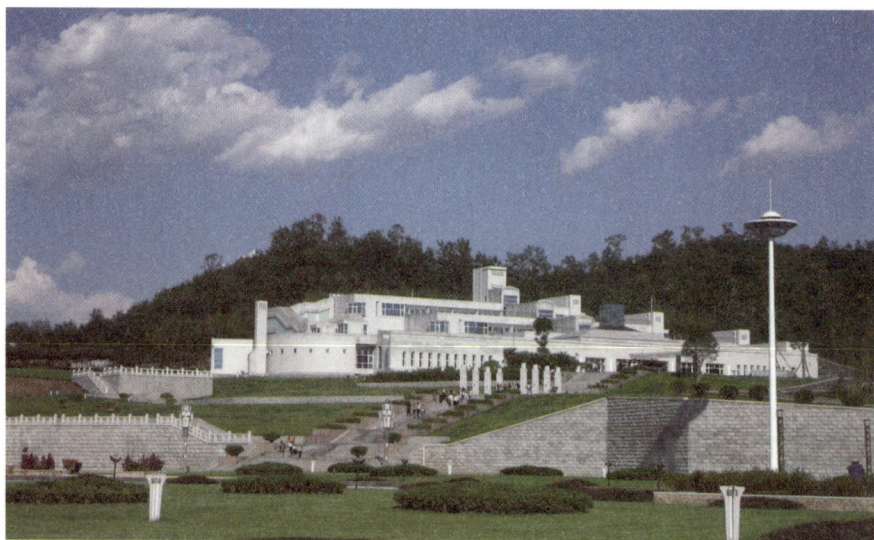

仲景会馆

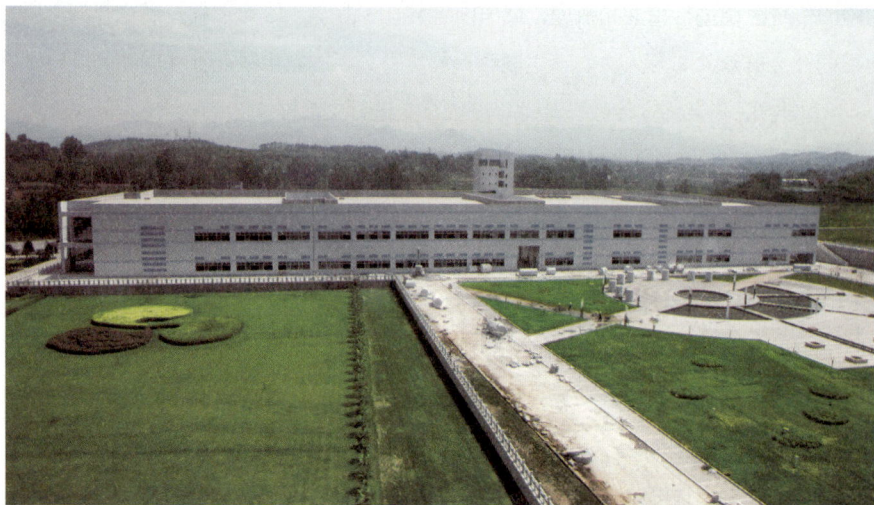

中华医圣苑外景

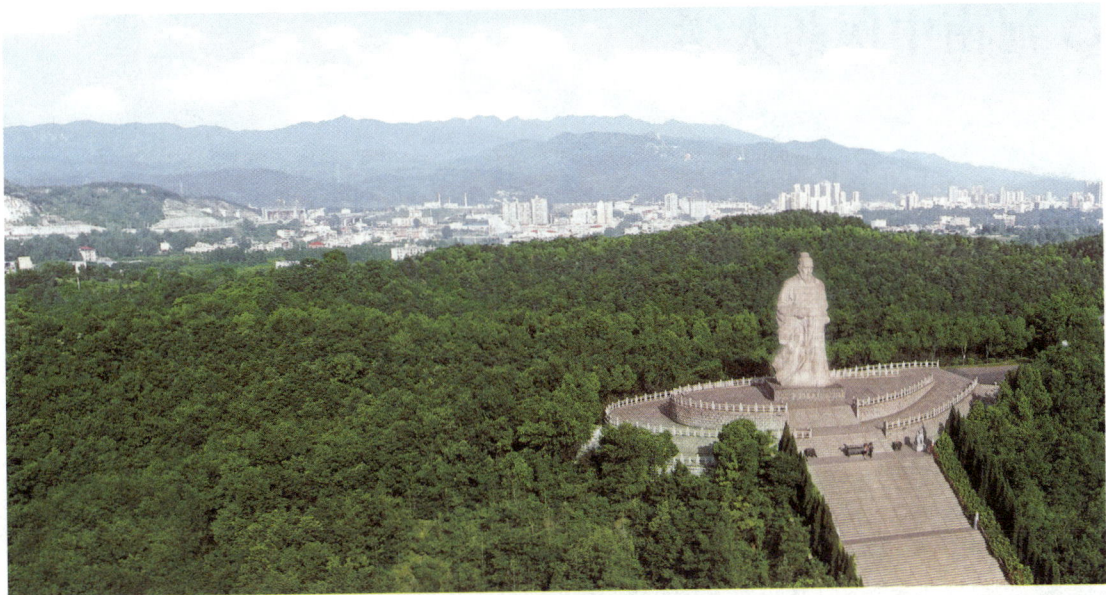

医圣山

仲景宛西制药股份有限公司依托历史悠久的张仲景文化优势和伏牛山丰富的中药材资源优势，确立了"三三"（三个突出：突出继承弘扬张仲景中医药文化，突出八百里伏牛山中药材资源优势，突出中药现代化制造；三个创造：为员工创造机遇，为社会创造财富，为人类创造健康；三老放心：让老中医放心，让老百姓放心，让老祖宗放心）企业文化理念，围绕健康旅游大主题，不断完善中华医圣苑的软硬件配套设施，让中华医圣苑成为特色鲜明、主题突出、环境优美、风景秀丽的科普旅游胜地。

在由仲景工业、仲景农业、仲景商业、仲景食品、仲景医疗、仲景养生等组成的大健康产业链条的基础之上，仲景宛西制药还加强了中药材种植生产基地、中药现代生产车间、仲景百草苑、仲景文化广场、张仲景医院、张仲景养生院等大健康旅游景点的建设，串点成线，精心打造了全域化的大健康旅游基地，创造了文旅融合发展的新模式。

中华医圣苑是具有文化特色和健康主题的旅游景点，与仲景宛西制药大健康产业链条相结合，更是成为了当地县域旅游的重要组成部分，对当地旅游产业的贡献率达到 15% 以上。通过建立中华医圣苑，仲景宛西制药的视野得到了开阔，拓宽了企业的发展方向，使企业的发展更有创新性和超越性。今后，中华医圣苑将继续探索互联网等创新科普宣传工作的方法，加大中医药科普宣传工作力度，为推进"健康中国"建设作出新的贡献！

# ● 河南中医药大学

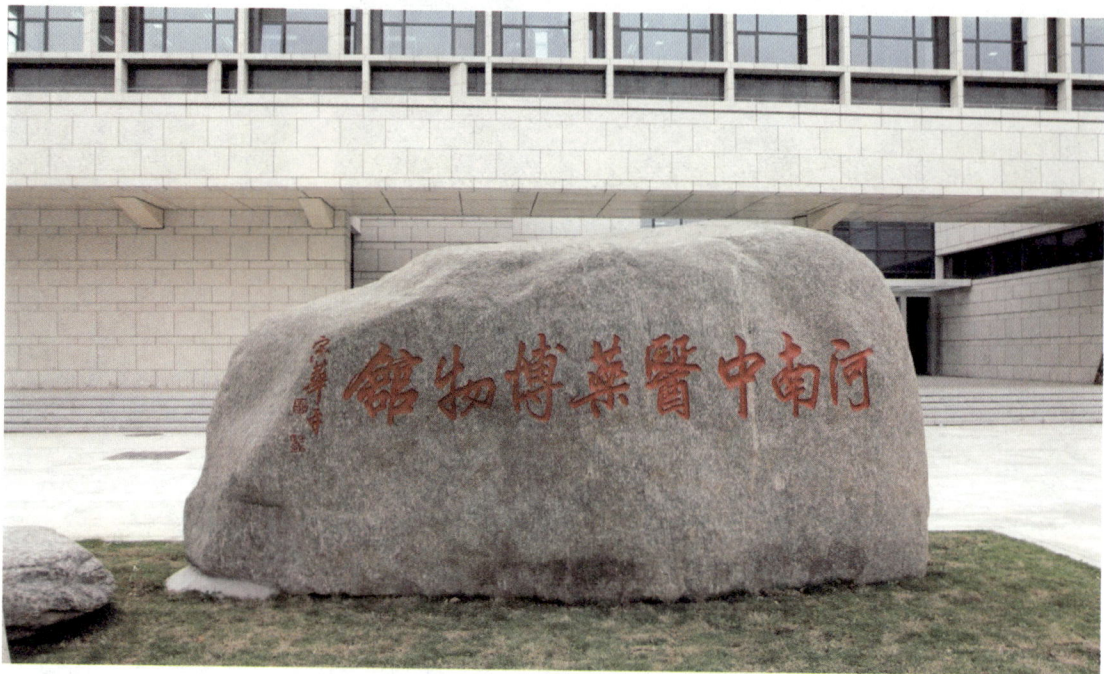

博物馆外景

　　河南中医药大学创建于 1958 年，是全国建校较早的高等中医药院校之一，学校前身为 1955 年在开封创办的河南省中医进修学校。2016 年 3 月 1 日，教育部发文《教育部关于同意河南中医学院更名为河南中医药大学的函》，正式批准学校更名为河南中医药大学。2013 年，学校获批为"河南省中医药文化宣传教育基地建设单位"，学校以此为契机，以打造中原中医药文化品牌为目标，加大对中医药文化建设的投入力度。经过全校师生员工的共同努力，2015 年 6 月，学校被河南省中医管理局确定为河南省中医药文化宣传教育基地。随着河南中医药博物馆开馆，学校的中医药文化宣教基地硬件设施建设基本完善，形成了较为完备的体系，拥有了河南中医

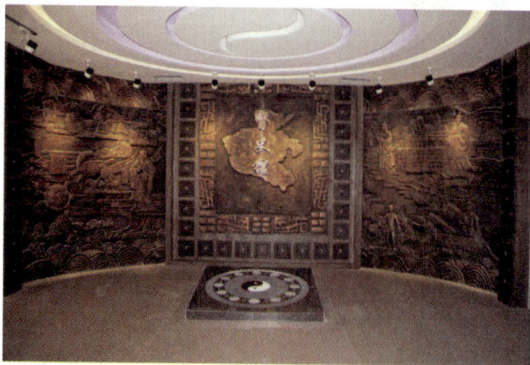

医史馆内景（1）

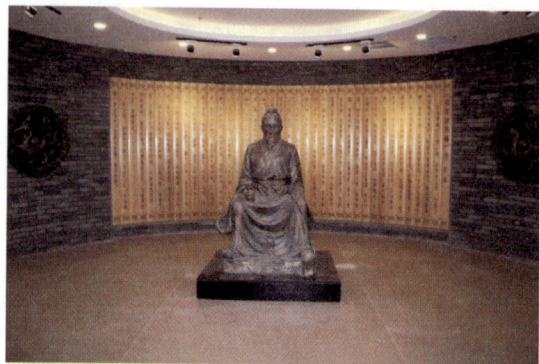

医史馆内景（2）

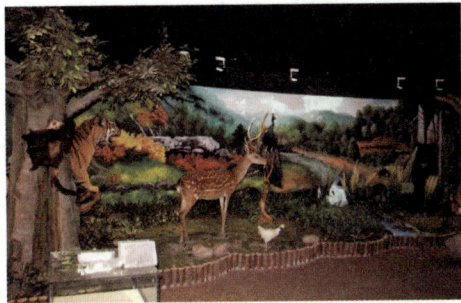
中药馆

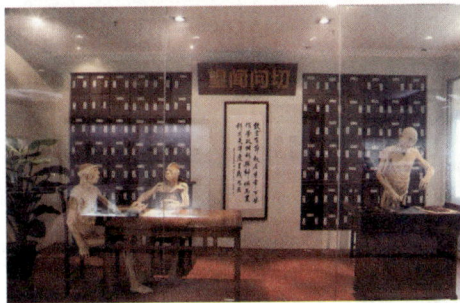
人体科学馆

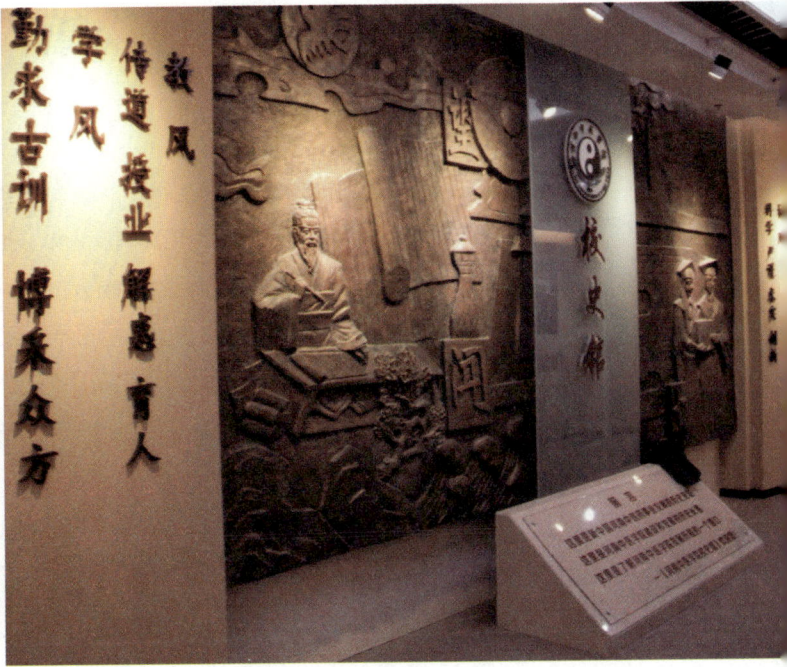
校史馆

药博物馆、河南中药植物园、医德馆、人体科学馆、中医源文化展厅、百药苑、百方苑、百穴苑等由点到面，由分散到集中的完备格局。2015年9月，河南中医药大学被确定为全国中医药文化宣传教育基地。

河南中医药大学位于河南省省会郑州，现有4个校区，分别为龙子湖校区、东明路校区、人民路校区、东风路校区，占地面积106.33公顷。河南中医药大学是河南省人民政府和国家中医药管理局共建高校、国家中西部高等教育振兴计划高校、中国政府奖学金生培养高校、博士学位授权单位、省级文明单位，是河南省中医药人才培养、科技创新、文化传承、医疗及社会服务的龙头和中心。

结合河南省中医药发展历史和现状，学校将中医药文化建设的特色和优势集中在"立足中原"，着眼"中兴"，突出仲景。学校以弘扬中原厚重中医药文化为立足点，在河南中医药博物馆和河南中药植物园等场所的建设中，深入挖掘和整理中原中医药文化资源，凸显中原历史的厚重、中原医学的悠久、中药资源的丰饶。在教育教学改革中，学校结合医圣故里优势，逐步形成了"突出仲景、注重传承"的主线，积极推进人才培养。

高校肩负着文化传承创新的重要职能，以文化人，以优秀的中医药文化教育感染学生，以优秀的中医药文化成果影响社会，是中医药高校的职责和使命。国家中医药管理局和河南省委、河南省政府、河南省中医管理局，对河南中医药大学的中医药文化建设给予了高度重视和大力支持。为中原中医药积极发声、主动作为，是河南中医药大学每位师生的责任和担当。在今后的工作中，学校将继续按照国家中医药管理局关于宣教基地建设的相关标准和要求，深化内涵，塑造形象，努力打造中医药文化靓丽品牌，为宣传和弘扬中医药文化作出积极的贡献。

# 大宋中医药文化博物馆

　　大宋中医药文化博物馆由开封市中医院承建，于2014年10月22日扩建完毕后正式开馆。2015年6月18日，博物馆被河南省中医管理局正式确定为第一批河南省中医药文化宣传教育基地。2015年9月18日，博物馆被国家中医药管理局正式确定为全国中医药文化宣传教育基地。2016年3月，大宋中医药文化博物馆被开封市人民政府评为开封市行业博物馆，2017年3月被中共开封市委宣传部确定为开封市爱国主义教育基地，2018年3月被国家旅游局、国家中医药管理局正式确定为全国中医药健康旅游示范基地创建单位，2018年6月被开封市教育局确定为市级中小学生研学旅基地，2018年7月被河南省教育厅确定为省级中小学生研学旅基地。

　　大宋中医药文化博物馆以弘扬中医药文化，普及中医药知识为宗旨，展出内容介绍千百年来中医药学发展的重要史实和主要成就，再现宋代时中医药文化灿烂辉煌的发展历史，展现博大精深的中医药学和中医药文化的缩影，让参观者在参观过程中感受到大宋中医药文化的深刻内涵，通过图、文、标本、实物、场景等不同形式的展示内容了解中医药文化发展轨迹。

　　大宋中医药文化博物馆的办馆风格雅致、新颖、大气，向参观者展示着大宋中医药文化的风采。作为公立的行业博物馆，大宋中医药文化博物馆以其特色鲜明，具有爱国主义教育功能和中医药科普宣传功能而闻名省内外，吸引了大批社会团体、学校、企事业单位和社会各界人士前来参观、旅游、考察、学习。

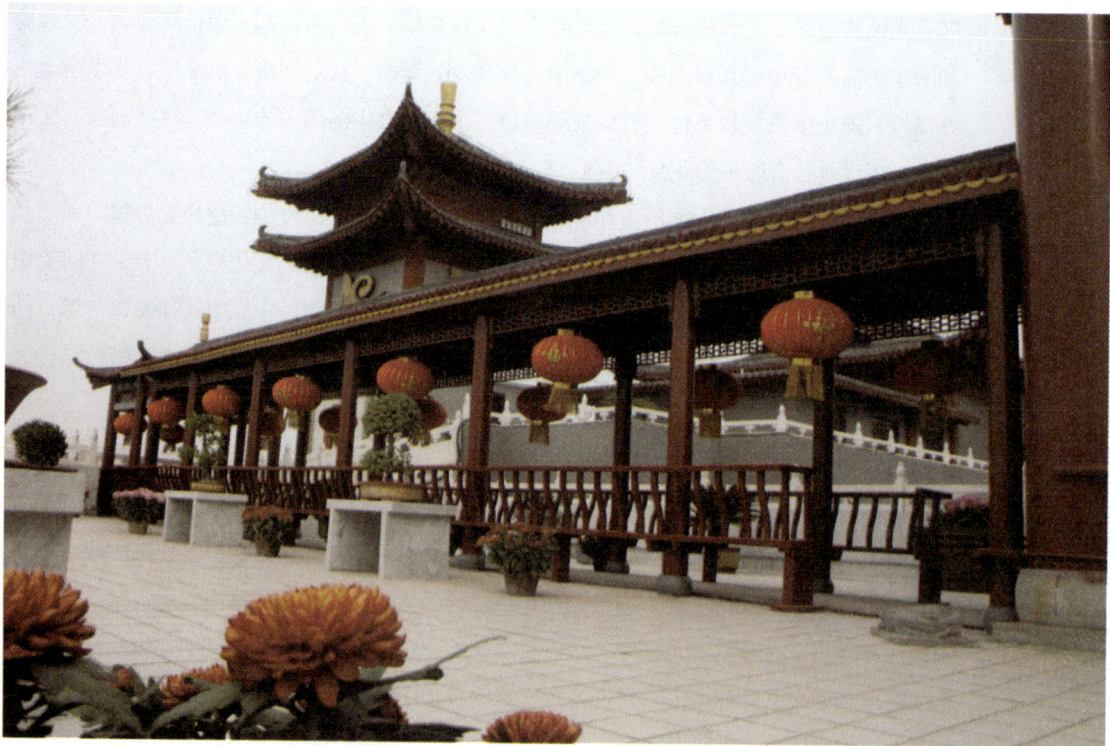

博物馆外景

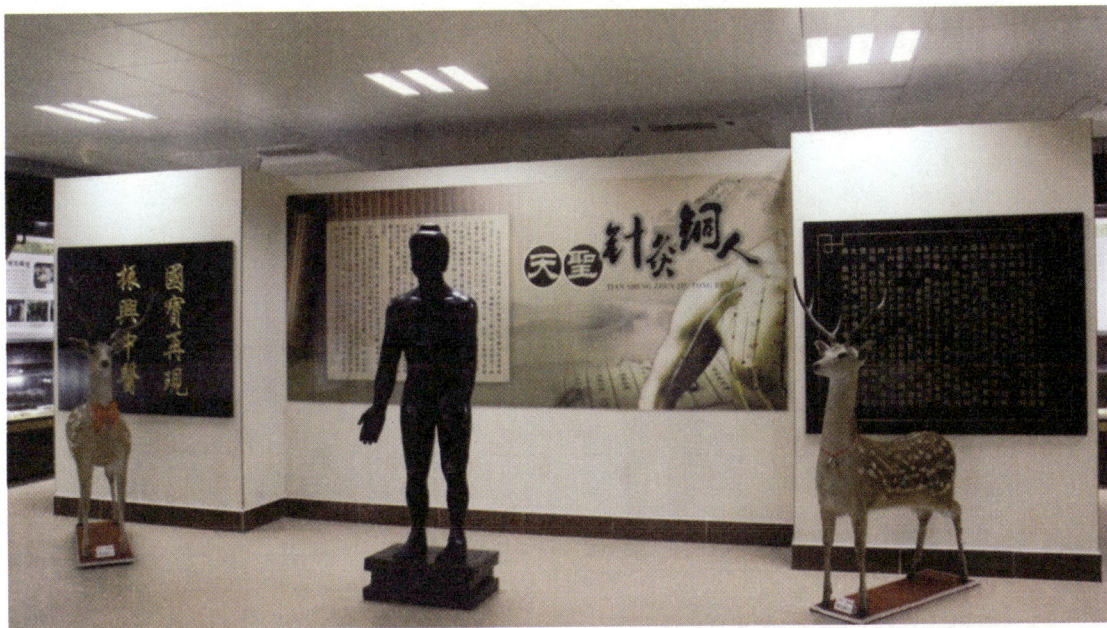

博物馆内景（1）

大宋中医药文化博物馆积极挖掘中医药文化内涵，开展特色宣教活动。被博物馆开展的中医药健康养生游吸引前来参观考察的海内外慕名游客、学者络绎不绝，引起了社会各界的广泛关注。而开封市中医院作为全国首家归侨侨眷定点医院，与海内外归侨侨眷联系广泛，位于医院内部的大宋中医药文化博物馆自建成开馆后，为中医药健康旅游走出国门起到了积极的推动作用。医院可为参观者提供参观大宋中医药文化博物馆、体验大宋养生保健系列产品、参观大型智能煎药和膏方熬制全过程、体验具有大宋中医药特色的中医体检保健项目、聆听中医养生大讲堂等体验项目。

自2014年正式开馆以来，大宋中医药文化博物馆接待了包括国家领导人在内前来参观、学习、考察、旅游和体验的国内外参观者近10万人次，培养了一大批中医药健康旅游讲解的志愿者，在社会上引起了强烈的反响，较好地带动了中医药健康服务业的发展。

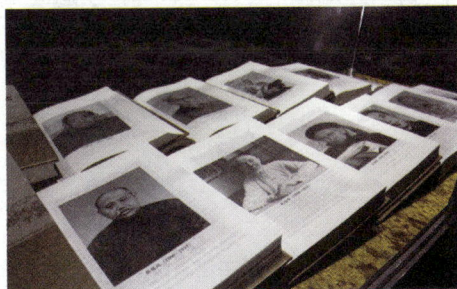

博物馆内景（2）

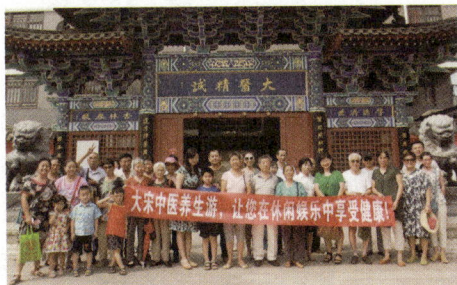

宣传活动（1）

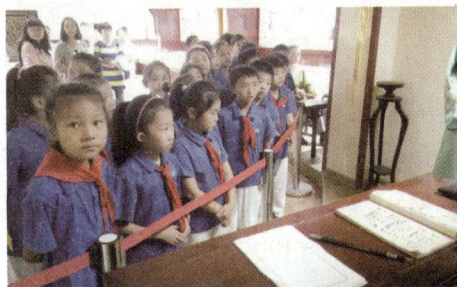

宣传活动（2）

# ○ 张仲景展览馆

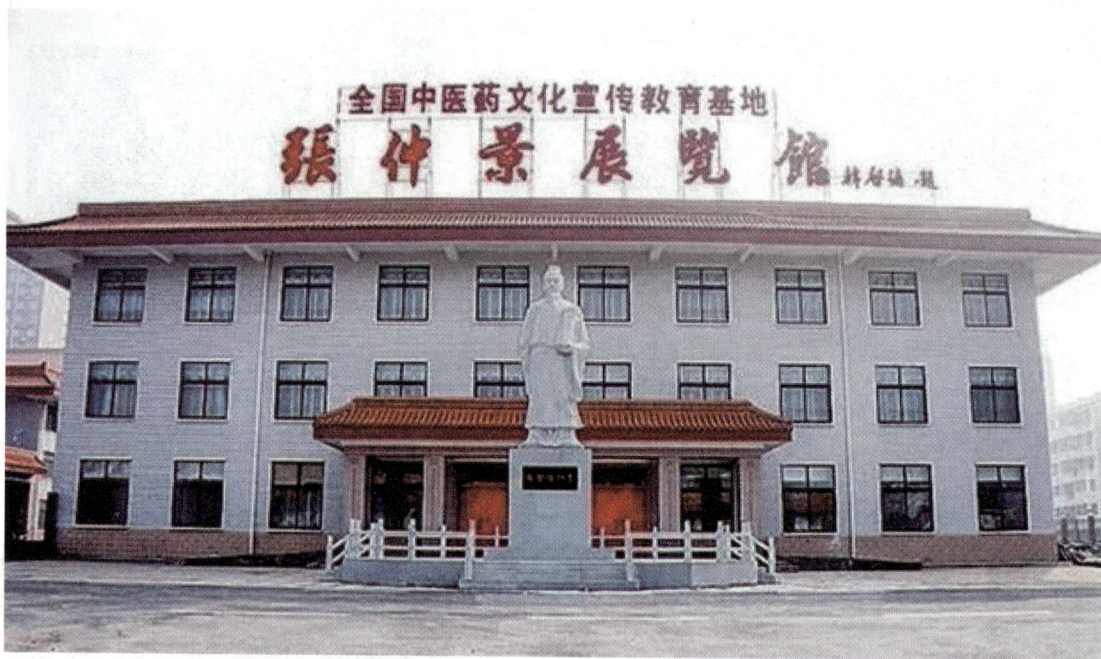

展览馆外景

　　张仲景展览馆位于邓州市中医院新址西侧，占地面积约为1万平方米，建筑面积为7000平方米。2011年，时任全国人大常委会副委员长韩启德题写馆名。2016年11月，张仲景展览馆被国家中医药管理局正式确定为全国中医药文化宣传教育基地。

　　张仲景展览馆为仿古建筑，共4层，分7个展区。展馆大厅正中央立有张仲景塑像，塑像后为国医大师唐祖宣书写有《伤寒论序》的屏风。展馆大厅两侧的墙壁上，镶嵌着120块雕刻有《伤寒论》和《金匮要略》的南阳独玉。展览馆一楼东侧为一展区，主要展示有医圣故里——邓州市穰东镇张寨村的历史风貌、历代《伤寒论》与《金匮要略》的各种版本、伤寒学派的形成、历代名家评赞、张仲景生平组画等内容。展览馆的负一楼内为二展区、三展区和四展区。二展区主要展示我国中医药发展史，重点展示中医药起源、早期中医药卫生实践、中医学理论体系初步形成和中医药学的全面发展等；三展区主要展示历经曲折的百年中医史、党和国家领导人对中医药的题词、蓬勃发展的现代中医现状、第一批与第二批国医大师名单等；四展区主要展示邓州市中医药发展史。展览馆二楼为五展区，展示国医大师唐祖宣六十余年的从医生涯及医学成就，和作为第七届、第九届、第十届、第十一届、第十二届全国、河南省、南阳市、邓州市人大代表，认真履行代表职责，积极建言献策等对中医药事业发展和社会发展作出的突出贡献。展览馆三楼为六展区和七展区，展示有养生保健产品、中草药标本、书画墨宝等内容。

邓州市中医院院长唐祖宣说，张仲景展览馆自立项建设以来，得到国家中医药管理局、河南省中医管理局及邓州市委、邓州市政府的大力支持，医院将力争把"张仲景展览馆"建成中医药文化的重要展示场所和文化宣传教育阵地，建成中医药工作者、院校师生接受中医药传统文化和医德医风教育的课堂，成为向社会大众普及中医药知识，加强中医药对外交流展示的窗口。

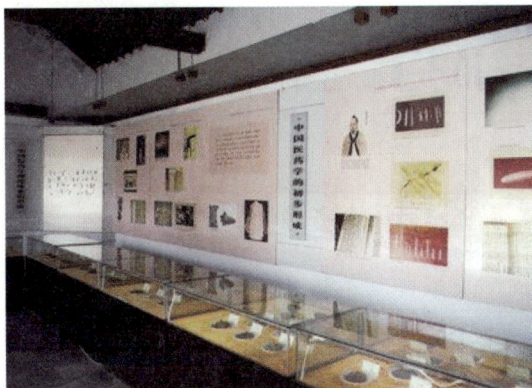

展览馆内景

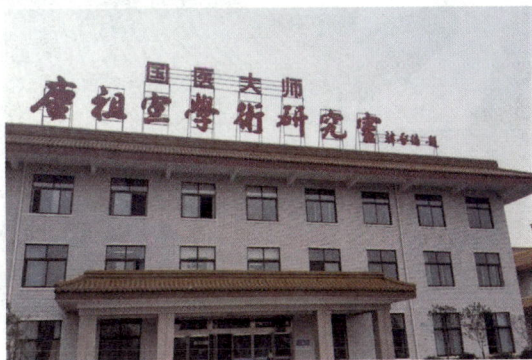

学术研究院

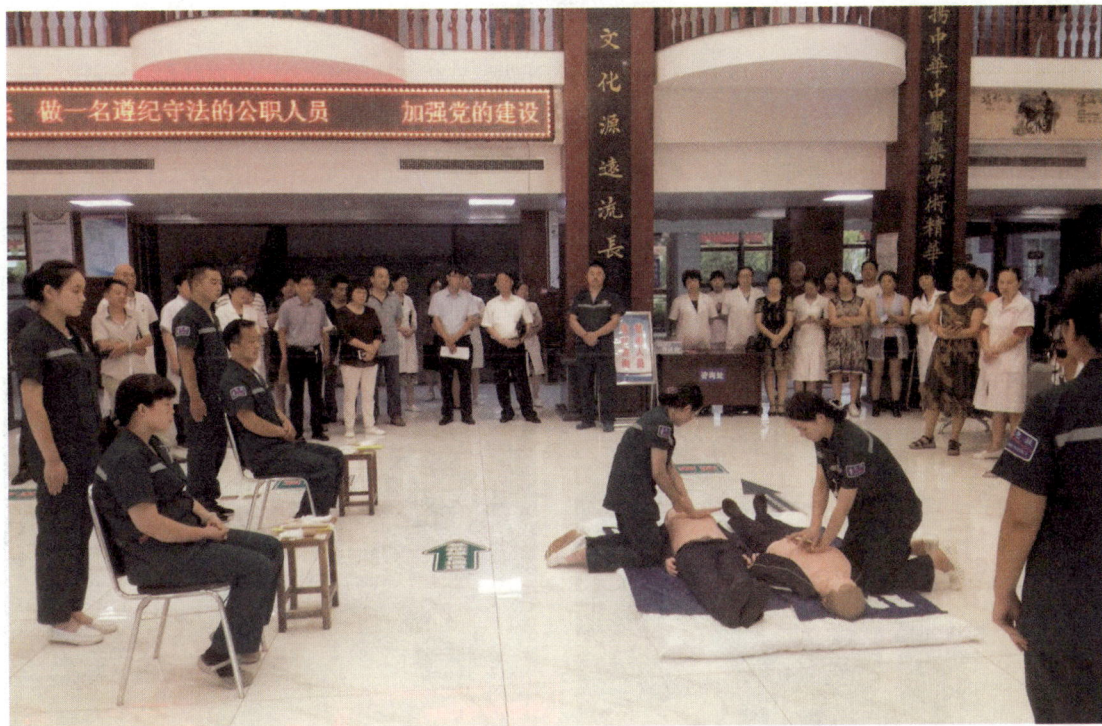

医院实习活动

# 湖北省

## ◎ 李时珍纪念馆

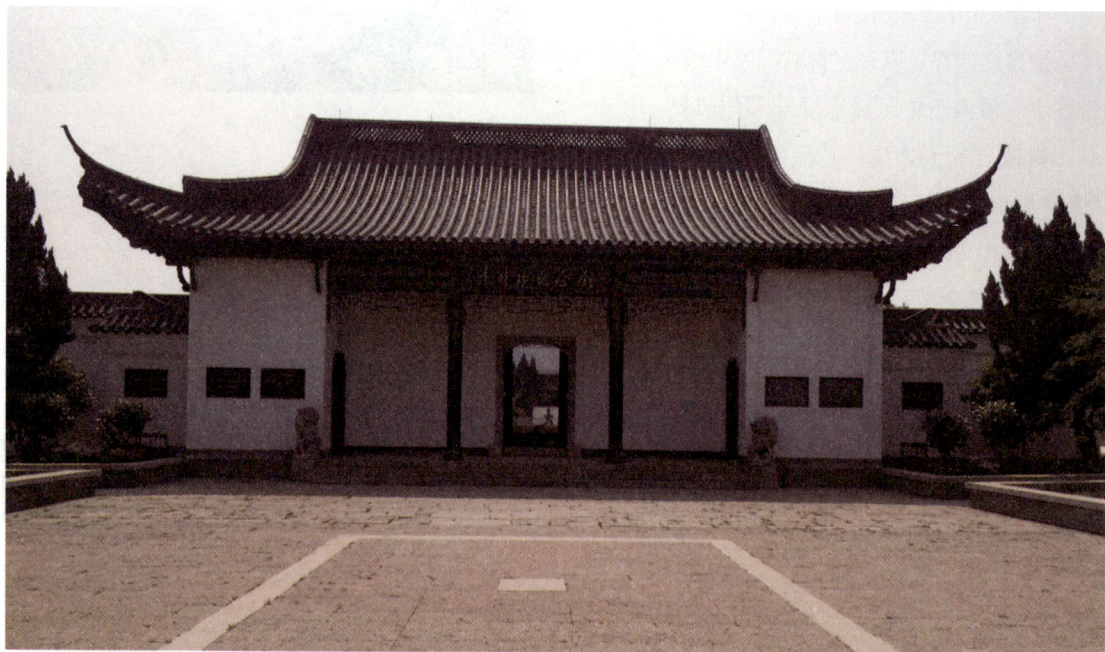

纪念馆外景

李时珍纪念馆（李时珍陵园）始建于 1980 年，位于湖北省蕲春县。2006 年，李时珍纪念馆被国家中医药管理局审核确定为全国中医药文化宣传教育基地建设单位（首批 6 个单位之一）。2008年，经专家组验收合格后，李时珍纪念馆被国家中医药管理局确定为全国中医药文化宣传教育基地。

李时珍纪念馆现占地面积约为 10 万平方米，仿古建筑面积 7000 平方米，主要由四贤广场、本草碑刻长廊、纪念馆、药物馆、百草药园、墓园六大部分组成。纪念馆内设李时珍生平事迹和李时珍医药两大基本陈列主题，10 个专题展览，另开辟有 3D 影院和蕲艾文化科普体验中心。纪

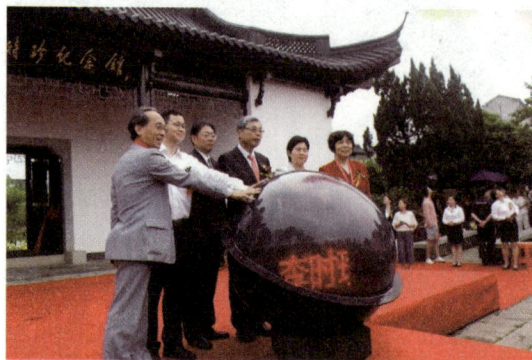

开馆仪式

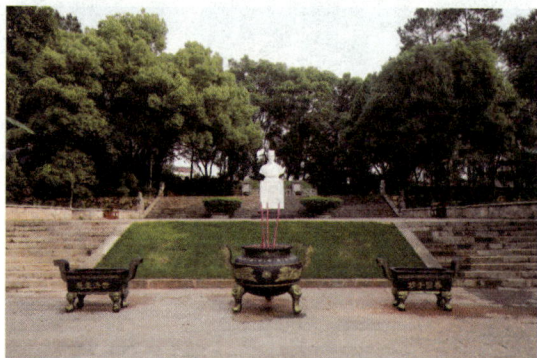

李时珍墓园

念馆馆藏多种版本的《本草纲目》、医药古籍、古代医药器具和各类动物、植物、矿物药标本 1 万余件（种）。

1995 年 3 月，李时珍纪念馆被湖北省政府确定为湖北省爱国主义教育基地（首批 44 家之一）。1996 年 10 月，李时珍纪念馆被国家教育委员会、民政部、文化部、国家文物局、共青团中央、解放军总政治部联合确定为全国中小学爱国主义教育基地。1997 年 6 月，纪念馆被中共中央宣传部确定为全国爱国主义教育示范基地。2001 年，纪念馆被湖北省科学技术协会确定为湖北省青少年科普教育基地。2001 年 2 月，纪念馆荣获"全省十佳文博单位"称号。2001 年 5 月，湖北省文物局、湖北省公安厅联合授予李时珍纪念馆"全省文物安全保卫先进集体"称号。2002 年，纪念馆被湖北省科学技术协会、湖北省"科学素质工程"领导小组评定为"湖北省科普素质教育基地"。2006 年，李时珍纪念馆被国家文物局确定为国家重点博物馆，并于 2009 年 5 月被国家文物局评定为国家三级博物馆。2016 年，纪念馆被国家旅游局评定为"AAA 级旅游景区"。

李时珍纪念馆是国内唯一一所集李时珍文物与文献资料收藏、教育、研究为一体的专业博物馆，同时也是弘扬中医药文化的重要场所。自 1982 年对外开放以来，纪念馆已累计接待中外宾客 500 余万人次，1987 年 7 月 8 日，邓小平同志亲笔为李时珍纪念馆、李时珍药物馆题写馆名。胡耀邦、邓颖超、王任重、回良玉、俞正声等 10 多位党和国家领导人曾先后亲临李时珍纪念馆视察并题词题字。国内外许多著名的专家学者如郭沫若、李约瑟、袁隆平、厉以宁等，也曾前来考察题词。李时珍纪念馆为弘扬李时珍精神和宣传中华民族优秀的医药文化发挥着极其重要的作用，在国内外产生了深远的影响。

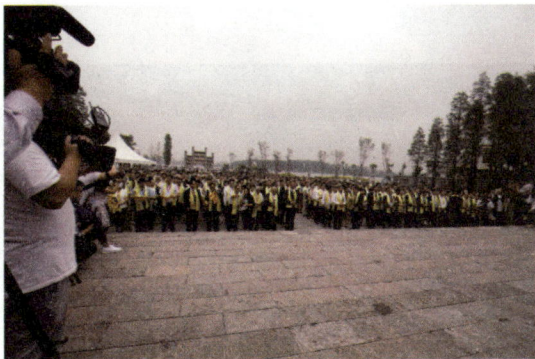

拜谒仪式

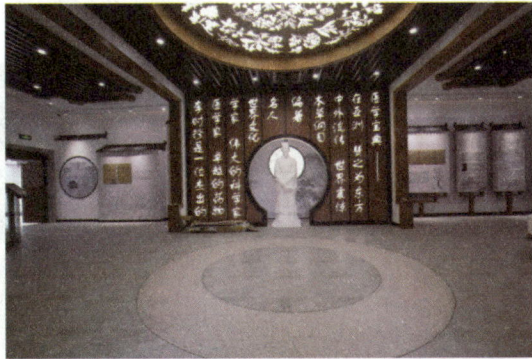

李时珍生平展览序厅

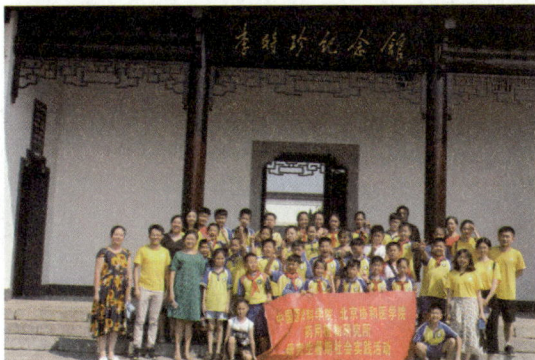

北京协和医学院研究生暑期社会实践活动

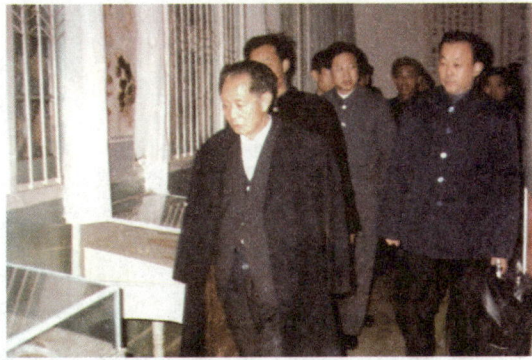

原中共中央总书记胡耀邦视察李时珍陵园

# ○ 湖北黄冈市中医医院

　　黄冈市中医医院位于古城黄州,南毗长江,北邻东坡赤壁。黄冈市中医医院于2014年被国家中医药管理局确定为全国中医药文化宣传教育基地。自基地成立以来,医院作为全国中医药文化宣传教育基地之一,承担起作为中医药文化重要展示场所的重任,成为中医药文化的宣传阵地,是中医药工作者、院校师生接受中医药传统文化和医德医风教育的课堂,是向社会普及中医药知识、加强中医药对外交流展示的窗口。

　　黄冈市中医医院是一所集医疗、预防、保健、教学、科研于一体的三级甲等医院,是湖北中医药大学附属医院。医院占地面积4.33公顷,业务用房4.6万余平方米,其中包括2万平方米的住院综合大楼、1.6万平方米的医技大楼和7000多平方米的门诊大楼。医院编制床位560张,设有20多个临床医技科室,是黄冈地区中医院系统的龙头单位。黄冈市中医医院的骨伤科为国家重点专科,肛肠病科为国家重点学科,中药制剂实验室为国家二级实验室,糖尿病科、康复科为省级重点专科,烧伤科、老年病科、肿瘤科、妇产科、脾胃病科、重症医学科、中医临床护理为市级重点专科。

　　黄冈市中医医院技术力量雄厚,全院现有职工近1000人。其中医药护技人员530余人,高级职称95人,中级职称235人,含博士研究生、硕士研究生50余人。医院不仅有全国中医药

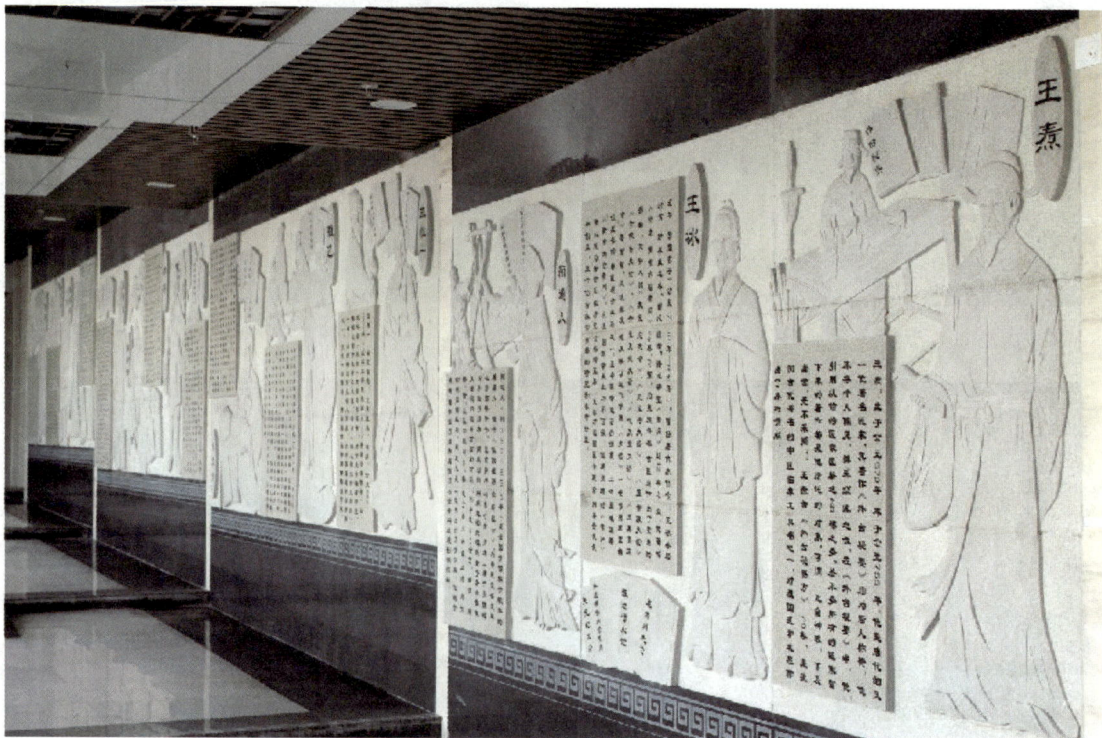

中医药文化宣传壁画

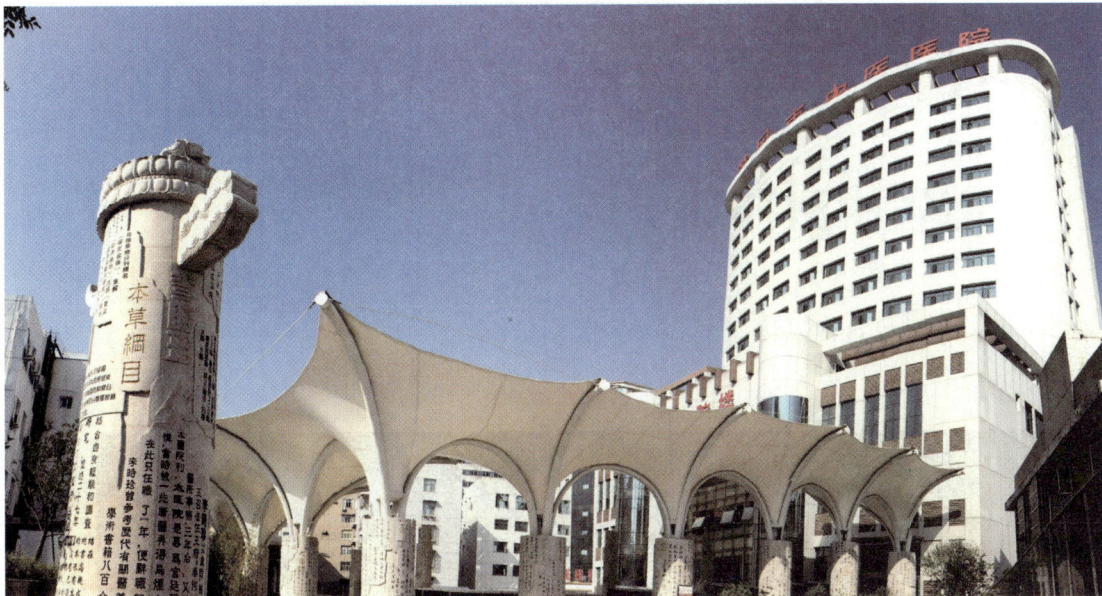
医院大楼

指导老师陈志敏、湖北省首届网评"好医生"获得者余振华、湖北省知名中医高正末、黄冈市十大中医大师徐洪峰，还聘请了湖北省中医院、湖北省人民医院、武汉大学中南医院、武汉协和医院的二十余名知名专家在医院长期坐诊、查房、教学、科研。

黄冈市中医医院现已成立 34 周年，医院就医环境温馨舒适、设备先进，不仅有宽敞整洁的门诊大楼，还有中医文化氛围浓厚的住院部、医技楼、煎药室、药学基地等建筑设施。几十年来，黄冈中医人时刻坚守"以患者为中心"的服务理念，秉承"仁和、精诚、勤勉、创新"的主导思想，发扬"敢为人先的创新精神、不尚虚华的实干精神、爱岗敬业的奉献精神、齐心协力的团队精神"，以"热情、认真、准确、及时"的服务态度，全力打造让市民信赖的好医院。

黄冈市中医医院不仅全力投身于医疗服务质量、中医药文化建设提升工程，还充分利用医院的医疗资源投身于社会性公益活动，提升全民健康意识，让民众深入学习和了解中医药文化。在医院的不懈努力下，越来越多的群众接受了中医药传统文化的熏陶，更多的人开始了解中医、感受中医。

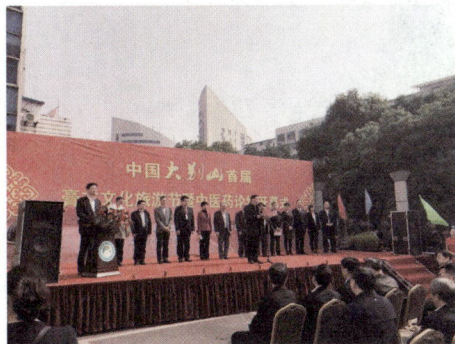
大别山膏方节

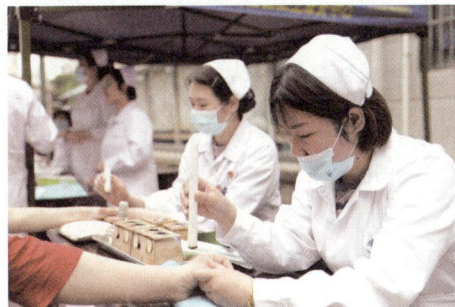
中医适宜技术进社区

# 湖南省

## ◎ 湖南省中医药研究院

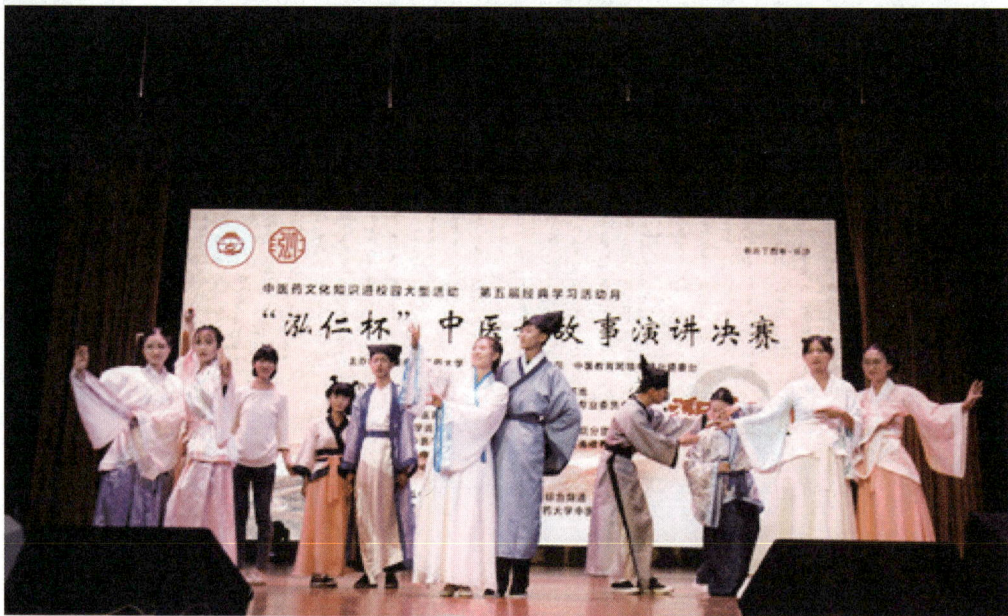

中医好故事比赛现场

2016 年 12 月，湖南省中医药研究院被国家中医药管理局正式确定为全国中医药文化宣传教育基地。为了更好地开展对中医药文化的研究工作，早在 2008 年，研究院就专门成立了中医药文化建设研究室（2010 年湖南省中医药文化建设与科学普及专家委员会办公室也挂靠于此），开展了对中医药文化内涵、核心理念、价值观念、原创思维、中医药养生文化、中医药文化产业化等的挖掘、整理和研究。在对中医药文化宣传教育基地的建设工作上，研究室结合湖南省的实际情况，重点围绕湖湘中医药文化展开了研究，内容包括中医药养生文化、民族医药的保护与传承、中医药文化科学普及、中医药文化产业化等。

湖南省中医药研究院的宣教场地主要由医院的学术报告厅、会议室、湖湘名医堂等组成，总面积为 1000 余平方米。同时，研究所与湖南中医药大学合作，将学校的药用植物园和标本馆也纳为基地的宣教场所，有中医药文化宣教展品 2000 余件。研究院现拥有由国医大师与国家中医药管理局第一、第二、第三批科普巡讲专家组成的基本队伍一支，共 16 人，专职的中医药文化宣传工作人员 4 人。此外，研究院在 2016 年年底申请成立了湖南省中医药和中西医结合学会中医药文化科普专业委员会，吸收全省中医药文化科普会员 400 余名。

自研究院被确定为全国中医药文化宣传教育基地以来，研究院根据党和国家对中医药事业发展的政策要求，大力弘扬和宣传中医药文化知识，开展了形式多样的中医药科普巡回讲座，创作了类别丰富的中医药科普作品，培养了一批中医药科普人才，推动了中医药文化进校园、进社区、进基层、进家庭，受到当地群众的广泛欢迎。研究院通过微信公众号等各类网络媒体平台，大力宣传中医药文化，从舆论引导宣传上引起社会各界的关注，激发广大群众对了解和体验中医药科普文化的愿望和热情，形成全民"信中医、爱中医、用中医"的浓厚氛围和共同发展中医药的良好格局。

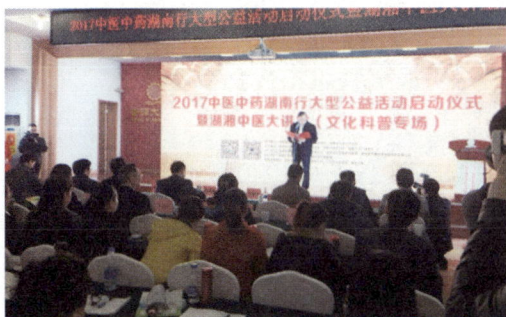
中医药科普讲座现场

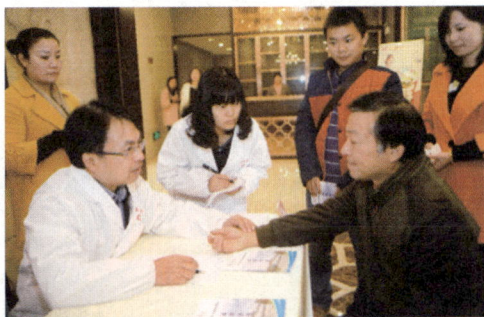
专家义诊现场

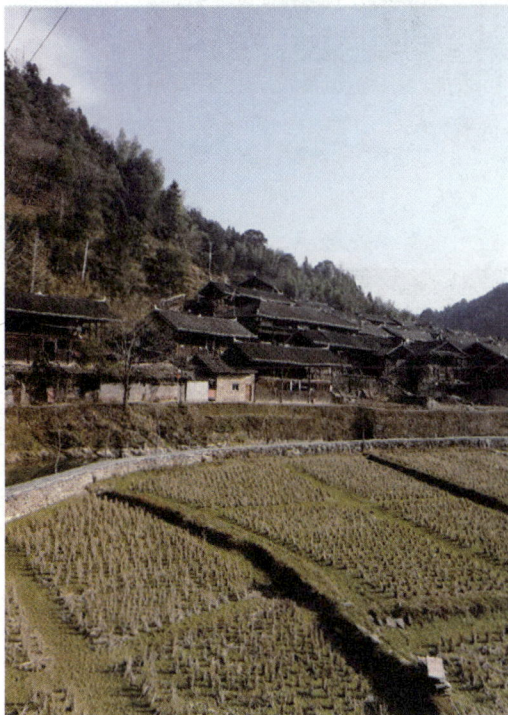
中医药健康扶贫村——五宝田村

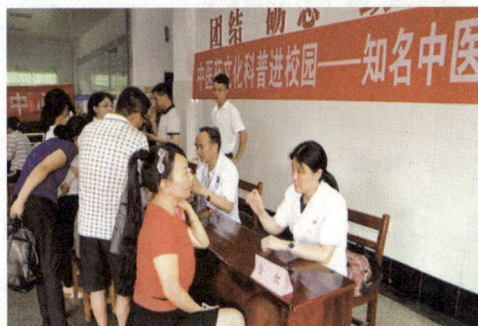
中医药知识进校园活动现场（1）

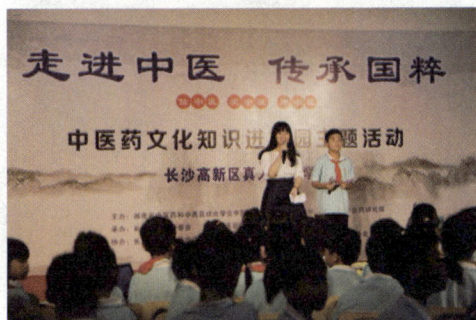
中医药知识进校园活动现场（2）

# 广东省

## ● 广东中医药博物馆

广东中医药博物馆是在广州中医药大学于 1956 年建设的中药标本室、药圃及 1996 年建设的医史馆的基础上建设的，于 2001 年整合为"中国传统医药文化博物馆"。为适应中医药事业的发展，落实广东省建设"中医药强省"战略，博物馆于 2006 年正式更名为广东中医药博物馆。2011 年 6 月，广东中医药博物馆被国家中医药管理局确定为全国中医药文化宣传教育基地。广东中医药博物馆现已成为国家二级博物馆，并且是全国科普教育基地、广东省科普教育基地、广东省青少年科

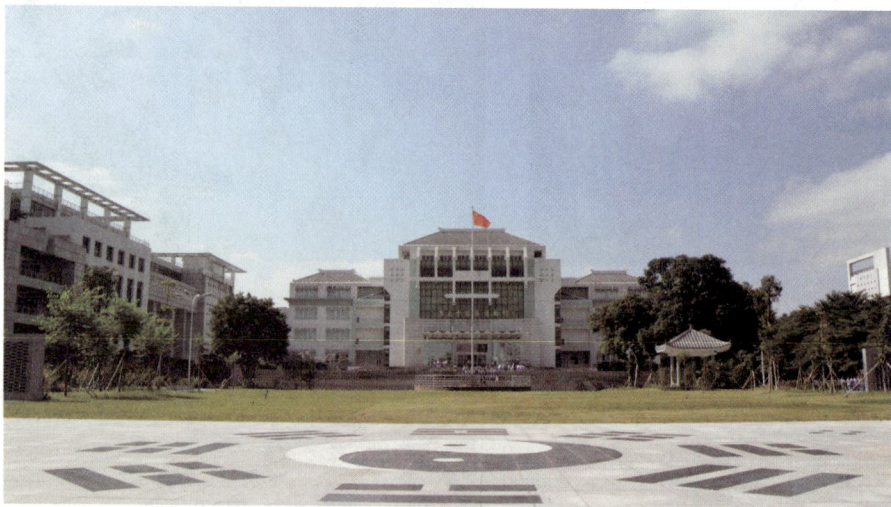

博物馆外景

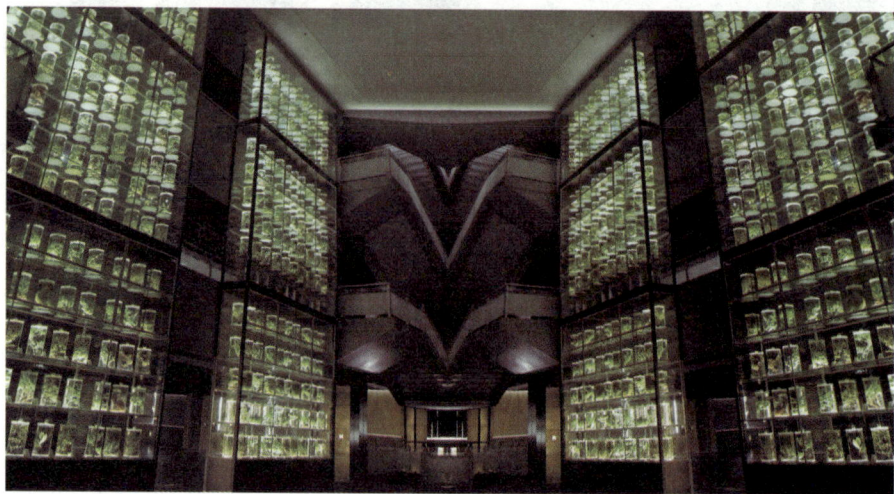

博物馆内景

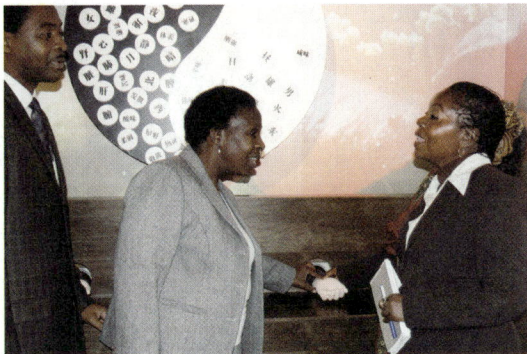

科普互动活动（1）

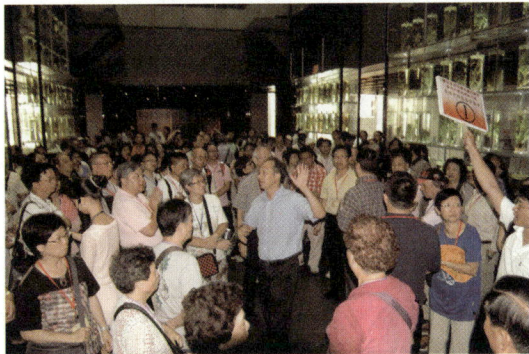

科普互动活动（2）

技教育基地、广东省中医药文化养生旅游示范基地、广州市科学技术普及基地、广州市社会科学普及基地、广州市爱国主义教育基地及示范点、中华优秀传统文化传承基地、国家大学生文化素质教育基地分基地。同时，广东中医药博物馆还是广州市科普经典游推荐景点、广州滨海金游廊示范景区、广佛肇同城旅游一卡通观光站、广东省首批国民旅游休闲示范单位。广东中医药博物馆是 2009 年度与 2010 年度广东省"十佳科普教育基地"，并于 2010 年被评为广州地区"最受市民欢迎的科普基地"。

自广东中医药博物馆成立以来，中医药文化推广效益显著，已经成为中医药科普行业的示范性单位，国内诸多博物馆、科技馆都纷纷来取经学习并且寻求建设指导意见。

广东中医药博物馆积极对外校学生开展中医药文化教育，指导包括国内的相关卫生院校及中小学校、国外的孔子学院在内的各个院校进行中医药文化建设工作，扩大中医药文化的海外宣传，推动中医药国际交流与合作，使传统中医药文化走向世界。

广东省　广东中医药博物馆

# ○ 广州神农草堂中医药博物馆

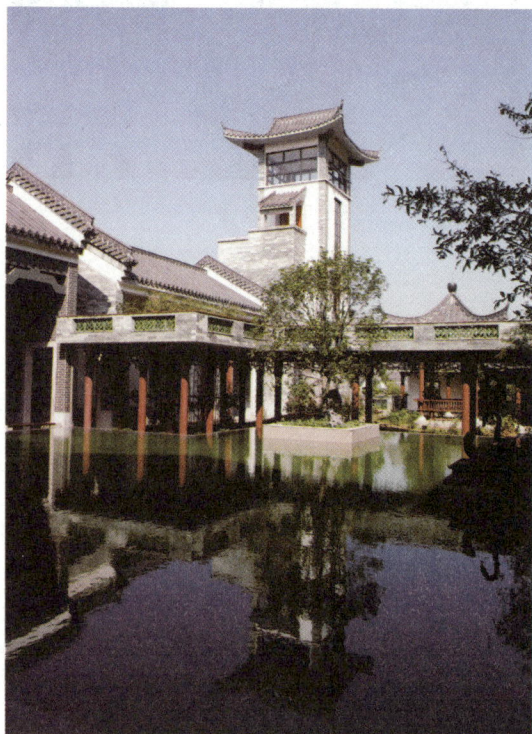

岭南宫局部内景

广州神农草堂中医药博物馆（简称"神农草堂"）位于白云山南麓的广州白云山和记黄埔中药有限公司（简称"白云山和黄中药"）厂区内。 2006 年 5 月 14 日，在白云山和黄中药合资成立周年庆典之际，公司举行"神农草堂"项目启动仪式，全力打造全国首家融"天然"与"文化"主题于一体的现代中医药博物馆"神农草堂"。神农草堂于 2006 年 11 月 30 日建设完毕，并于 2011 年 3 月 9 日经广州市文化广电旅游局、广州市民政局批准，正式加入民办博物馆行列。

神农草堂是全国首家融"天然"和"文化"于一体的半开放式中医药博物馆。神农草堂突破了传统博物馆以室内展示为主的固定模式，采用园林式设计，将中医药历史文化陈列展示与原生态中草药种植有机结合起来。神农草堂总占地面积 39542 平方米，整个建设工程分三期进行。一期工程——中华医药园于 2006 年 5 月 14 日开始建设，同年 11 月 30 日正式对外开放，占地 3000 余平方米，综合运用浮雕、景墙、实物标本、仿真药具、生态种植以及多媒体等多种表现手法，通过划分不同的区域进行内容展示，如中医药历史展示区域即设置了中医药历史、中药老字号、白云山和黄中药名优产品等多个主题。二期工

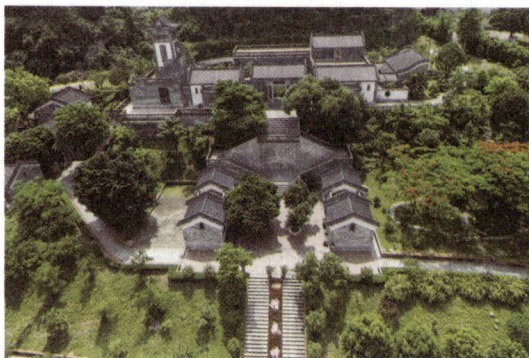

岭南医药园航拍图

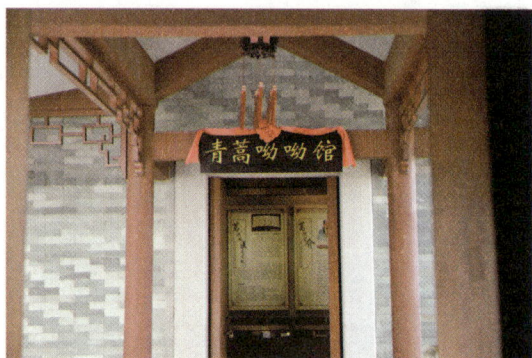

青蒿呦呦馆

程——岭南医药园于 2009 年 9 月开始动工，2011 年 11 月正式对外开放，总占地面积约为 22000 平方米，总建筑面积近 3000 平方米，总投资金额超过一亿元（白云山和黄中药自筹）。岭南医药园展示的内容主要包括岭南医药、中医药养生、药食同源文化及药用植物种植等四个方面。岭南医药园特设岭南宫和松乔宫，突出展示岭南中医药发展历史和中医药养生文化。园内还设有百丈青龙画廊、逍遥馆、蹴鞠互动场、名方廊等特色景点，并种植 1000 余种药用植物。作为一个社会公益性的公共服务文化平台，岭南医药园展示了岭南地域的水土气候特点、岭南文化主要起源、岭南中医药发展历史，尤其是药膳文化、凉茶文化、岭南百年老字号、岭南名医名药名方等内容得到了重点展示，"食在广州"的饮食文化也得到了充分体现。三期工程则着力建设广州医药园，该园占地面积 14242 平方米，主要展示岭南中医药文化与广州医药集团有限公司的发展历程，传承和传播以"大南药"文化为代表的广府文化，展现以广州医药集团有限公司为代表的"大南药"进军世界 500 强的气魄。广州医药园内主要设有岭南中医药发展史馆、岭南医药中华老字号馆、中药园区、中医药体验馆等。

自开馆以来，广州神农草堂中医药博物馆已接待游客超过 150 万人次。神农草堂的构建得到了国家、广东省、广州市领导的肯定和重视，也得到了李嘉诚先生、国医大师邓铁涛、国医大师禤国维和中国工程院院士钟南山等学术权威以及海外游客的支持和称赞。

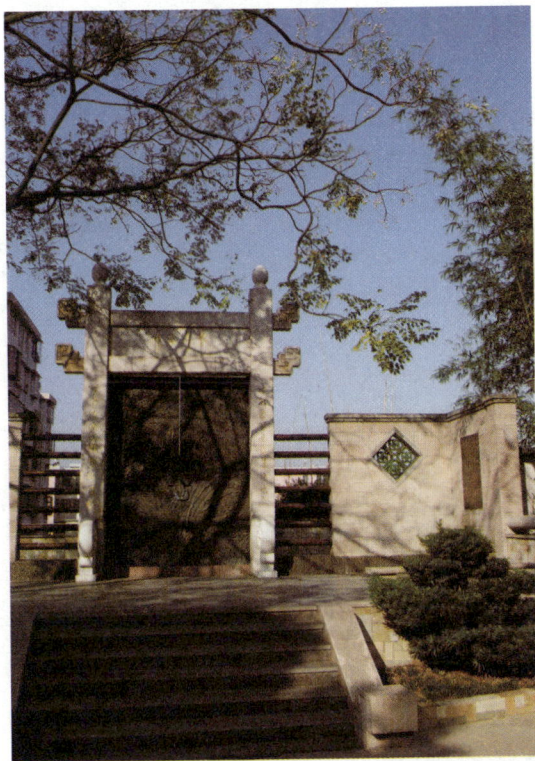

神农草堂正门

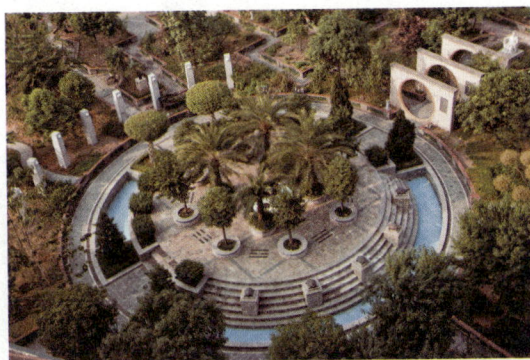

文王后天八卦园

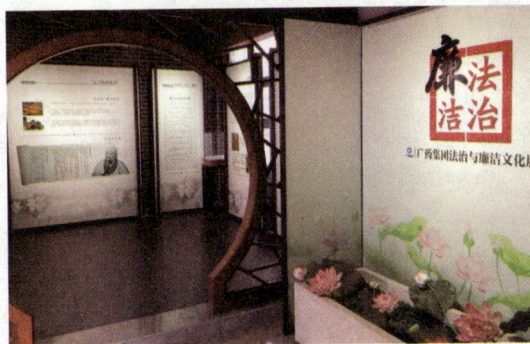

中医药"治未病"廉洁展厅

# ◎ 广东省中医院

广东省中医院始建于 1933 年，是中国近代史上最早的中医医院之一，被誉为"南粤杏林第一家"。中医院涌现出了一大批著名的中医大家，为岭南中医药营造了优良的学术氛围，为继承和传扬中医药文化作出了巨大贡献。广东省中医院于 2015 年被国家中医药管理局确定为全国中医药文化宣传教育基地，并于 2017 年成为广州市社会科学普及基地。2018 年，广东省中医院被广东省中医药局、广东省人民政府侨务办公室联合确定为广东省中医药文化国际传播建设单位。

被确定为全国中医药文化宣传教育基地后，广东省中医院抓住中医药的独特文化属性，着重内涵建设，主要从三个方面——中医药文化核心理念教育体系建设、中医药文化环境建设、中医药文化宣传平台建设入手，实现中医药文化与医院文化的对接、与医院环境建设的对接、与传播技术的对接。

中医药文化核心理念教育体系建设方面，医院组织各个科室凝练了医院科室文化理念，编写了《广东省中医院科室文化》手册，推动医院文化向科室文化转移，形成中医药文化核心价值观载体。医院还提炼出"患者为本，医乃仁术，大医精诚，医必正己"四个核心理念，与医院文化实现了对接，使医院文化核心价值观与中医药文化核心价值观实现进一步融合。为积极推动院内中医药文化氛围的形成，医院组建了一批院内流派工作室，开设流派门诊，如补土流派门诊、扶阳流派门诊、岭南皮肤流派门诊、岭南甄氏流派门诊等。此外，医院围绕中医药文化举办了各类主

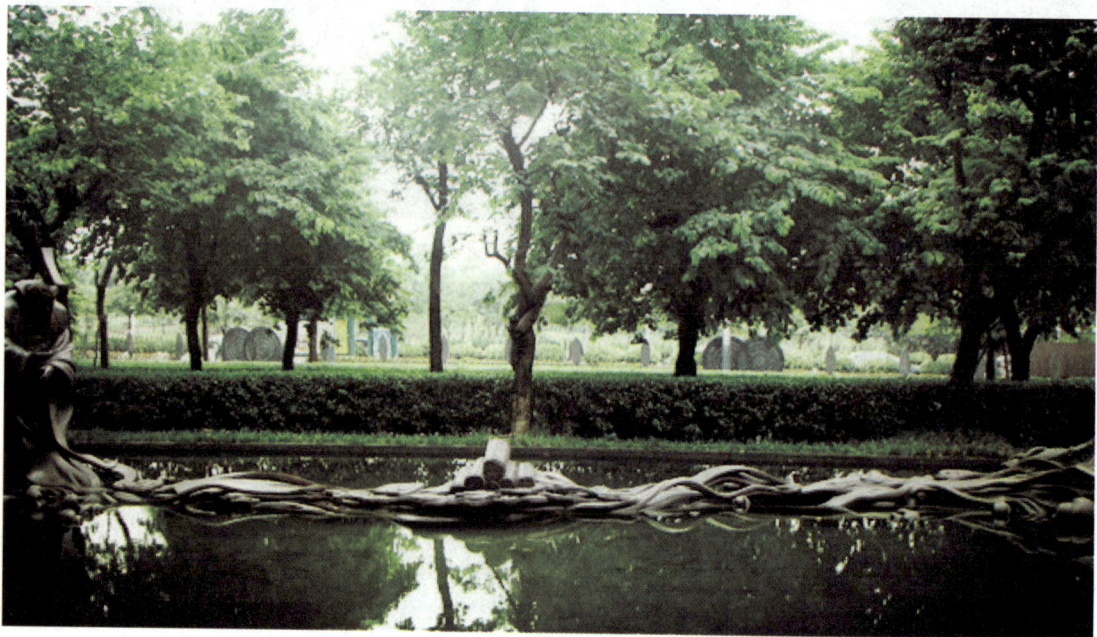

医院内景

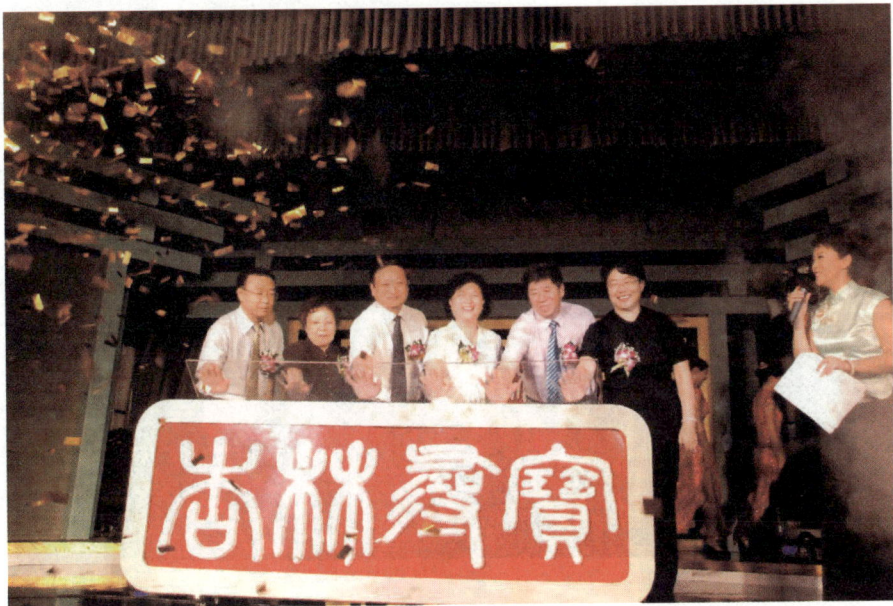
启动仪式

题活动，如通过开展中医药科普微视频大赛、中医药特色疗法技能大赛，强化院内中医药文化健康知识的底蕴；通过开展广东省中医院职业生涯设计大赛，探索中医药核心价值观；新职工入职时，医院会组织新入职员工在大医精诚碑前举行大医精诚宣誓仪式。通过进行多种主题活动，医院不断向青年职工传递中医药文化核心理念，塑造青年职工的中医药大医精神。

中医药文化环境建设方面，作为全国中医药文化宣传教育基地，为进一步加深群众对中医药历史和文化的了解，广东省中医院将目前拥有的6个院区，每个院区都根据医院的定位与特色，把医院文化与中医药文化进行充分结合，在医院内部形成了独具特色的中医药文化展示风格。医院通过挖掘整理中医药典故和当代名医名家故事，将医院门诊大厅、走廊、诊室、候诊区、候药区装饰得富有中医药文化韵味，并在各个院区设计了形式多样、主题鲜明、内容丰富、独具特色的中医药文化雕塑和景观。医院通过雕塑、展板等形式，在各院区向群众宣教，让群众在看病、住院的同时了解中医药文化。为提高患者接受健康知识的兴趣，医院借助门诊候诊区、健康广场的电视屏，播放生动形象、通俗易懂的健康知识音像资料。如在候诊区滚动播放《芳草寻源》《预防人禽流感》《预防手足口病》《羔虫病宣传片》《预防登革热》等健康讲座视频，在医院健康广场每天滚动播放如养生八法、八段锦、女性养生功、五禽戏、简化太极等一系列中医药养生保健操视频。

中医药文化宣传平台建设方面，医院通过电视台、电台、报纸、微信、网站等多种传播途径，向社会进行广泛而深入的中医药文化宣传。医院在官网上开设专栏介绍当代名医、中医药知识，还和家庭医生在线合作建设《中医频道》网站。一直以来，广东省中医院都将弘扬中医药文化作为己任，通过不同的平台，向老百姓传播中医药知识。广东省中医院的官方微信号每天都会更新中医药养生保健知识，得

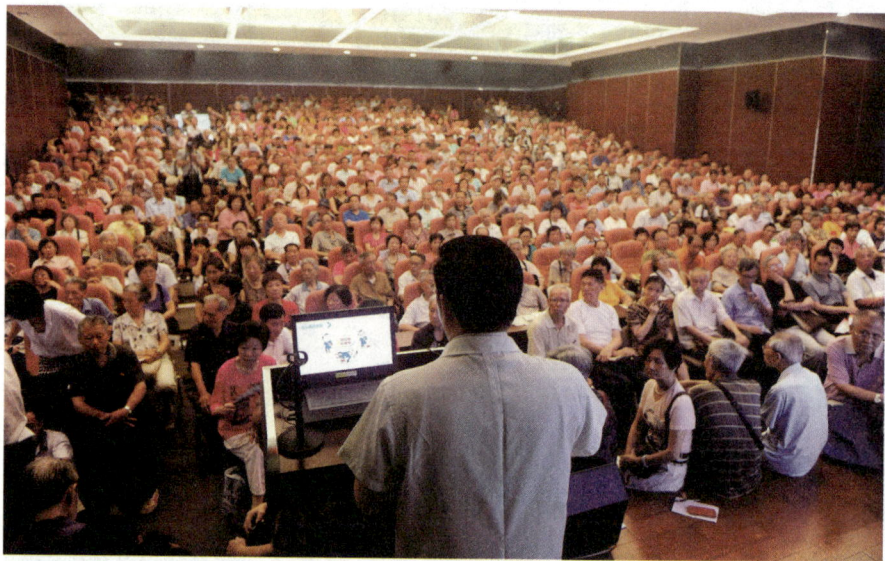

宣讲活动（1）

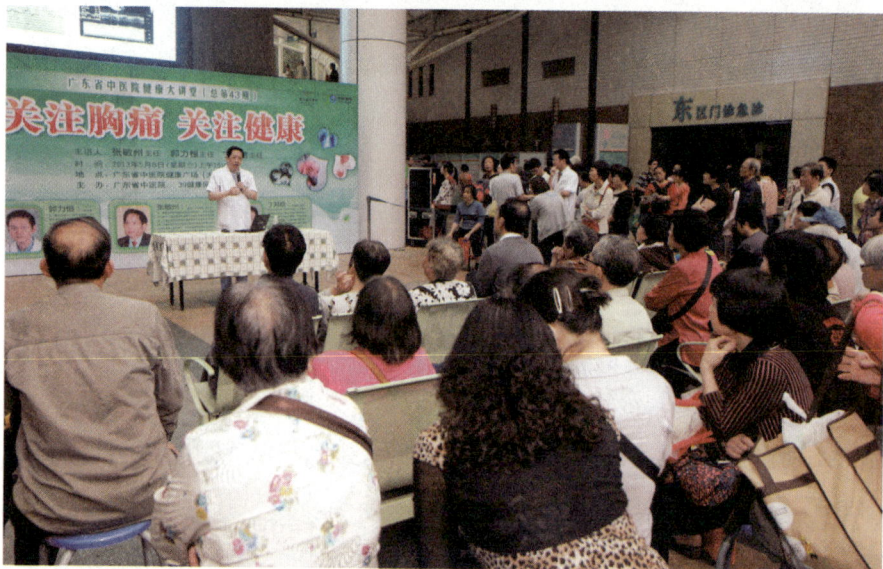

宣讲活动（2）

到了广大忠实粉丝的热情支持。至 2019 年，广东省中医院微信公众号与服务号粉丝数共计 170 多万，打造出了一系列备受老百姓欢迎的精品科普栏目，如"每日一膳""德叔医古""胡博士说中医""邹哥哥说养生""谈骨论筋""节气养生"等。至 2018 年，医院官方微信公众号影响力指数连续四年在全国三千多家中西医院中排行前三名，全国中医院中排名第一，成为备受老百姓欢迎的科普平台。医院还将线上线下活动相结合，如"广东省中医院胡世云教授带你上山采药"已经成为品牌，2018 年已开展 7 期活动，受到了广东省卫生计生委宣传部门、广东电视台、广州日报等媒体的关注。从 2009 年起，医院每年与中央电视台《中华医药》栏目合作开展"杏林寻宝"活动，至 2019 年已经开展 9 期活动，吸引了诸多来自全国各地的中医药专家参与，成为中医药文化宣传的品牌活动。医院还与电视台、报纸合作开设中医药科普类专栏和电视节目，如与中央电视台《健康之路》《中华医药》建立长期合作关系，与广州电视台《健康 100 分》，广东电视台《岭南名医健康有道健康大讲堂》，广东电台南方生活广播《名医面对面》

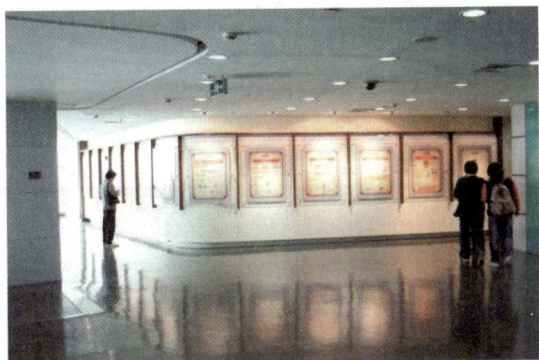

参观活动

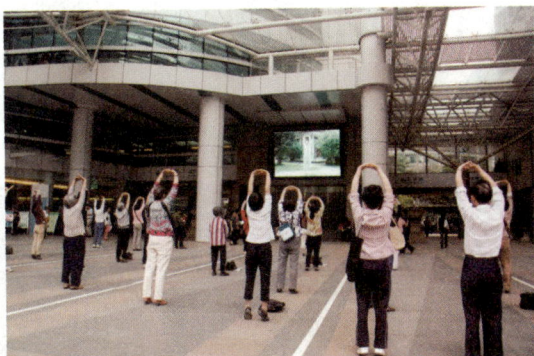

健康养生活动

《健康家生活》，广州电台《中医小讲堂》《省名中医教路》《芳草百味》等栏目合作。医院在《广州日报》上刊登的"每日靓汤"已成为广州市家喻户晓的知名专栏。《羊城晚报》上的"德叔医古"专栏，《南方日报》上的"每日一膳""节气养生"，《南方日报》海外版上的"德叔医话"，与印尼《千岛日报》合作开设的《中华医药》专版，都充分发挥了广东省中医院作为广东省中医药文化国际传播基地的作用，向海内外读者广泛传播中医药健康知识。

作为全国中医药文化科普宣传教育基地、广东省中医药科普宣传教育基地及广东省中医药文化国际传播建设单位，医院积极配合发挥好基地的作用，联合广州图书馆、广东省立中山图书馆开展名医健康大讲堂活动。健康大讲堂活动以大德路总院健康广场为核心舞台，每年组织著名专家举办 20 余场"健康大讲堂"主题讲座，每次讲座活动均吸引超过 300 人前来参加，每年吸引将近 1 万人前来听课，积累了一批忠实的粉丝。

此外医院还举办了一些富有中医药特色的节日活动，如"膏方节""天灸""八段锦比赛"，通过这些节日活动，使得当地的中医药文化氛围更加浓厚。

医院还主动走入社区、基层、企业中去开展健康讲堂讲座活动，积极传播和宣传中医药文化。针对常见病、多发病，医院每月组织病友会进行健康教育宣传，向患者积极传输治未病思想。医院各科室还将健康教育及义诊与全年的健康日结合起来，开展相关的宣传工作，定期举办义诊咨询活动。2017 年，医院先后三次在南海自然村落进行科普讲座并开展义诊，受众共 1000 余人。2017 年医院治未病中心在老年大学开设中医科普系列课程，课时数逾 100 节，受众 100 余人。

广东省中医院积极推进中医药文化建设工作，打造出一系列备受老百姓欢迎的精品科普栏目，出版了一系列优秀的科普读物，培养了多位深受群众欢迎的科普专家。医院获得医学界评选的全国医院十强、公立医院十强、公立医院曝光度十强、公立医院喜爱度十强、中医院传播力十强、中国医院服务号传播力二十强、专科医院传播力二十强等 9 个奖项。在由今日头条、健康报联合主办的"2017 算数健康大会"上，医院获得"2017 算数健康金处方奖"（全国仅 8 家医疗机构获奖）。2017 年医院年服务患者人数超过 700 万人次，是全国年服务患者量最多的医院。2016 年，医院荣获"全国医院文化建设先进单位"称号。医院的中医药文化宣传工作取得了良好的成果，获得了强烈的社会反响。

# ● 广州中医药大学附属中山中医院

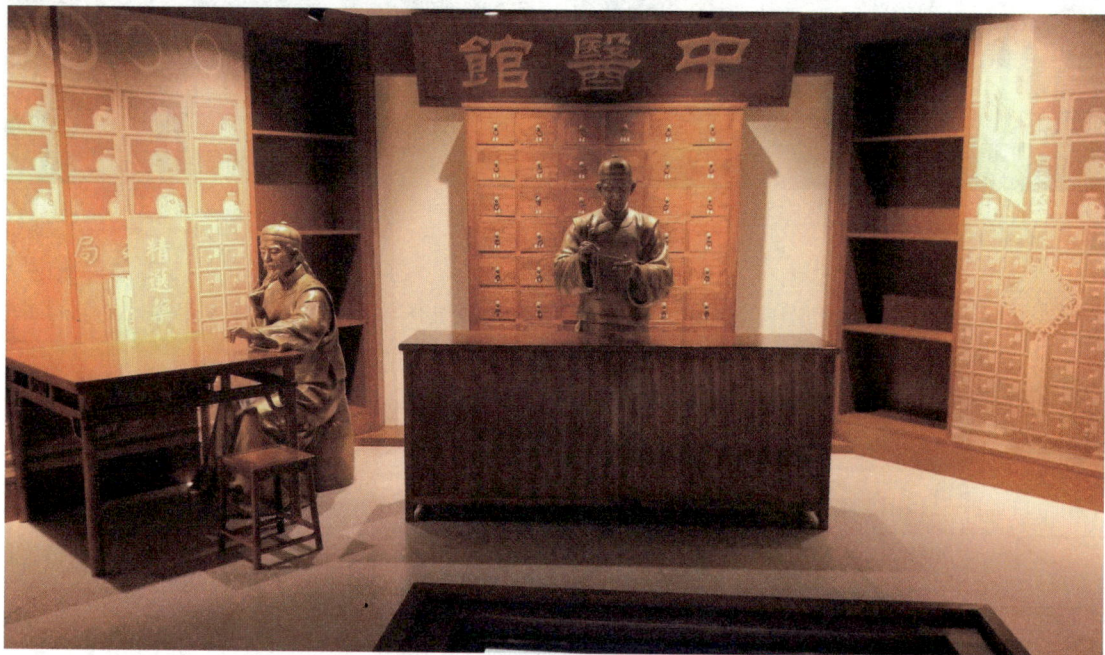

数字化抓药体验区

广州中医药大学附属中山中医院在中医药科普知识的推广和普及、弘扬祖国医学、宣传中医药文化、传播中医治未病养生保健思想等方面作出了突出贡献，2014 年 12 月，广州中医药大学附属中山中医院被国家中医药管理局确定为全国中医药文化宣传教育基地。

抓住健康旅游新浪潮契机，广州中医药大学附属中山中医院将中医药文化与医疗健康科普旅游相结合作为主要形式，大力开展"中医养生文化旅游"项目，成为省内以"中医药养生文化"为主题，以"岭南建筑风格和当地中草药"为特色，以"中医治未病、康复理疗、养生保健、药膳食疗"为核心的全国中医药文化宣传教育基地。

基地项目于 2010 年立项并开始筹建，中医药文化馆一期建筑投资 2000 万，建筑面积 2000 平方米。中医药文化馆第一、第二层为文化展示区，采

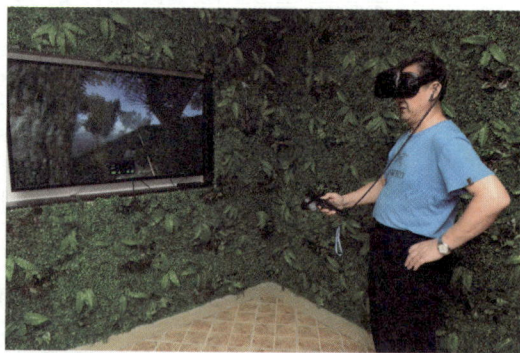

VR 采药体验区

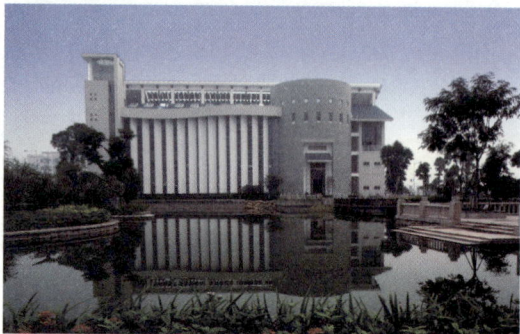

文化馆外景

用图文结合的展现形式，运用浅显易懂的语言讲述我国中医药史、中医药非物质文化遗产缩影、民族医药文化、中山市中医院院史等内容。中山市人民政府、中山市人民政府西区办事处、中山市卫生和计划生育局、中山市文化广电旅游局等多个领导部门对于医院基地第一阶段的中医药文化宣传工作给予了极大的肯定，并决定与医院一起合力建设文化宣传教育基地，该项决定标志着医院基地迎来了发展中的又一次高潮——文化馆二期升级改造项目。文化馆升级改造项目于 2017 年 2 月开始正式启动，

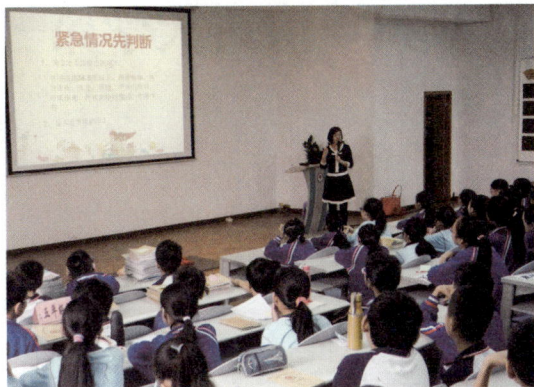

科普专员进学校开展科普讲座

项目将文化馆第三、第四层扩容，每一层面积扩大至 800 平方米左右。文化馆还进一步充实地方医学馆、医院院史馆、中药标本馆等馆的展出内容，增设学术示教厅、制药场景及制药工人人物雕像等。

2011 年，医院以中医药文化馆、中医药文化广场、药用植物园为文化展示场地，结合人群特点开发中医药健康保健知识讲座，配合医院自主研发的药膳，制定了一系列的中医药养生旅游项目。医院开发的特色旅游项目深受广大人民群众的喜爱，影响之广，远至港澳。医院所处地区的中山市人民政府西区办事处，正在开展"健康养生小镇"的建设，正逐步构建以医院为中心的，集医疗、保健、养生为一体的养生小镇。届时，在中山市中医药文化馆的带动下，有望在当地创造浓厚的中医药科普文化氛围。中医药文化产生的影响，不仅表现在"健康智慧城"所带动的养生产业上，对旅游、餐饮、住宿等多个方面也会有积极的带动作用。

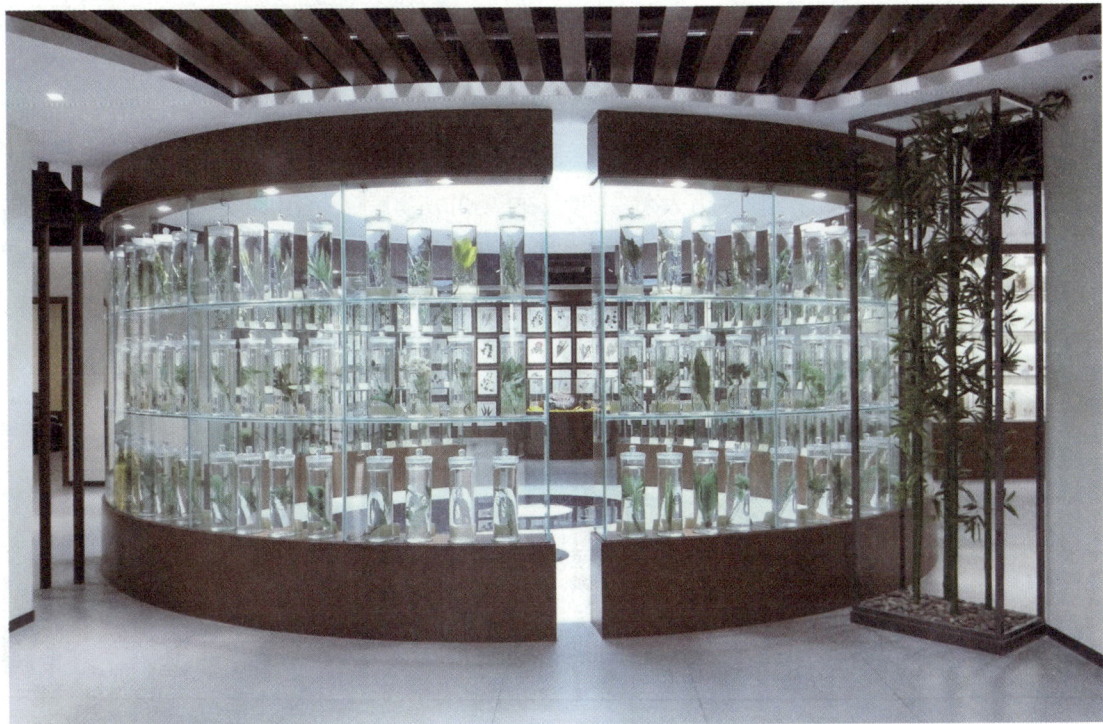

中药标本馆

# ○ 广州中医药大学第一附属医院

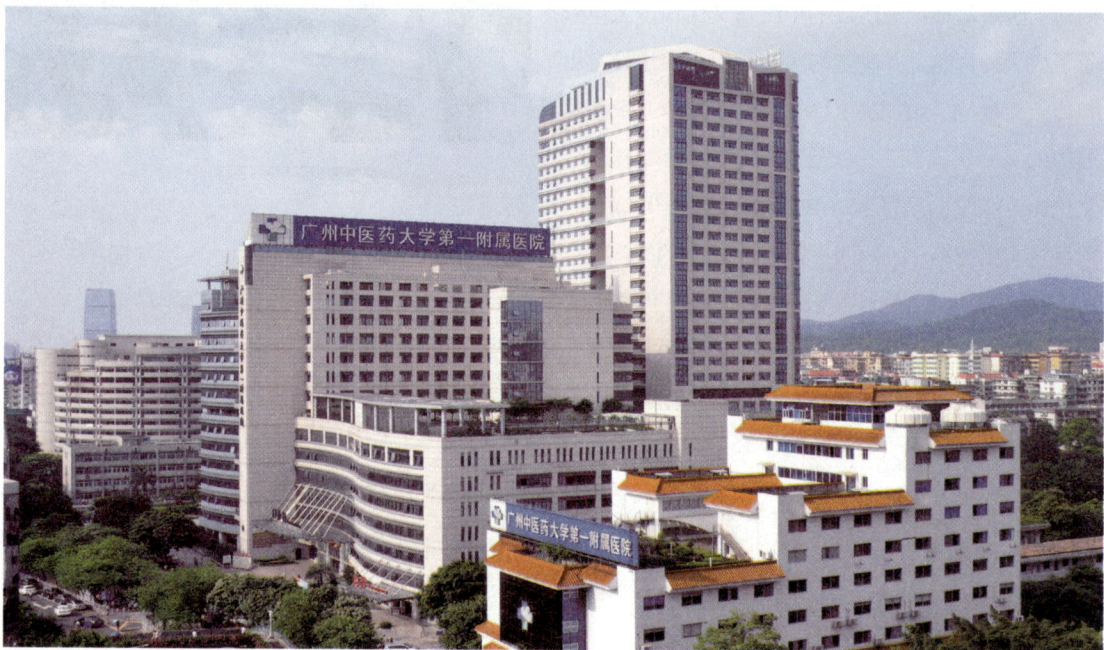

医院全景

    2016 年 4 月 1 日，广州中医药大学第一附属医院被国家中医药管理局确定为全国中医药文化宣传教育基地。

    医院占地面积 50940 平方米，建筑面积 20 余万平方米，编制病床 2200 张，设有 46 个临床科室，门诊、急诊等各专科开设齐全。医院医疗业务每年持续增长，年门急诊量突破 310 万人次，年收治住院患者超过 6 万人次，急诊量在广州市所有医院（含中医院和西医院）中名列前茅。医院现有职工 2700 余人，拥有我国首届"国医大师"邓铁涛教授、第三届"国医大师"周岱翰教授、首批"全国名中医"欧阳惠卿教授等为代表的一批全国知名中医、中西医结合专家，

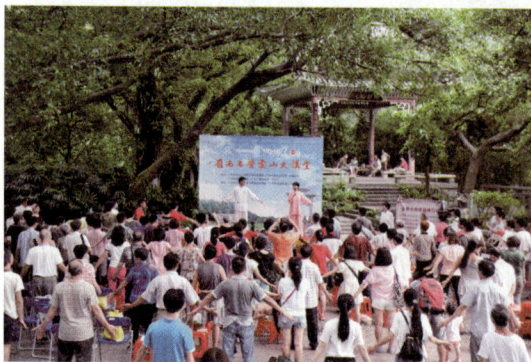

岭南名医云山大讲堂活动

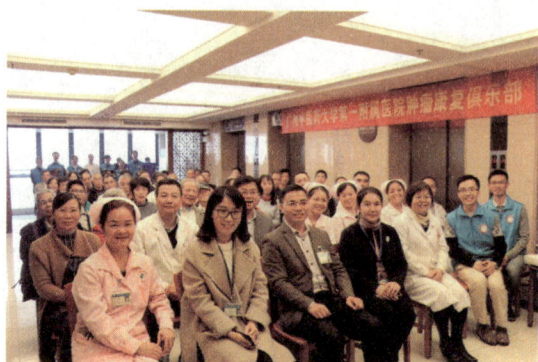

肿瘤康复俱乐部活动

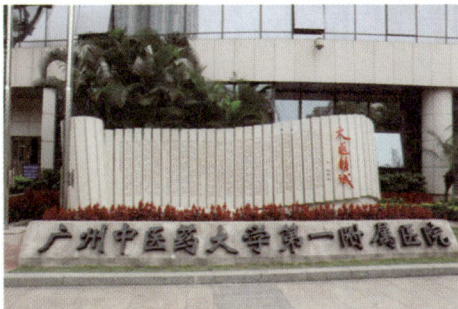
大医精诚雕刻

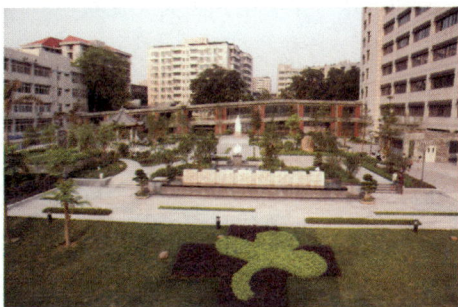
杏林苑

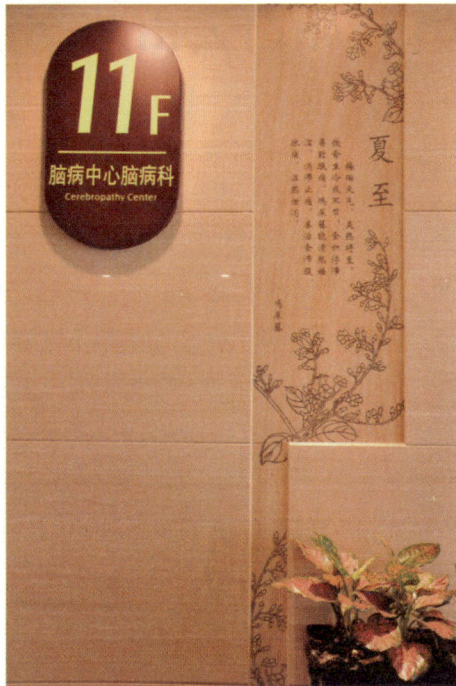
二十四节气雕饰

包括 25 位全国老中医药专家学术经验继承指导老师、35 位广东省名中医、41 位广东省名中医师承项目指导老师、高级职称的中医及中西医结合专家 500 多名，是全国中医技术力量最雄厚的中医院之一。医院拥有国家临床重点专科 7 个（内分泌科、耳鼻喉科、骨伤科、脾胃病科、妇科、肿瘤科、临床药学科），国家中医药管理局重点专科 14 个（急诊科、内分泌科、耳鼻喉科、骨伤科、肿瘤科、妇科、心血管科、针灸科、脾胃病科、脑病科、风湿病科、重症医学科、护理学科、临床药学科），省级重点专科专病 28 个，省中医名科 5 个。妇科、内分泌科、脾胃病科、心血管科、针灸科、肿瘤科 6 个专科被确定为"国家区域中医（专科）诊疗中心建设项目"。

医院荣获全国"五一"劳动奖状，并先后荣获全国卫生系统先进集体、全国职工职业道德建设先进单位、全国中医药应急工作先进集体、全国中医医院优质护理服务先进单位等称号。2015 年，医院获广东省机构编制委员会批准组建"广东省中医临床研究院"，获广州中医药大学同意设立"广州中医药大学岭南医学研究中心"；2016 年，医院被广东省中医药管理局确定为广东省中医院国家中医临床研究基地；2017 年，医院被中宣部评为"全国学雷锋活动示范点"，被中国医师协会授予全国"人文爱心医院"称号，被广东省卫生健康委员会和广东省中医药局评为"广东省改善医疗服务行动计划示范医院"，被广东省精神文明建设委员会再度表彰为"广东省文明单位"，被广州市委宣传部确定为广州市社会科学普及基地；2018 年，医院被国家中医药管理局确定为国家中医临床研究基地建设单位。

# ◎ 广州白云山陈李济中药博物馆

2016年3月，广州白云山陈李济中药博物馆通过了专家组严格审核，被国家中医药管理局正式确定为全国中医药文化宣传教育基地，成为广东省七家国家级中医药文化宣传教育基地之一。

广州白云山陈李济中药博物馆由中药博物馆、中药博物馆副馆、中药文化园、传统工艺生产车间、游客服务中心等部分组成，是一个集中药历史文化宣传、中药生产工艺文化宣传、中医养生文化宣传、中医诊疗技术宣传、中草药种植技术宣传、爱国主义教育、科学普及教育、革命主题教育、党廉主题教育为一体的综合性文化宣传教育基地。中药博物馆展陈内容以中药传统制作工艺为主，以场景还原为主要表现形式，将中药制作工艺的流程充分展示出来，并通过陈李济药厂的发展历史和过程，反映、折射出中国中医药发展的历程。博物馆现场设有声、光、电等多种先进演示手段，摆设了大量的实物模型和栩栩如生的人物塑像，展品包括传统中医药产品、古老包装及收藏多年的名人字画，最具特色的展品之一是陈李济首创的蜡壳药丸包装工艺品。博物馆丰富的展陈让参观者能够充分了解到中药历史、独特工艺流程，体会到"南药"深厚的文化底蕴。

广州白云山陈李济药厂有限公司（简称"陈李济"）于2010年9月创下吉尼斯世界纪录，是"全球最长寿药厂"，被商务部授予"中华老字号"称号。陈李济凭借四百余年的历史底蕴和陈李济中药博物馆开放后对外的传播和推广，2008年"陈李济传统中药文化"被文化和旅游部确定为"国家级非物质文化遗产"。"陈李济"商标还荣获"中国驰名商标"认证。2010年12月，中国邮政集团公司发行第一套

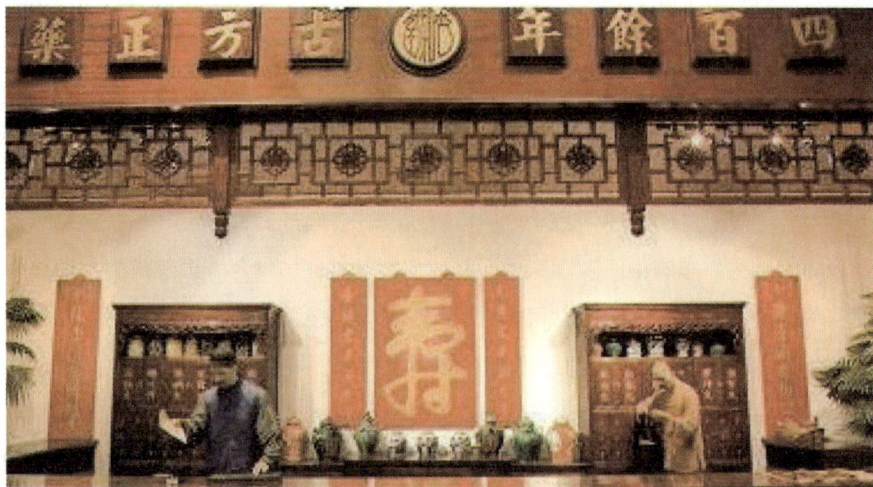

博物馆内景（1）

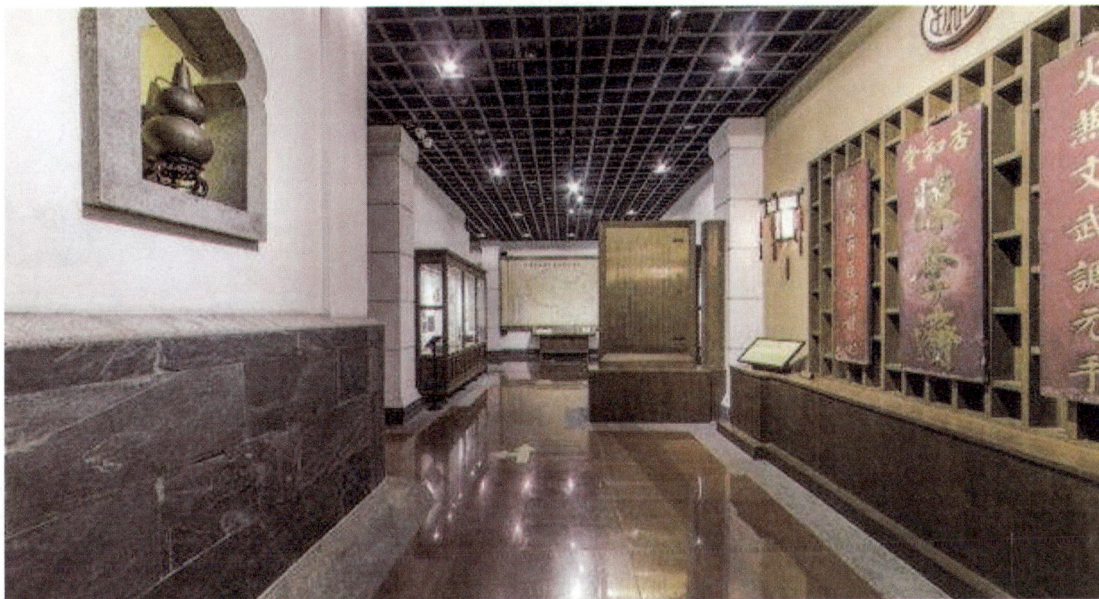

博物馆内景（2）

《中医药堂》特种邮票 1 套 4 枚，陈李济作为南药代表及中华老字号，与北京同仁堂、杭州胡庆余堂、上海雷允上药业一同登上邮票。

　　通过"陈李济中药博物馆"和"陈李济中药文化园"两个平台的融合和呼应，广州白云山陈李济中药博物馆构建出一个以传统中医药文化宣传为主体的文化体验大平台，以观、闻、触、试等方式让更多不同年龄阶层的市民能体验和领略"大南药"文化和中医药文化的魅力，通过激发群众学习中医药养生保健知识的兴趣来传承与弘扬中医药文化，促进健康事业的发展。博物馆的努力获得了社会各界的肯定，并于 2016 年被确定为广州市科学技术普及基地。

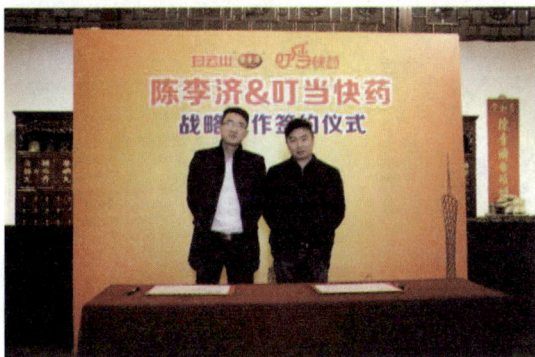

签约仪式

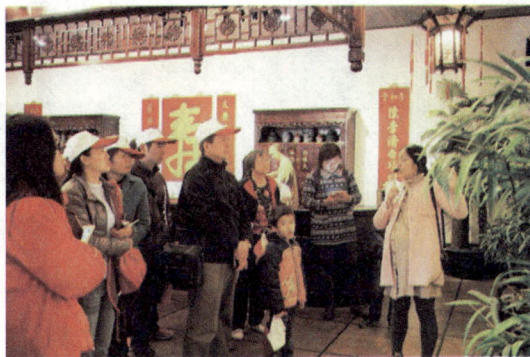

宣讲活动

# ⬤ 岭南中医药文化博览园

岭南中医药文化博览园于 2016 年 3 月 30 日被国家中医药管理局确定为全国中医药文化宣传教育基地，并于 2016 年 4 月 1 日开始正式对外开放。

岭南中医药文化博览园被中国中医科学院确定为中药材种子种苗繁育基地，是中国热带农业科学院广州实验站从化基地、广东中山大学生命科学学院岭南中医药教研基地、广东生态工程职业学院校外实训基地、广州市从化区中草药科普教育基地、广州市从化区第六中学学生社会实践基地、广州市从化区神岗中学学生社会实践基地、广州市中凯育蕾幼儿园中医药体验游学基地。

博览园的建设和发展对广州市生态旅游、健康养生、中医药文化传播与推广起到了积极的促进作用，并在一定程度上推动了广东省医药文化和医药

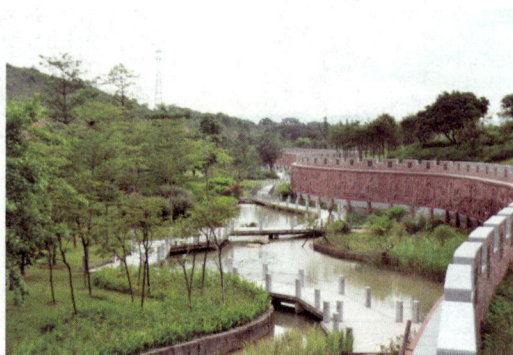

中医药历史文化浮雕景观长廊

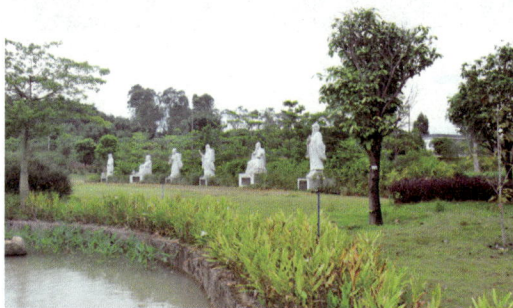

国医园神医雕像

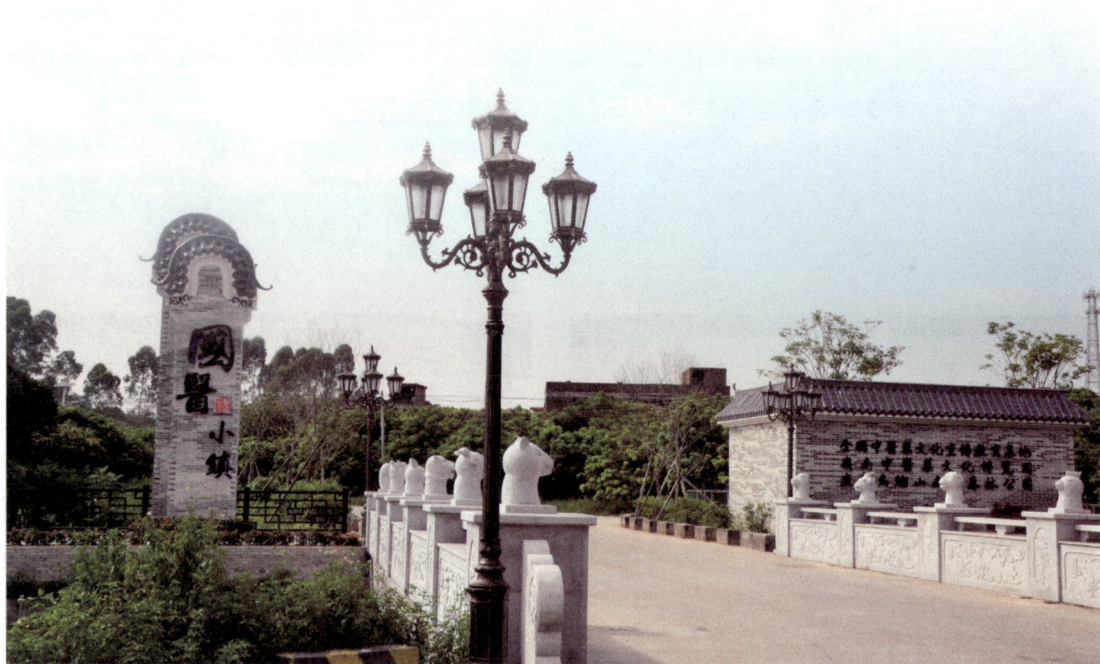

岭南国医小镇入口

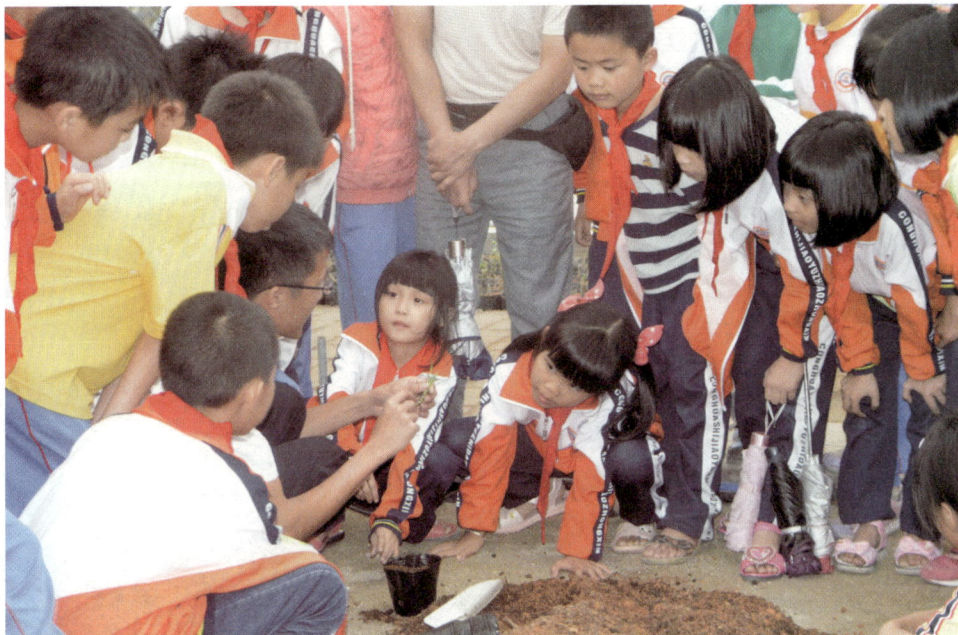
中医药研学活动

生产事业的整体发展。博览园自开放以来，受到了来自全国各地的肯定与赞扬，被誉为北回归线上的健康明珠。2017 年 11 月 26 日，博览园内展现中医药历史文化的"岭南中医文化大型砂岩浮雕景观长廊"获"世界最长砂岩深浮雕"吉尼斯世界纪录称号。

自岭南中医药文化博览园被确定为全国中医药文化宣传教育基地后，广州市岭南中草药博览园有限公司在此基础上又设立了岭南国医小镇项目，总占地面积 666.67 公顷，总投资金额 40 亿元人民币。国医小镇以中医药文化为核心，融中医药文化健康旅游、中医药生态养生、中医药科普教育于一体。岭南国医小镇的建设有三大主体——"岭南中医药文化博览园""广东马骝山南药省级森林公园""岭南民俗民宿文化村"。项目自成立以来，各子项目软硬件设施及中草药种植工作陆续得到完善，小镇内各中医药文化景观建设项目如国医园、百草园、中医药历史文化浮雕景观长廊、四季本草花海、本草园、中医药文化博览中心等均已建设完成，可供游客进行观光旅游和中医药文化学习体验，岭南国医小镇的建成将进一步推动宣传中医药文化的工作。

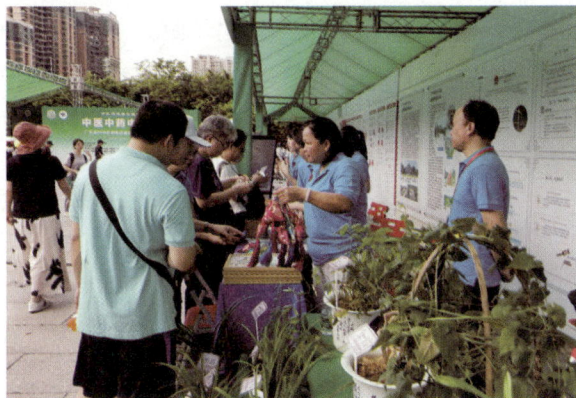
广东省"中国中药中医行"活动

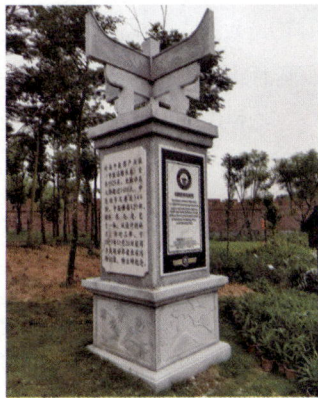
吉尼斯世界纪录认证纪念碑

# ◉ 罗浮山风景区

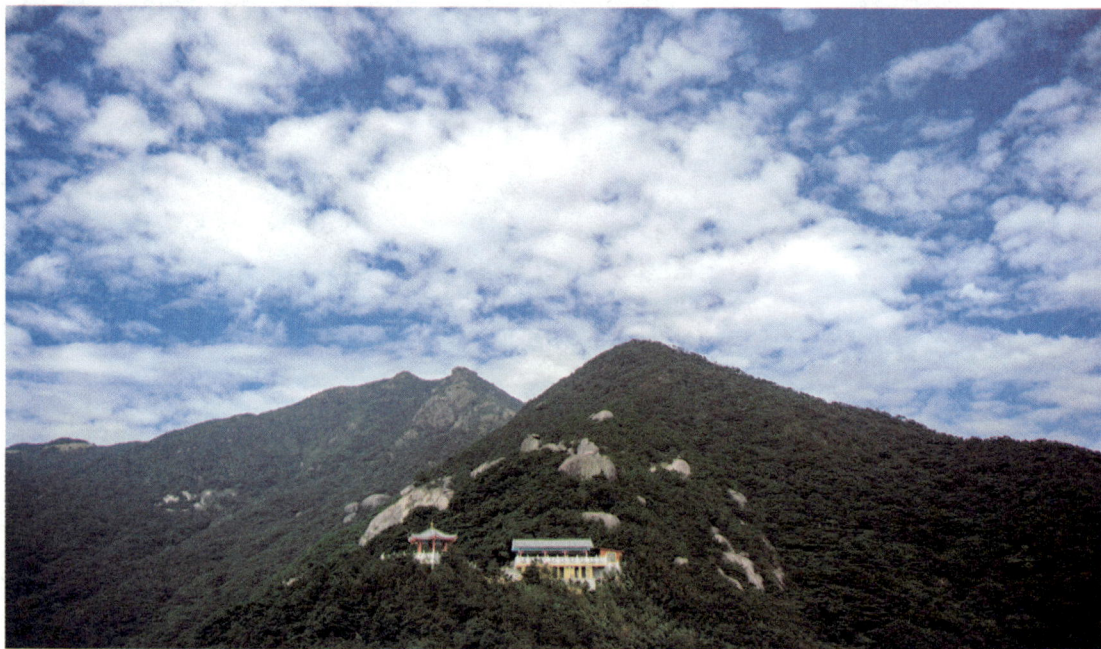

罗浮山外景

  罗浮山风景区成立于 2016 年 12 月 28 日。罗浮山自古便有"岭南第一山""百越群山之祖"的美誉，是中国道教名山之一，曾被汉代史学家司马迁称为仅次于五岳之后的又一名山"粤岳"。自秦汉以来，罗浮山地区一直是皇家御用药园，同时也是药材集散地，是古时道教、佛教炼丹制药的胜地。东晋葛洪在罗浮山发现并记载了 1000 多种草药，潜心完成了《抱朴子内外篇》《肘后备急方》《金匮药方》等多部道教及医学理论著作。宋代，罗浮山冲虚观旁的"洞天药市"，与广州芳村花市、广西合浦珠市、东莞寮步香市一起被称为"岭南四大集市"。因拥有丰富的中医药资源和以葛洪、鲍姑道医养生理论为主体的道教养生文化优势，罗浮山于 2016 年 9 月和 2017 年 6 月成功举办了两次国际性大会——"第三届中医科学大会"和"第三届国际养生大会"。

  罗浮山横亘博罗、龙门、增城三县（市）之间，总面积约 1793 平方千米，其中在博罗县内的面积约 1078 平方千米。罗浮山全境有山峰 432 座，其中 1000 米以上山峰 80 多座，主峰飞云顶海拔 1296 米。山上有飞瀑名泉 980 多处，洞天奇景 18 处，石室幽岩 72 个，拥有泉、池、涧、瀑、林、洞、观、寺、塔、峰等奇观异景。罗浮山的核心区域是罗浮山风景名胜区，总面积为 214.82 平方千米，是自然资源最集中、历史人文最丰富的区域。

  2004 年 1 月，罗浮山风景区被列入国家级风景名胜区名录，2013 年 12 月，

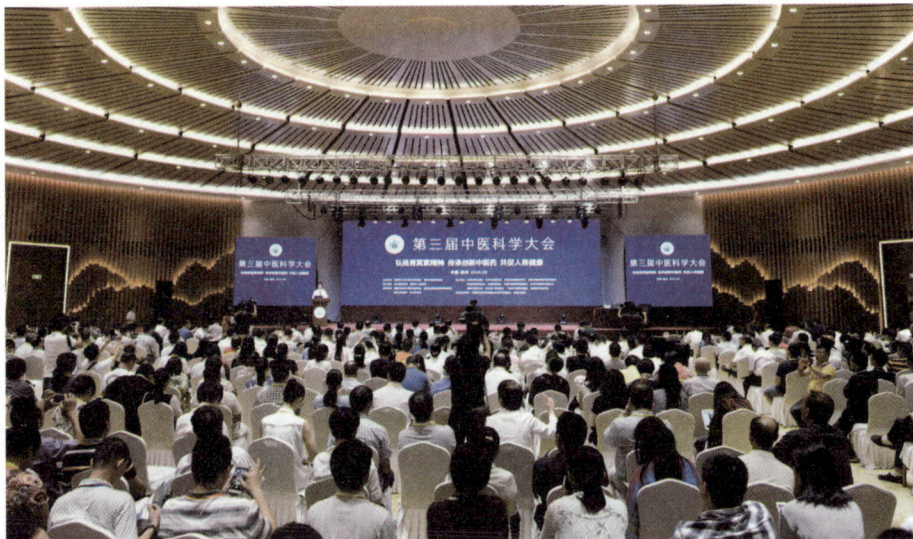

文化宣讲活动

罗浮山风景区被评定为国家 AAAAA 级旅游景区。而后罗浮山风景区还相继荣获了中国健身名山、中国天然氧吧、全国十佳文化生态景区、中国最具人气旅游目的地、中国最具人气山水景区等多项国家级荣誉称号。

2016 年 12 月，罗浮山风景区被正式确定为全国中医药文化宣传教育基地后，越来越多的游客慕名而来，游客接待量实现了有史以来最大幅度的提升。其中 2016 年全山旅游接待游客量达 443.3 万人次，增幅高达 24.24%；全山旅游综合收入达 7.44 亿元，增幅高达 32.41%。罗浮山风景区中的葛洪博物馆，从 2016 年 9 月开馆至 2019 年接待游客数量达 14.8 万人次，日接待参观人数最高记录近 5000 人次。罗浮山风景区获得了广大游客的好评，为传播中医药文化、传播岭南文化作出了突出贡献。

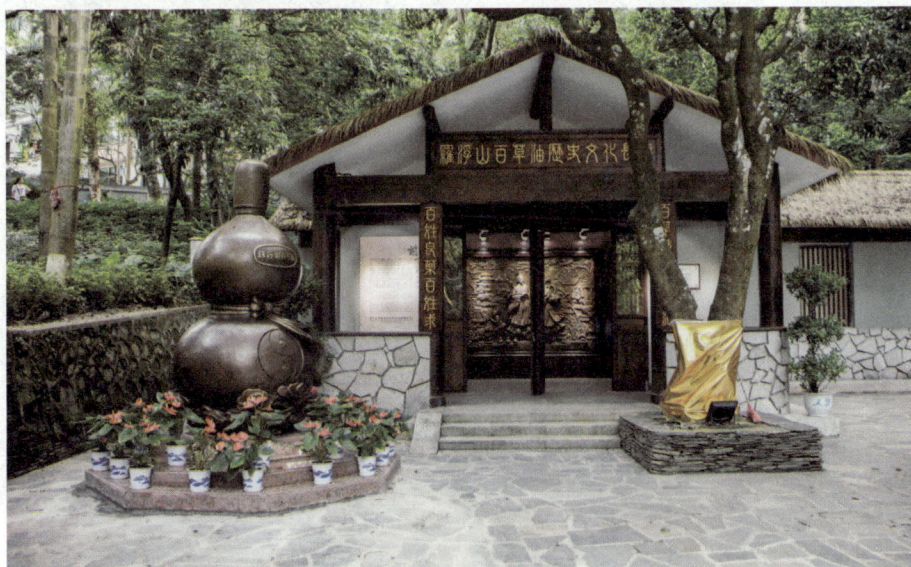

百草油文化馆

# ● 广东太安堂药业股份有限公司

　　太安堂集团广东太安堂药业股份有限公司创立于1995年冬，全体同仁不懈努力，风雨兼程，从产品经营到产业经营，从产业扩张到资本运作，目前已拥有净资产十多亿元人民币，市值也从30个亿向上挺进，发展成为集科研、生产、销售于一体的国家高新技术企业上市公司。

　　广东太安堂药业股份有限公司总部位于上海四川北路海泰国际大厦，旗下拥有上海金皮宝制药有限公司、"中华老字号"广东宏兴集团股份有限公司、广东皮宝药品有限公司、上海太安堂医药药材有限公司、皮肤药研究中心、广东省中药皮肤药工程技术研究开发中心等机构。太安堂集团属下广东太安堂药业等制药公司以弘扬中医药国粹，振兴中医药事业为己任，坚持走中医现代化、中药产业化之路，注重产品品牌与产品体系建设，以铍宝和麒麟两大品牌为主轴建立了中药皮肤药和特效中成药两大系列产品体系，拥有铍宝消炎癣湿药膏、铍宝解毒烧伤软膏、铍宝克痒敏酊、麒麟牌"心宝丸"、麒麟牌"麒麟丸"、麒麟牌"祛痹舒肩丸"六大现代化中药产品，以及包括片剂、胶囊剂、液体制剂、膏剂、丸剂、颗粒剂、散剂、茶剂等8个剂型108个药品品种，其中3个品种被列为国家中药保护品种，7个品种为国内独家生产品种，49个品种进入OTC品种目录。太安堂集团广东太安堂药业股份有限公司以优质的产品奉献社会，造福人类，获得了消费者和社会各界的

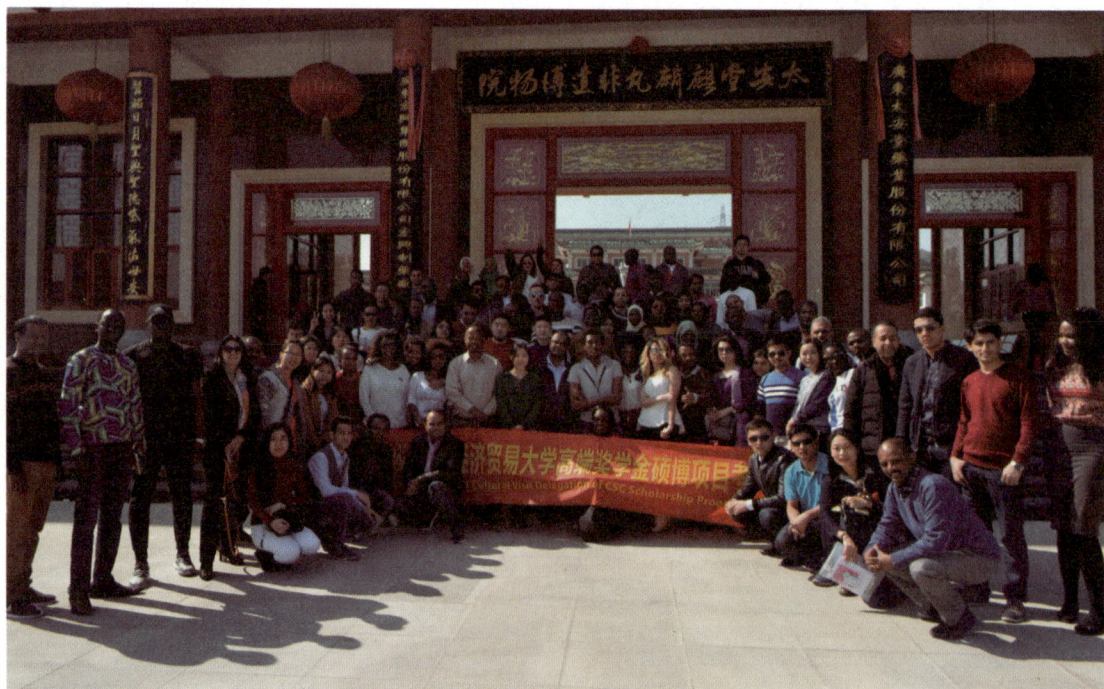

国外友人参观太安堂

公司宣传活动

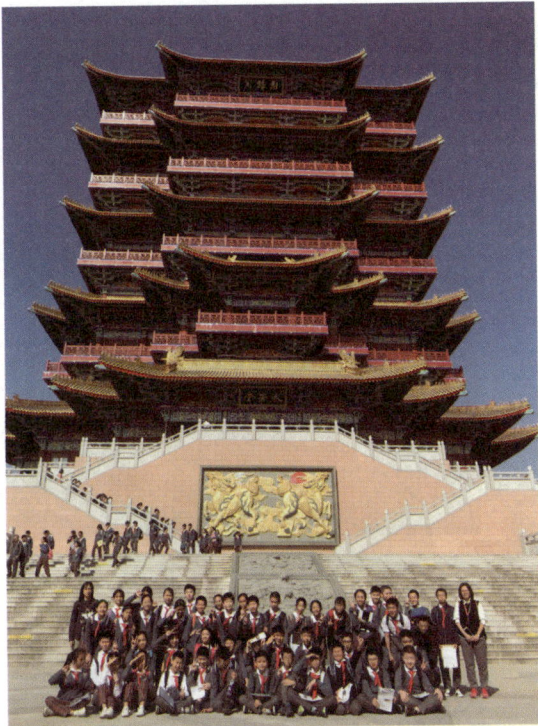

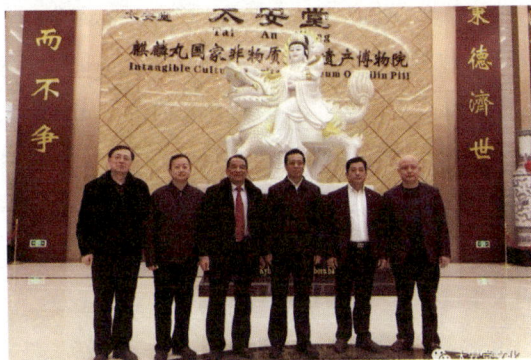

学生参观太安堂

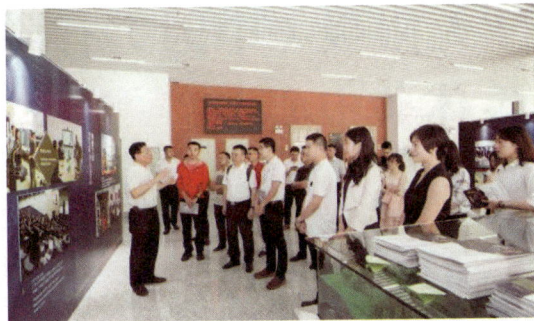

非物质文化遗产博物院合影

广泛赞赏，载誉无数。公司荣获国家权威机构颁发的"烧伤外科事业贡献奖"，并先后获得"中国皮肤科用药十大影响力品牌""广东省著名商标""广东省名牌产品""国家高新技术企业"等数十项荣誉称号。太安堂人将继续全力实施"多元规模经济、共赢经济、五行生制经济"等"三大经济"策略，向实现创建世界一流的中药现代化制药企业的目标奋进！

## ● 无限极（中国）有限公司（无限极养生文化体验中心）

2005 年 4 月 12 日，无限极（中国）有限公司建设的"无限极养生文化体验中心"在新会生产基地落成，这是全国第一个中草药养生文化体验中心。

无限极（中国）有限公司（简称"无限极"）隶属于李锦记健康产品集团旗下。无限极成立于 1992 年，总部位于中国广州，是一家从事中草药健康产品研发、生产、销售及服务的大型港资企业，旗下雇员超过 4700 名。至 2019 年，无限极已成功研发生产出 5 大系列、6 大品牌共 147 款产品，并在中国设立了 30 家分公司，30 家服务中心，拥有超过 7000 家专卖店。

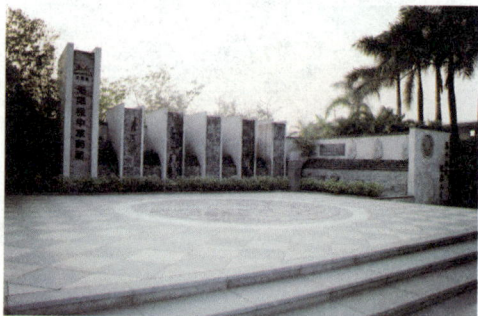

中草药园广场

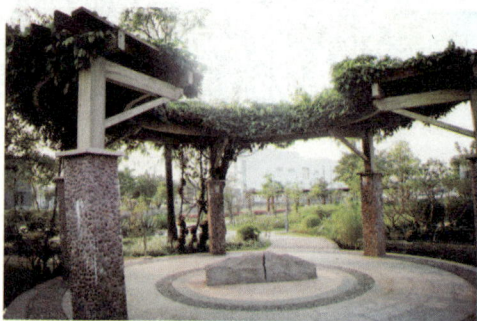

中草药园

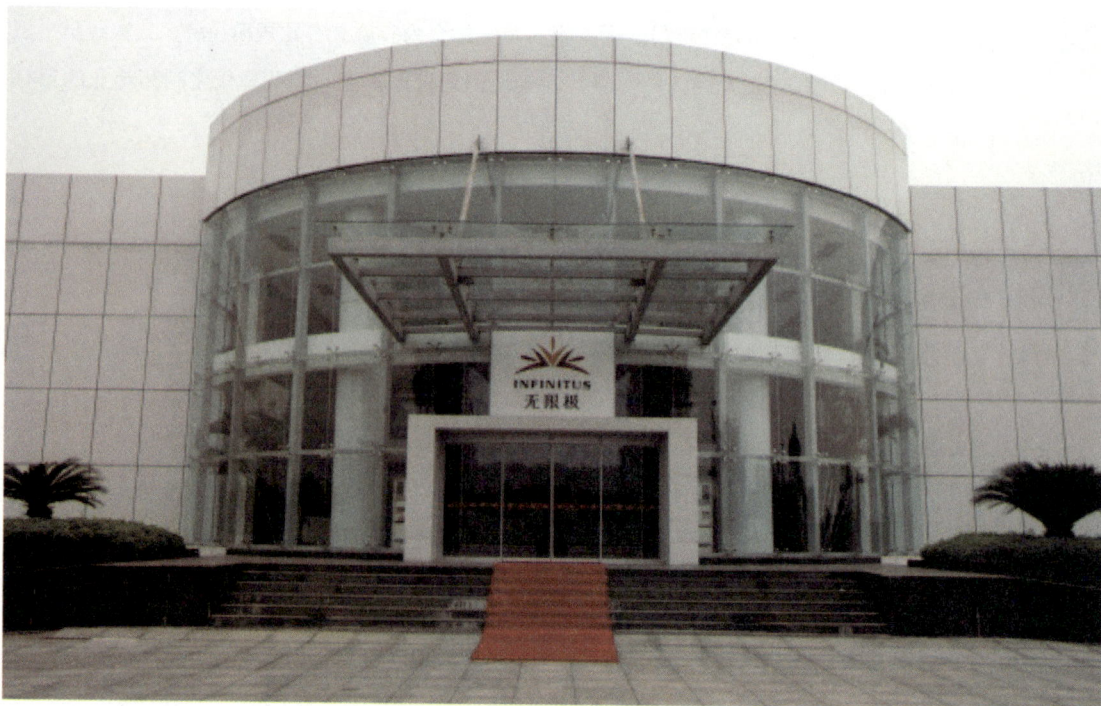

养生文化体验中心

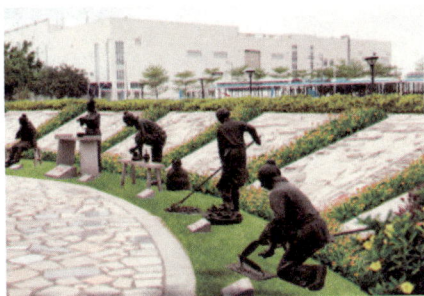
"传承"主题铜像

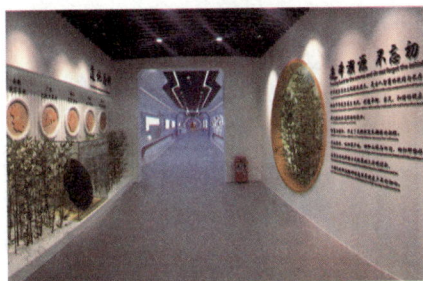
科普参观走廊

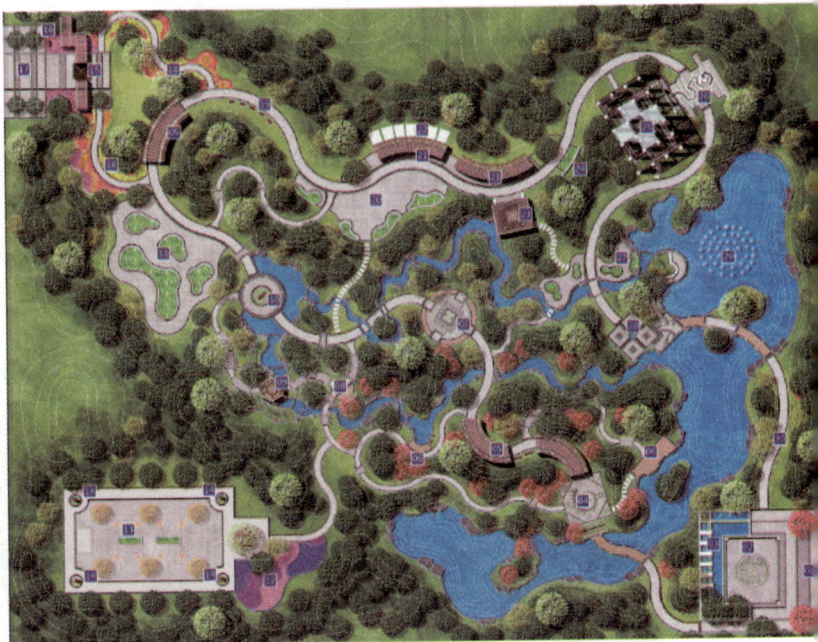
药园改造规划平观图

　　无限极养生文化体验中心与无限极新会生产基地为一体,坐落于广东省著名的侨乡江门市新会区,有着深厚的岭南传统文化氛围。这里有巴金笔下的"小鸟天堂",有梁启超故居等一批历史文化景点。无限极养生文化体验中心于2005年建成后,成为集中草药健康产品生产与中医药文化宣传教育功能为一体的综合基地。

　　无限极以弘扬中国传统优秀养生文化为出发点,运用自身优势,在推广中医药文化,向民众普及养生知识方面发挥了积极的作用。无限极养生文化体验中心建立了独特的体验式宣教模式,其中包括"养生文化体验中心(含全自动化口服液生产参观走廊)""中草药园(文化宣传长廊)""无限极大学""多糖生产大楼"等约2.2万平方米的科普宣传教育场所,以优

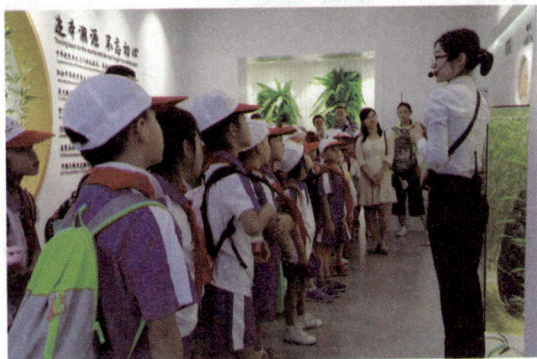
学生参观基地

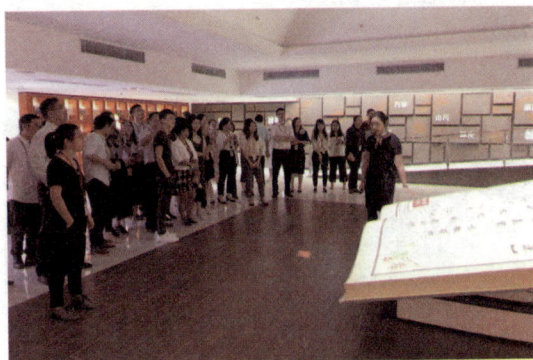
游客参观基地

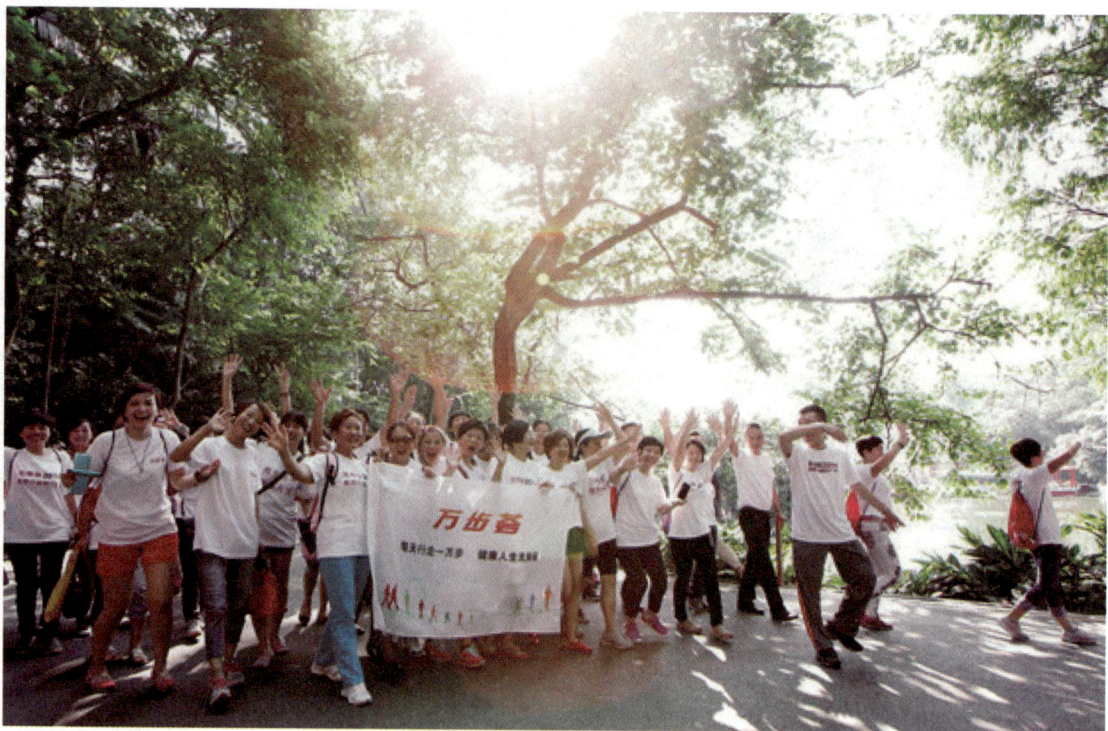

万步荟活动

质的中医药文化宣教硬件和配套设施开展多元化的中医药文化
主题活动。无限极养生文化体验中心每年免费向公众开放预约
参观约 250 天，年均接待游客约 50 万人次，成为传播中医药
文化和养生知识的企业课堂，更是对外交流的重要窗口。

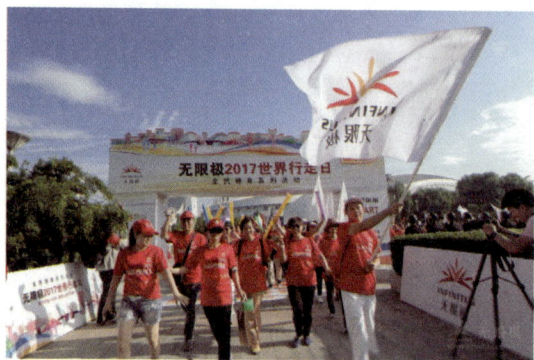

无限极养生行走日活动

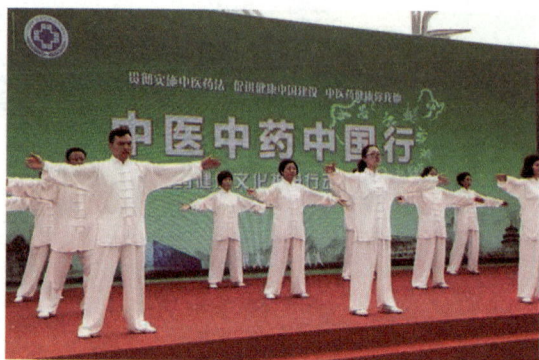

无限极养生操

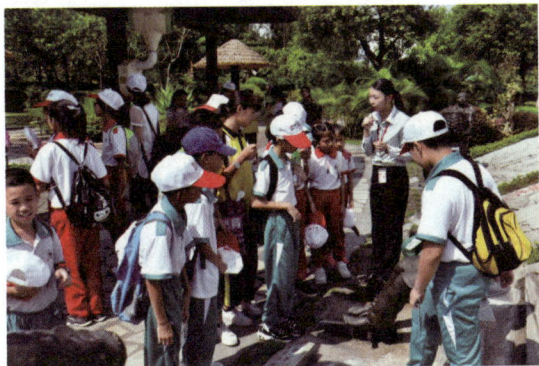
会城圭峰小学科普行

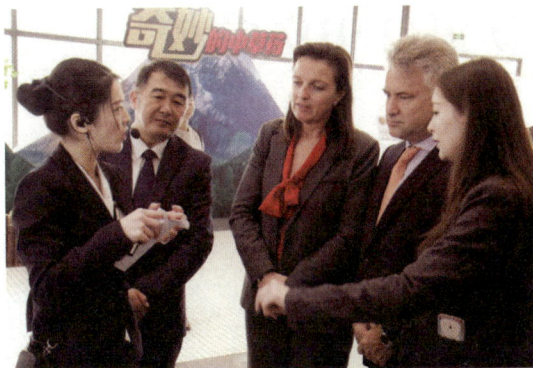
国际交流活动（1）

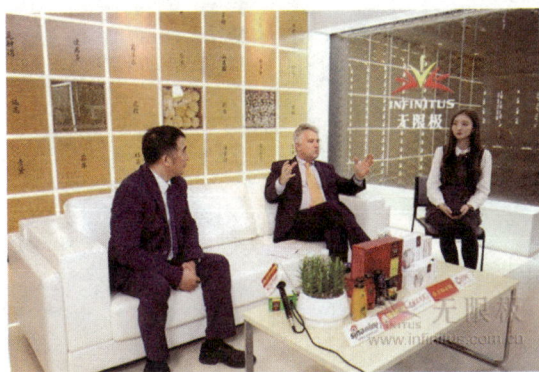
国际交流活动（2）

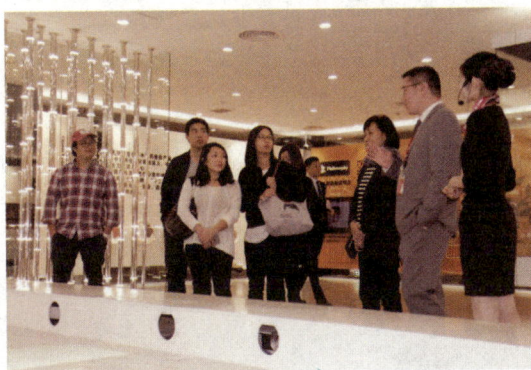
国际交流活动（3）

　　无限极养生文化体验中心有14年多的中医药文化宣传教育专业讲解基础，积累了丰富的管理经验和扎实的工作能力。无限极不忘初心、不断创新，在集团主管部门的大力支持下，获得了广泛的社会效益。

# ◉ 湛江中医学校

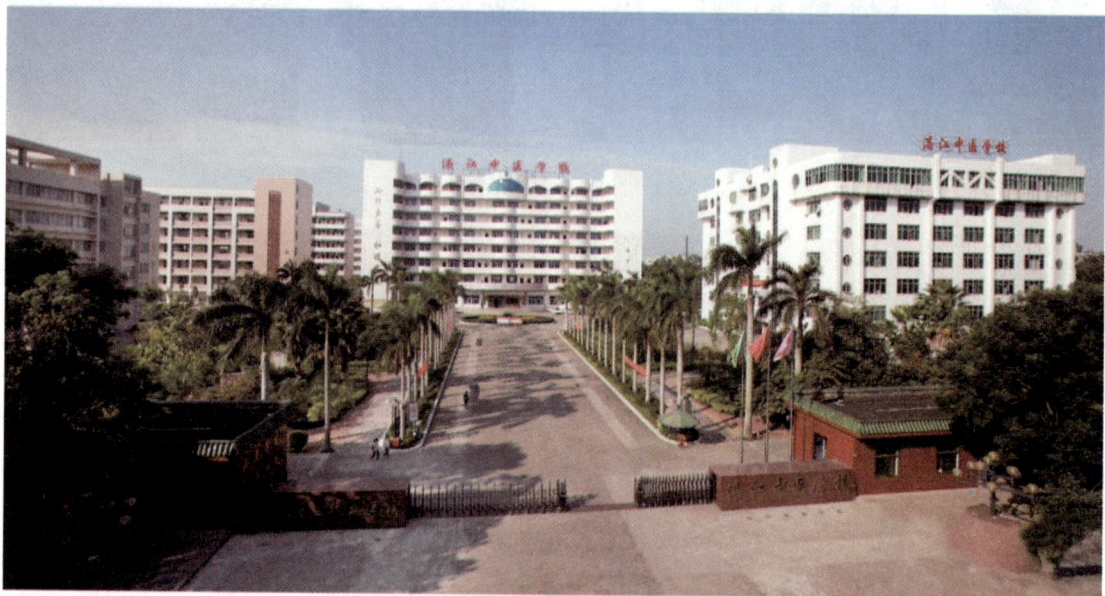

基地外景（1）

　　湛江中医学校创办于 1965 年，是国家级重点中等职业学校、国家中医药管理局局级重点中医药学校和广东省示范性中等职业学校，是中医药继续教育基地、广东省全科医学教育理论教学培训基地。学校依托中医药博物馆、药园等资源，先后荣获广东省安全文明校园、湛江市特色文化校园、湛江市先进集体、湛江市职业教育先进单位等荣誉称号，被确定为湛江市科普教育基地、粤西健康养生文化基地、湛江市直属机关党员环境教育基地、湛江市社区大学健康养生学院、湛江市中小学生研学旅行基地、广东省旅游养生示范基地建设单位、广东省中医药局中医药适宜技术推广基地、广东省中医药文化宣传教育基地。学校现已成为粤西地区中医药文化宣传教

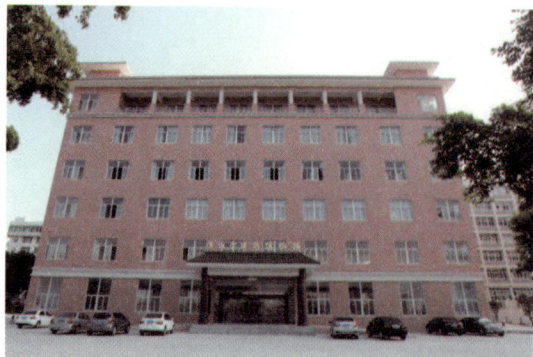

基地外景（2）

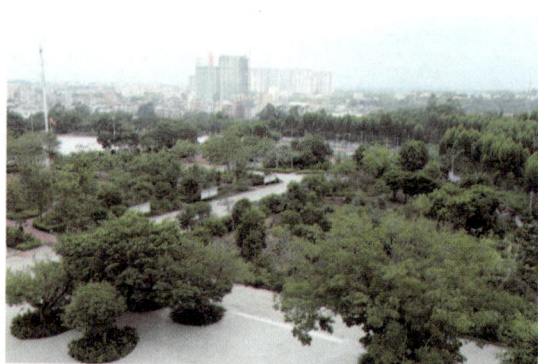

基地外景（3）

育的阵地。

湛江中医学校总占地面积 101435 平方米，建筑面积 81168 平方米。学校建有中医药博物馆、药园、中医药适宜技术推广示范教室、多功能报告厅、图书馆、运动场、实训楼等，拥有面积约达 1.3 公顷的药园及中医药文化长廊。除药园外，学校以中草药全面绿化校园，种植名贵中草药360 多种，有大小名贵树种 1000 多棵，已建设成为集"五化"（绿化、药化、亮化、香化、美化）为一体的生态花果园，逐步形成具有中医药文化特色的校园文化，彰显了环境育人的功能。湛江中医学校是湛江地区大学生、中职学生、小学生、社会群众接受中医药传统文化和医德医风教育的课堂，是学校向社会普及中医药知识、加强中医药对外交流展示的窗口。学校内部的中医药博物馆每周一至周五面向学校和社会开放，每年开放 40 周。中医药博物馆在建成开放后，至 2019年，已接待省内外各级别各层次的参观人员超过 3 万人次。

被确定为全国中医药文化宣传教育基地后，湛江中医学校作为中医药文化宣传教育阵地，将学校现有的中医药教育资源与中医药博物馆的收藏、展示、研究和教育等功能整合起来，实现中医、中药、针灸等科技内涵与历史、文化、民俗的有机结合，将学校建设成为向公众展示、宣传中医药文化的重要基地，吸引中国乃至世界各地的民众参观交流，将中医药文化推向海内外，传承和发扬中医药优秀文化。

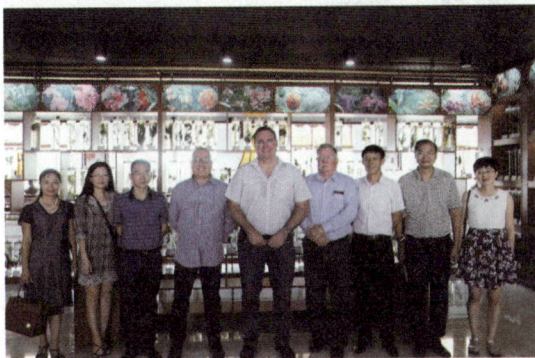
宣传活动（1）

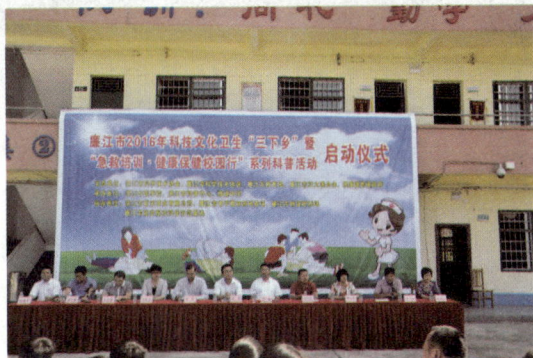
宣传活动（2）

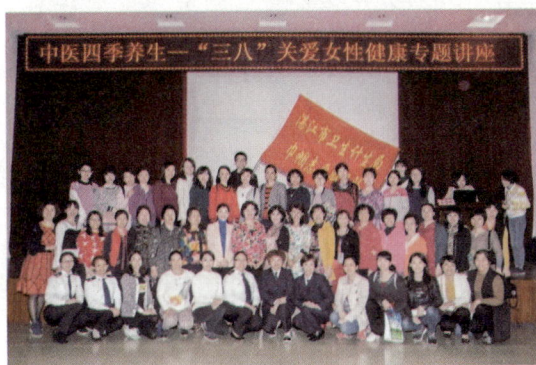
宣传活动（3）

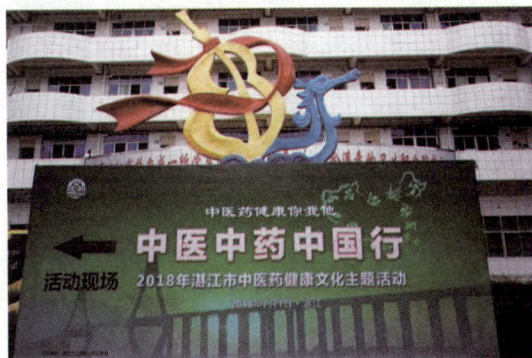
中医中药中国行活动

# 广西壮族自治区

## ⭕ 广西药用植物园

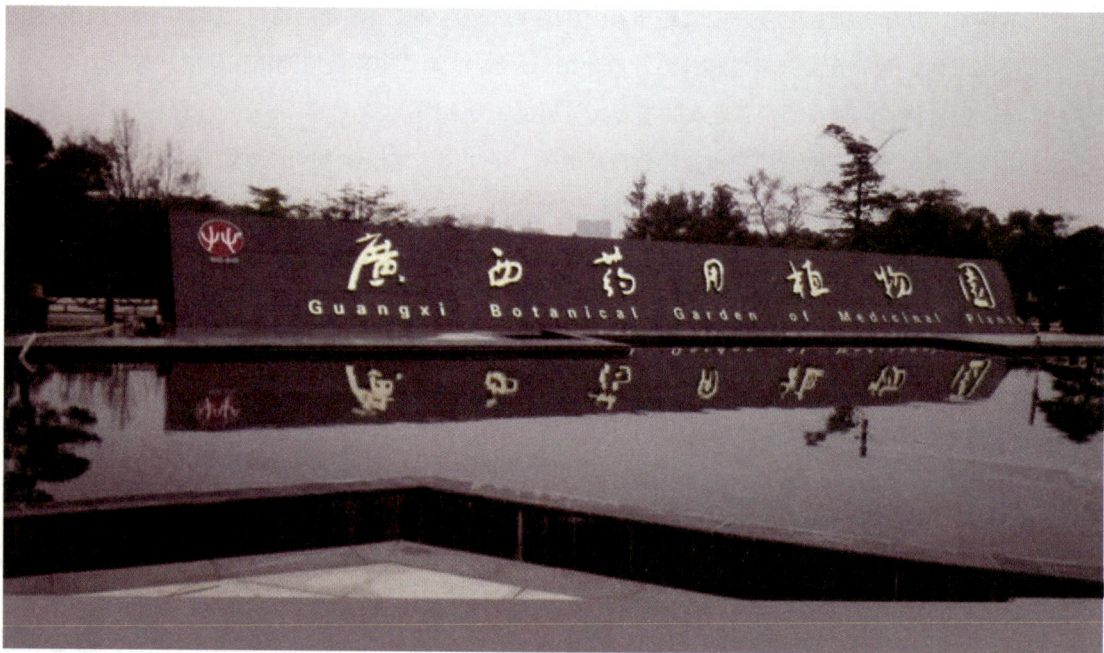

植物园外景

广西药用植物园（广西壮族自治区药用植物园），创建于 1959 年，占地面积 202 公顷，是从事药用动植物资源收集、保存、展示、科普教育与特色中药资源、民族药资源产品开发等服务的公益性事业单位。广西药用植物园是全国科普教育基地、全国旅游标准化试点企业和国家 AAAA 级旅游景区。

2009 年，广西药用植物园被国家中医药管理局确定为全国中医药文化宣传教育基地后，植物园在中国工程院、国家中医药管理局、广西壮族自治区人民政府的高度关怀和支持下，在卫生计生领域和旅游领域有关部门的指导帮助下，以建成以药用生物资源保护为根本，科学研究为核心，注重科普文化内涵、中医药休闲旅游特色的四位一体世界级药用植物园为发展目标，加强基地软硬件建设，获得了长足的发展。

2019 年是广西药用植物园建园 60 周年，药园将以此为契机，加强基地基础建设，计划进行智慧园区建设，投入智慧科普设施，提升和打造 1~2 处精品景点景观。植物园计划通过设立服务点、科普活动开展点若干处，配套中医药文化科普宣传展示牌、展示品，在规划、定位、设备、规模、科普内容展示能力等方面集中展现植物园的最佳水平，创造浓厚的中医药文化科普氛围。植物园计划通过"走出去、请进来"的方式，加强对科普人才的引进和培养，建设一支业务精、作风硬、专兼职结合、高水平的环境科普队伍。植物园将采取积极措施，引导和鼓励专职科技工作者在搞好科研、教学和生产的同时，参与中医药科普工作，将其所掌握的科学知识、科技成果转化为科普产品，探索并适应环境科普工作社会化、市场化、现代化需求。

广西药用植物园将以中医药科普基地建设、运行、维护实况为基准，建设一套结构完整的科普基地管理制度和政策法规以便开展管理工作，确保上述环节运转的有效性，鼓励、吸引社会志愿者和机构参与科普宣传工作，促进提升科普宣传影响力，扩大影响范围，进一步推进中医药文化宣传科普事业进程。

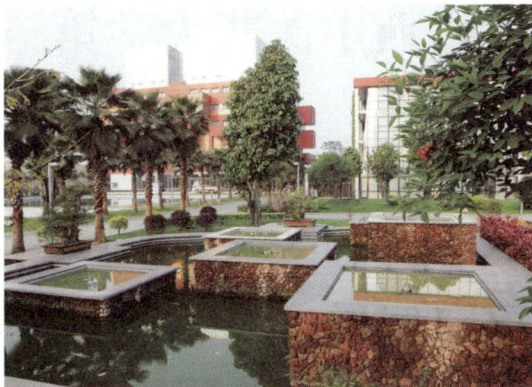

植物园内景（1）

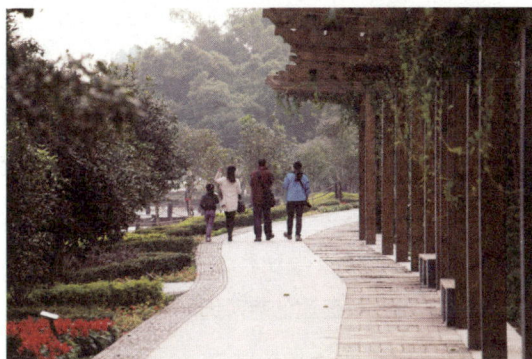

植物园内景（2）

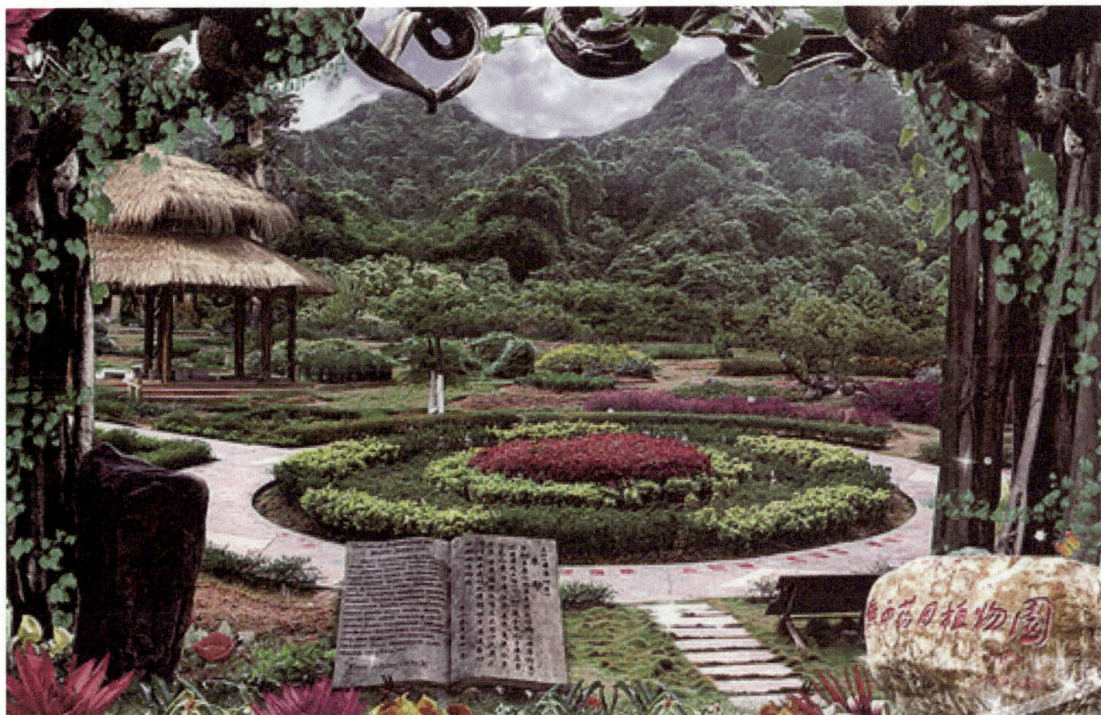

植物园内景（3）

# ⚫ 广西中医药大学第一附属医院

广西中医药大学第一附属医院创建于 1941 年，原名广西省立中医院。2012 年 3 月，根据《教育部关于同意广西中医学院更名为广西中医药大学的通知》（教发函〔2012〕53 号），医院更名为"广西中医药大学第一附属医院"。建院 70 余年来，广西中医药大学第一附属医院已发展成为一所集医疗、教学、科研、预防保健、康复于一体的综合性中医医院，是国家中医药管理局第一批全国中医医院中医药文化建设试点单位、国家中医药管理局第一批中医"治未病"试点单位、国家中医药管理局第一批中医药标准研究推广基地（试点）建设单位、国家中医药管理局第一批中医药适宜技术推广基地，也是全国中医医院医疗质量监测中心广西分中心、广西中医病案质量控制中心挂靠单位、国家药物临床试验机构。2016 年 12 月，广西中医药大学第一附属医院被国家中医药管理局确定为全国中医药文化宣传教育基地。

广西中医药大学第一附属医院是桂派医学流派的发祥地和聚集地，目前拥有正高级职称 98 人，博士生导师 10 人，博士、硕士近 600 人，全国名老中医 21 人，首批"桂派中医大师"15 人，广西名老中医 12 人，广西名中医 30 人，组成了全区（省）最强盛的名中医方阵。目前，医院的中医药文化专题展示场所面积已经超过 5000 平方米，俨然成为一所展示中医药文化的大型展览室和博物馆。同时，医院拥有完善的影音设备，东葛和仙葫两大院区拥有可同时容纳 600 余人就座的学术报告厅、会议厅各 1 个，可以容纳 50 人的高清录播教室 1 个，是院内举办各类中医药文化学术讲座、健康大讲堂、中医药文化知识宣教等活动的主要场所。

在弘扬中医药文化，建设中医药文化宣传教育基地的过程中，医院的美誉度和影响力也得到不断提升。在文化的感召下，医院涌现出全国卫生系统先进个人、全国医德标兵、广西壮族自治区先进工作者、全国百名优秀护理标兵、全国中医医院优质护理服务先进个人、全区卫生系统和高校系统优秀共产党员、

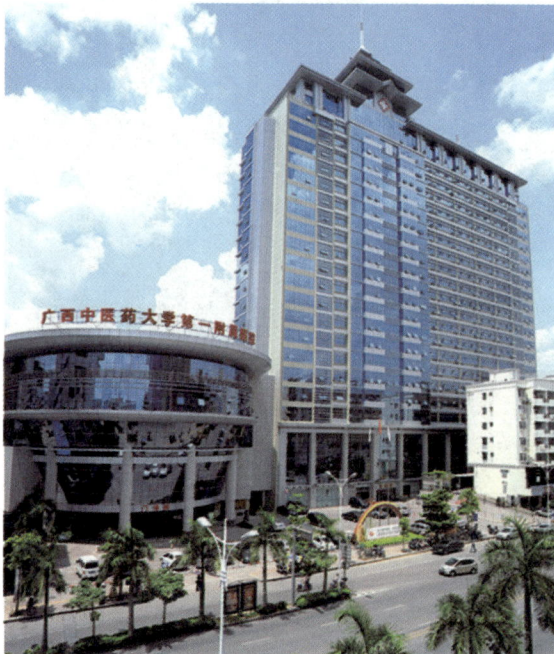

东葛院区外景

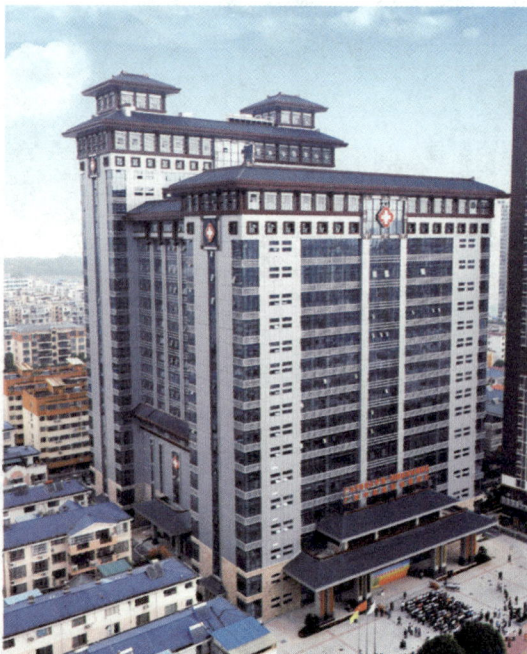

仙葫院区外景

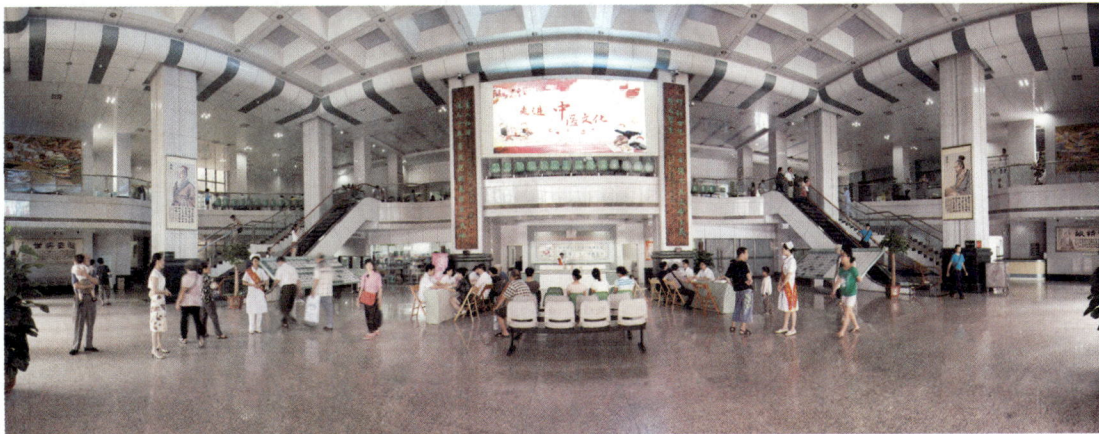

医院大堂

优秀党务工作者等一批优秀职工，陈慧侬、黄瑾明两位教授被评为"全国名中医"，医院各项工作取得了长足发展。广西中医药大学第一附属医院是第一批被国家中医药管理局评选为全国中医医院中医药文化建设试点单位的医院，同时还是全国中医药文化建设工作先进单位、全国中医药文化宣传教育基地、中国十大中医药民族品牌医院。医院的视觉识别系统被广西壮族自治区卫计委、国家中医药管理局收录到《广西中医民族医机构文化建设形象设计指南》画册中向全区推广，并在全国卫生系统第九届"走向人文管理高层论坛"上荣获"医院文化载体建设富有特色的典型"称号。广西中医药大学第一附属医院在第二届中国公立医院服务创新榜上获得"2014惠民、便民工作典范医院"称号，成为全区中医民族医医疗机构学习的范本和广西中医药文化宣传教育的重要阵地。

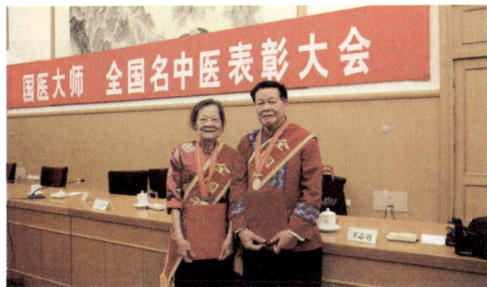

医院陈慧侬、黄瑾明两位教授被评为"全国名中医"

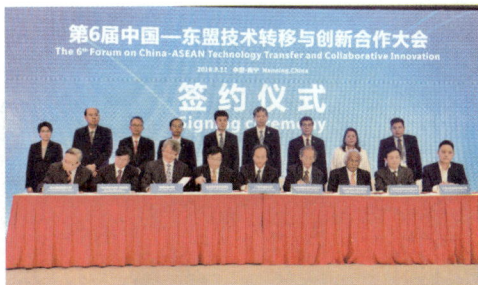

医院与马来西亚拉曼大学、中国香港浸会大学签署合作协议

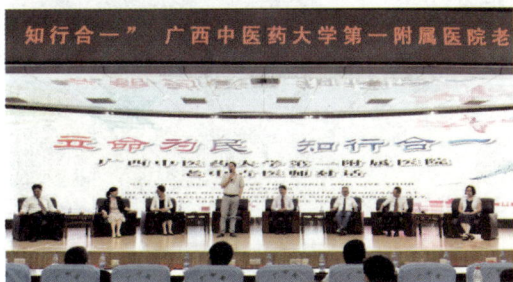

"广中医老中青医师对话"论坛

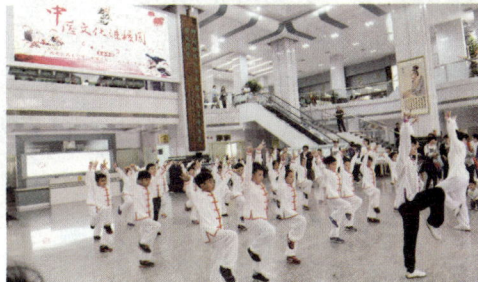

"中医文化进校园"亲子营活动

# ⊙ 广西中医药大学附属瑞康医院

2016 年 12 月，广西中医药大学附属瑞康医院被国家中医药管理局确定为全国中医药文化宣传教育基地。

广西中医药大学附属瑞康医院始建于 1951 年，历史悠久，依托广西中医药大学中医药、民族医药特色鲜明、产学研医紧密结合、对外交流合作成绩突出的优势，根据医院自身发展情况，形成了独具瑞康特色的中医药文化。医院有良好的基础条件，拥有教授、主任医师 81 名，副教授、副主任医师 168 名，博士后 4 名，医学博士 86 名，硕士 350 多名，其中有 20 多人曾在美国、日本等 10 多个国家留学。医院中医技术人才济济，有国医大师 2 名，国家特殊津贴专家 4 名，全国名老中医 13 名，广西名中医 40 名，广西八桂学者 1 名，八桂名师 1 名，拥有全区最强大的中西医结合专家阵容。医院在传承中医药文化方面有良好的学术资源优势。

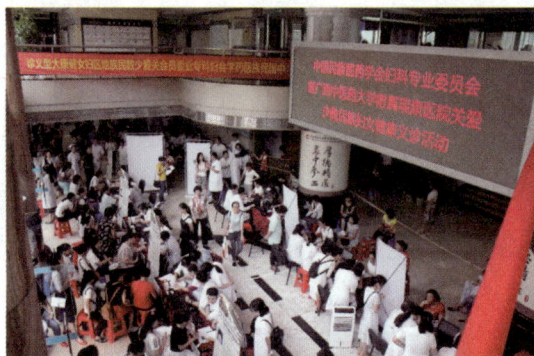

关爱少数民族妇女健康义诊活动

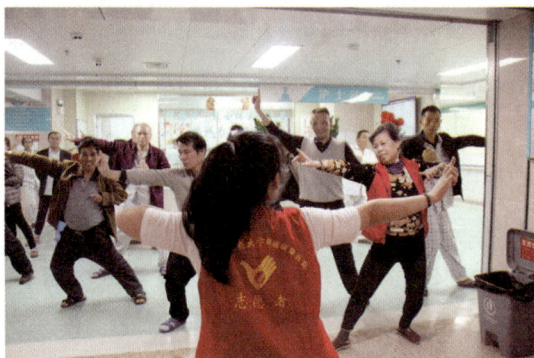

健身气功"八段锦"走进病房

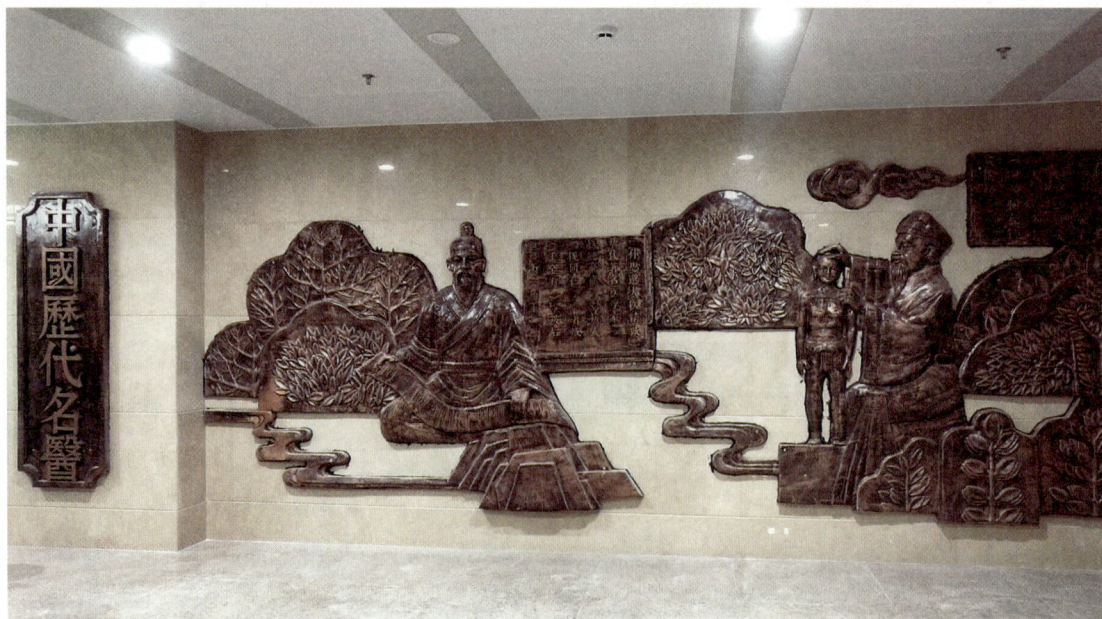

医院文化长廊

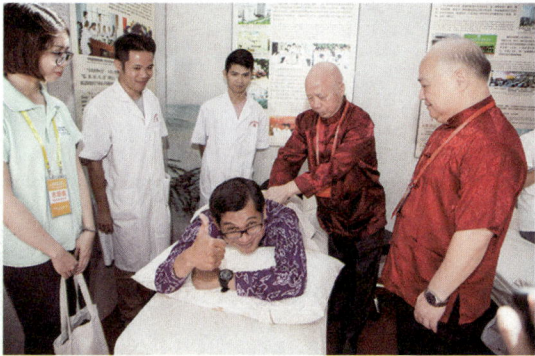

国医大师韦贵康教授在中国－东盟医药高峰论坛上为国外友人做手法治疗

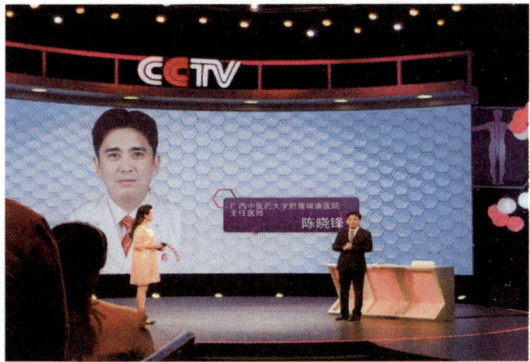

陈晓锋主任在CCTV-10讲《寿命长 先扶阳》

　　广西中医药大学附属瑞康医院被确定为全国中医药文化宣传教育基地后，积极整合现有瑞康弘中健康中心、贵康整脊手法培训基地等设施优势资源，建成功能齐全、文化品味高、具有中医药特色、面向公众开放的"中医药养生体验馆"，同时在中医人才配置、政策措施上进行配套，在全院各科室病区设立中医综合治疗室。目前医院正在打造集名医馆、推拿馆、针灸馆、药膳馆、治未病中心、国医堂大药房、中医药展示馆、国医大师工作室、名老中医工作室、药膳食疗研究室、民族医药研究室等为一体的中医特色诊疗平台。

　　医院同时利用自媒体搭建中医药科普平台，在官方网站建成内容翔实、生动活泼的文化基地网站；在官方微博、微信公众号上建立好专栏，及时把中医药名人典故、历史传说、逸闻趣事、中医药科普知识及视频资料进行整理，定期更新到专栏中，并适时进行推广。医院利用微信公众号向广大群众普及中医药知识，大力推广中医药文化，设置专栏"每日一膳"，宣传普及药膳食疗知识，教大众如何利用中药食材进行食疗进补，从而有效地加强了中医药知识的宣传工作，受到老百姓的欢迎。

# ○ 桂林市中医医院

桂林市中医医院创建于 1958 年，是桂北地区规模最大，集医疗、科研、教学于一体的三级甲等综合性中医医院。2016 年 12 月，桂林市中医医院被国家中医药管理局确定为全国中医药文化宣传教育基地。桂林市中医医院中医药文化氛围浓郁，中医药特色鲜明，技术力量雄厚。医院拥有国家卫健委临床重点专科建设项目 1 个、国家中医药管理局重点专科 3 个、自治区级中医重点专科 5 个、市级重点专科 7 个。近年来，医院推进"人才强院"战略，人才梯队日趋完善，现有在岗人员 1529 人，其中正高级职称 25 人、副高级职称 148 人、博士 6 人、硕士 110 人；有全国名老中医 1 名、桂派中医大师 1 名、广西名老中医 2 名、广西名中医 6 名、桂林市名中医 14 名。

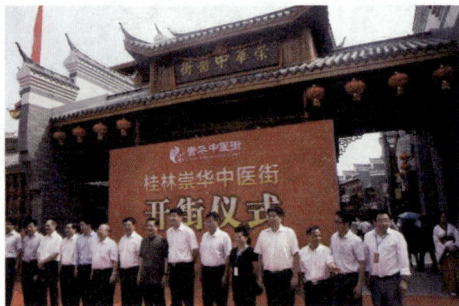

崇华中医街开街仪式

桂林市中医医院总占地面积 47092 平方米，分医院本部、铁西院区、崇信院区三个部分。医院下辖两个社区卫生服务中心，合并管理桂林市皮肤病医院。医院设有 26 个临床科室、9 个医技科室，开放床位 924 张，配有国

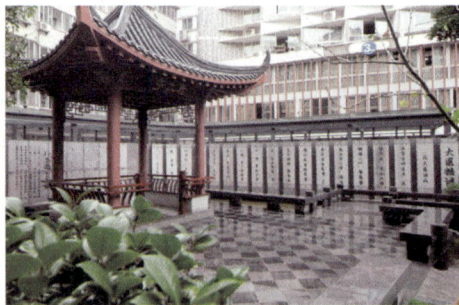

中医药文化走廊

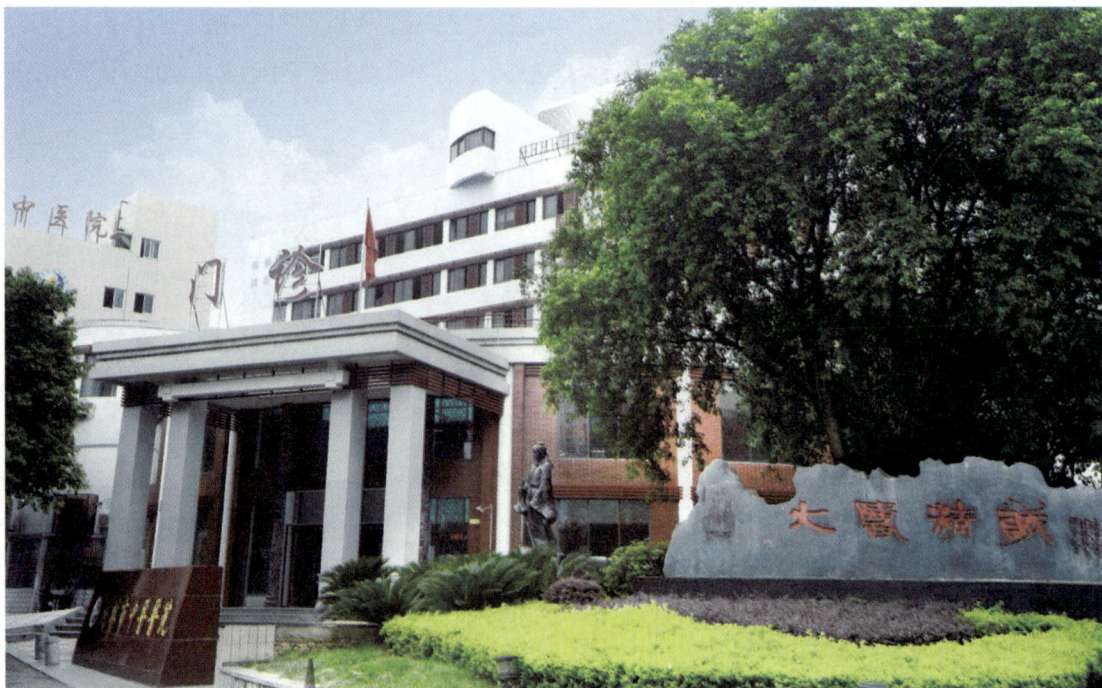

医院外景

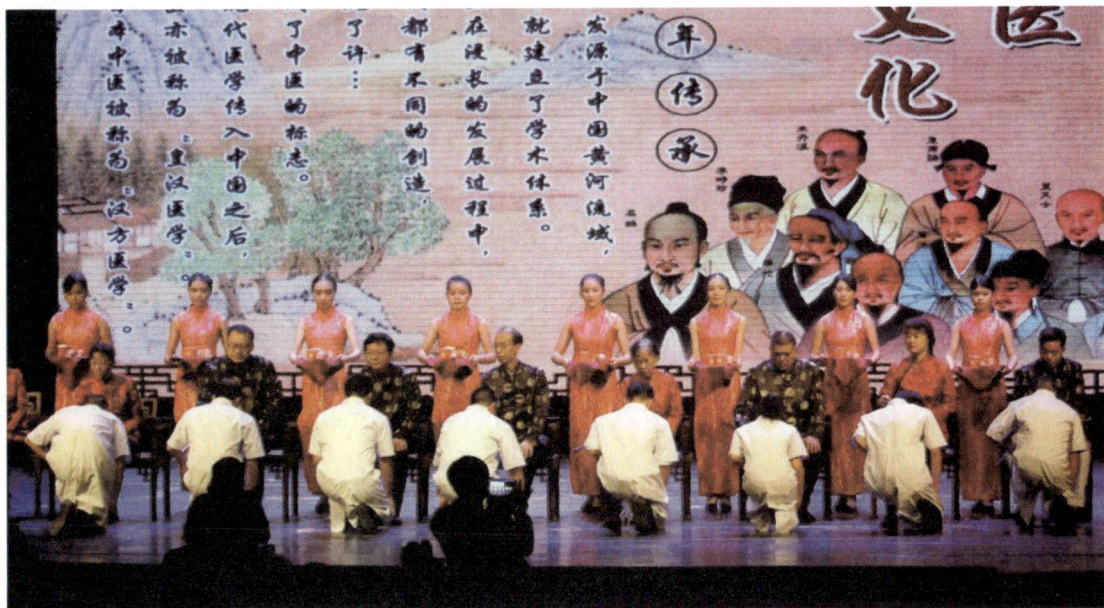

中医药文化宣传和学术交流活动（1）

内最先进的空气层流手术室、美国 GEBrightspeed 8 排螺旋 CT 机、美国 GE Signa HDxt 1.5T 超导磁共振成像仪、百胜 DU-6 全数字化彩色多普勒超声诊断仪、全自动生化仪、高频乳腺 X 光摄影仪、DR 数字化 X 线机、进口 C 型臂 X 光机等现代化医疗设备。医院拥有一个十万级洁净制剂室，制剂室根据名老中医们通过长期临床及科研经验总结出的验方、秘方、科研成果，研制出医院独有的中医特色制剂 40 多种，在临床工作中充分发挥着中医中药简、便、廉、验的作用，深受百姓青睐。

桂林市中医医院具备专门的中医药文化宣传展示场所，以中医药文化展示为主题，开展了突出中医药文化特色的中医药文化传播服务，是中医药工作者、院校学生、广大市民接受中医药传统文化和医德医风教育的课堂，是向社会普及中医药知识、加强中医药对外交流展示的窗口。桂林市中医医院充分发挥了桂北最大中医院的技术资源优势，在桂林市和广西乃至全国内产生了一定的社会影响力，获得了社会各界的广泛好评。

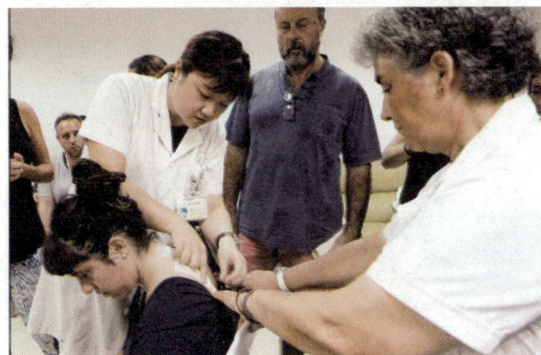

中医药文化宣传和学术交流活动（2）

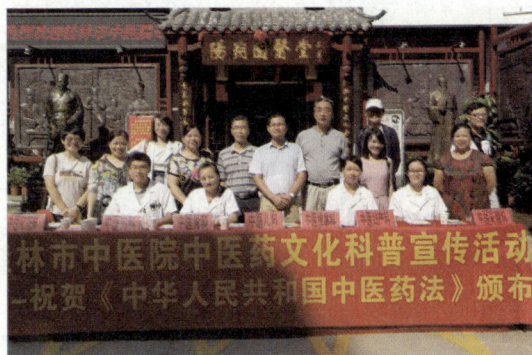

中医药文化宣传和学术交流活动（3）

# 海南省

## ◉ 博鳌国际名中医健康医疗中心

博鳌国际名中医健康医疗中心自 2017 年 1 月 13 日开业运营以来，在海南省人民政府、琼海市人民政府和博鳌乐城国际医疗旅游先行区党工委等各级党委、政府的大力支持和帮助下得到了快速的发展。在不到 2 年的时间里，博鳌国际名中医健康医疗中心发展成为了博鳌乐城国际医疗旅游先行区的中医药文化传承交流标杆机构。2016 年 3 月，博鳌国际名中医健康医疗中心被海南省中医药管理局确定为海南省中医药专业技术人员继续教育基地。2018 年 3 月，博鳌国际名中医健康医疗中心被确定为海南省中医药高技能人才培养基地及海南省中医药文化宣传教育基地。

博鳌国际名中医健康医疗中心拥有国医大师工作室 5 个（张大宁、沈宝藩、王世民、雷忠义、李佃贵），全国名老中医工作室 10 个（王新陆、林天东、张永杰、周超凡、刘景源、顾植山、李曰庆、周绍华、朱云龙、周立孝），国家级重点学科与专科共 6 个，特色专科 22 个，开设特色中医培训课程 30 余个，中药成果转化 33 项，特色理疗项目 11 个。

博鳌国际名中医健康医疗中心的成立得到了国家卫生部、全国政协教科文卫体委、国家中医药管理局、海南中医药管理局等各级领导的高度重视与支持。博鳌国际名中医健康医疗中心围绕习近平总书记在党的十九大报告中提出的"传承发展中医药事业"的主旨，结合全

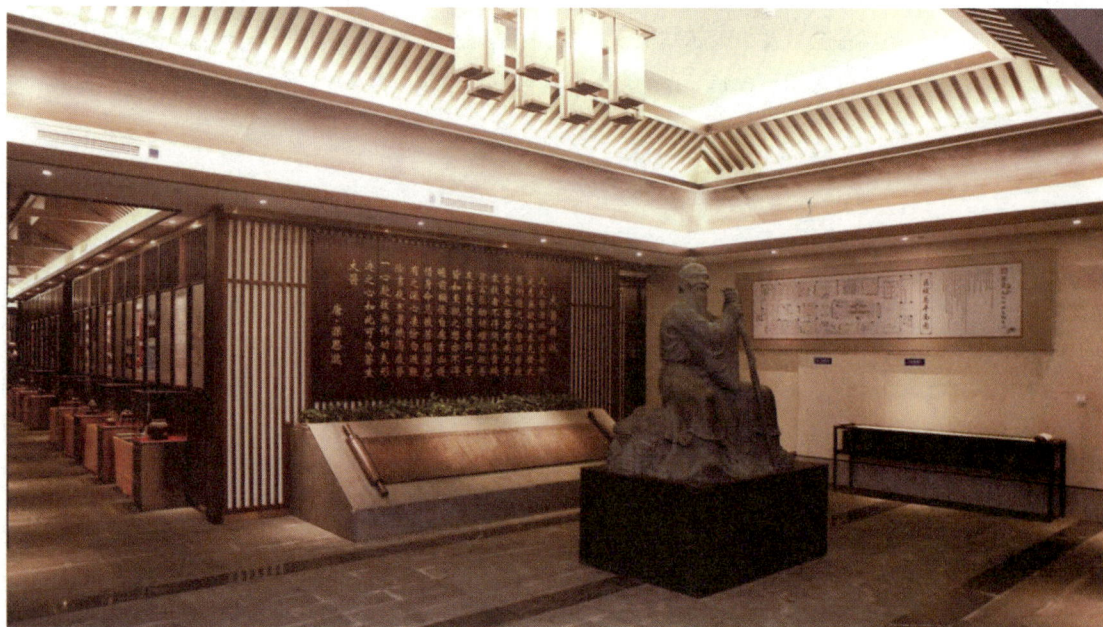

医疗中心外景

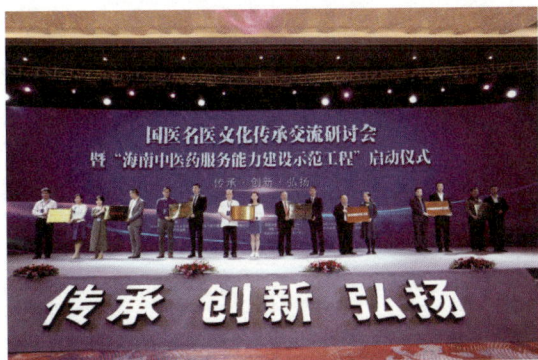

文化传承交流研讨会

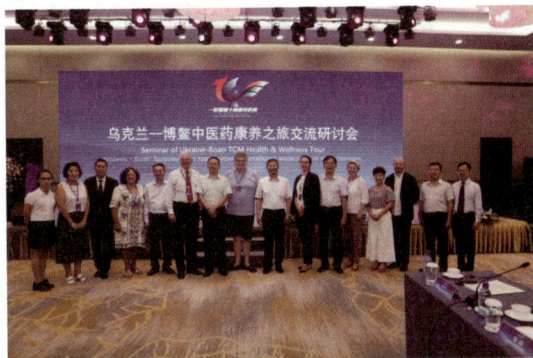

博鳌中医药康养之旅交流研讨会

国两会期间国家中医药管理局王国强部长提出的"中医药要走出去，也要服务好基层百姓"的行业目标及海南省国际旅游岛的发展定位，就海南省卫生和计划生育委员会主任韩英伟同志提出的"让世界人民到海南来体验国际最有特色的中医药养生服务、打造国际中医药旅游养生天堂"的发展目标，启动了承载"国际、民族、传承、民生"主题精神的"海南中医药服务能力建设示范工程"。博鳌国际名中医健康医疗中心对外树立国际品牌，充分发挥海南省"一带一路"桥头堡的作用，依托博鳌亚洲论坛的国际影响力，代表博鳌乐城国际医疗旅游先行区传递中华传统医药文化精髓，提供最具特色的供世界人民共享的中医药健康旅游服务，建设国内最具规模的国际中医药旅游康养天堂；对内传承国医名医精髓，汇聚中医流派绝学，培育民族医药体系，提升基层中医药服务能力，带教基层临床骨干人才，推广国医名医临证思维，结合互联网技术、人工智能手段及多样化的基层服务模式，让百姓在家门口享受国家级名中医的诊疗服务。博鳌国际名中医健康医疗中心年接待游客量达4万人次，仅博鳌亚洲论坛2018年年会期间作为接待配套，来中心体验中医药养生服务的国内外宾客即达1000人次。

在海南建设自由贸易区（港）的重大战略机遇面前，博鳌国际名中医健康医疗中心积极贯彻落实习近平总书记在考察先行区规划馆时强调"要大力发展健康事业，为广大老百姓健康服务，力争做世界上身体最健康的民族"的讲话精神，践行"健康中国"战略，推动海南新一轮的改革开放，促进海南自由贸易区建设，绘就改革开放历史的新画卷，谱写人类健康事业的新诗篇，同心共筑"健康中国、美丽中国、幸福中国"的伟大中国梦。

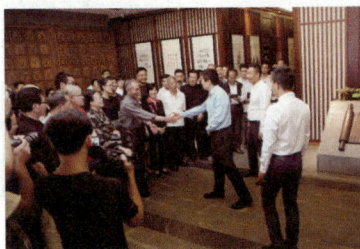

卫生部实地考察（1）

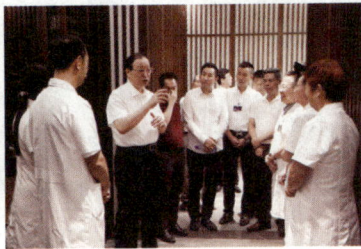

卫生部实地考察（2）

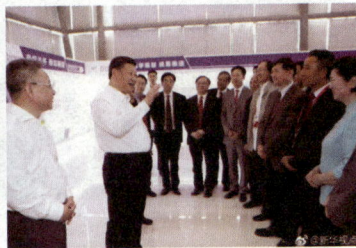

国家领导人参观博鳌国际名中医健康医疗中心

# ⚪ 三亚市中医院

2018 年 6 月，三亚市中医院被海南省中医药管理局确定为海南省中医药文化宣传教育基地。2018 年 12 月，三亚市中医院被国家中医药管理局确定为全国中医药文化宣传教育基地。

三亚市中医院始建于 1991 年，是一家集医疗、教学、科研、保健、康复、传统医药国际交流与合作为一体的三级甲等中医医院。三亚市中医院占地 3 公顷，总建筑面积 55947.74 平方米，编制床位 660 张，现有职工 785 人。

三亚市中医院用于进行中医药文化宣传的用地面积为 9525.3 平方米，建筑面积 23125.74 平方米。三亚市中医院将扩建 6.53 公顷，即将拥有更完善的中医药文化及中医传统疗法服务相关功能，扩建项目包含中药综合展厅、传统文化展示区、中医药文化讲堂、中药炮制流程展区、中医

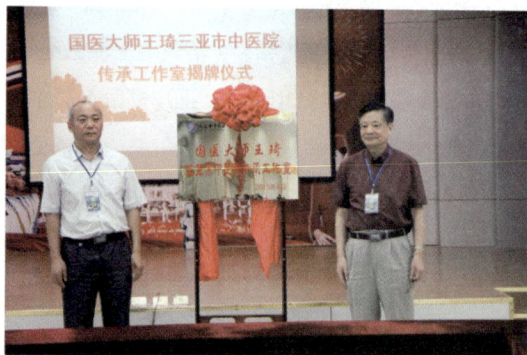

国医大师王琦传承工作室在医院揭牌仪式

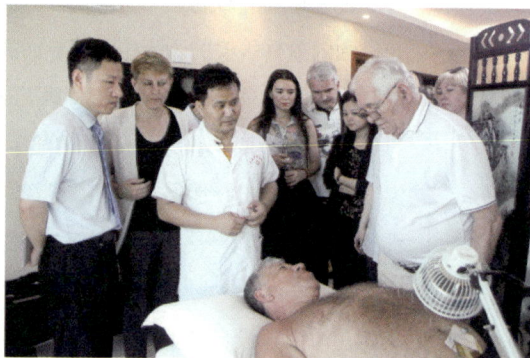

俄罗斯国家医学委员会主席罗沙利到医院来访

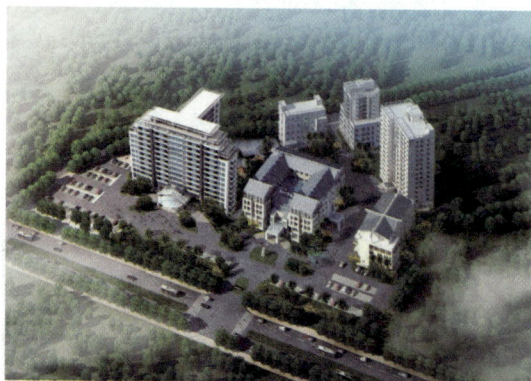

基地扩建前

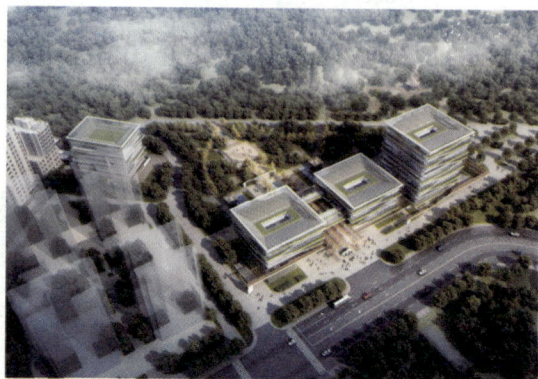

基地扩建后

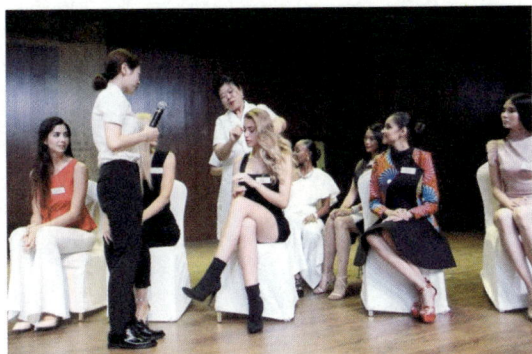
世界小姐体验中医理疗

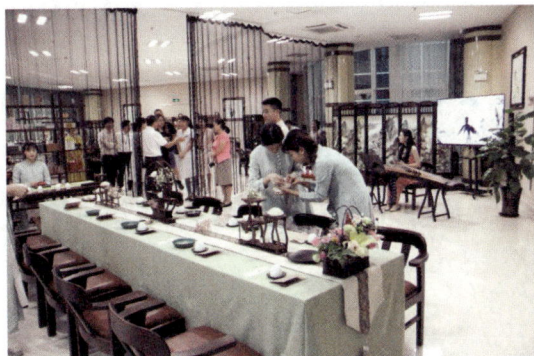
中医药文化特色产品茶艺品鉴

药知识展示区、中医传统疗法服务区、中医文化体检区、静心养生区、运动养生区等，以上各功能区皆可向参观者展示中医药文化的风采，且各个区域均将配备专业讲解人员。

2013 年 3 月 23 日，国家主席习近平在莫斯科国际关系学院发表重要演讲时提到，2004 年俄罗斯发生别斯兰人质事件后，中国邀请部分受伤儿童赴华接受康复治疗，这些孩子在中国受到精心照料，俄方带队医生阿兰表示："你们的医生给孩子们这么大的帮助，我们的孩子会永远记住你们的。"

三亚市中医院圆满完成俄罗斯别斯兰人质事件两批受伤儿童和 50 名吉尔吉斯斯坦儿童的中医康复疗养任务，获得由俄罗斯联邦政府总理签发的"为中俄友谊作出贡献"奖状、俄罗斯联邦卫生和社会发展部颁发的荣誉状，收到中华人民共和国外交部和吉尔吉斯斯坦驻华大使馆、塔吉克斯坦驻华大使馆的感谢信。

2018 年，三亚市中医院的 24 个热点事件受到了国家级媒体中央电视台、新华社、中国新闻网的关注，进行了 200 余次的新闻报道。尤其是新华社，围绕医院开展的中医药健康旅游分别进行了中文和英文的报道。

# 重庆市

## ⊙ 重庆市药物种植研究所

    重庆市药物种植研究所，前身为建于 1937 年的金佛山垦殖社，至今已有 80 余年的历史。建所至今，重庆市药物种植研究所以中药资源及种植（养殖）技术科学研究为依托，以我国建立最早的药用植物园为载体，在"常山抗疟""青蒿资源的挖掘""天麻人工栽培""林麝活麝取香"等项目上成为中医药文化发展不可或缺和来之不易的组成部分。在此基础上，重庆市药物种植研究所获批成为国家中医药健康旅游示范基地、国家 AAA 级景区、重庆市科普教育基地、重庆市研学旅行目的地和示范基地和重庆市南川区青少年示范性综合实践基地。

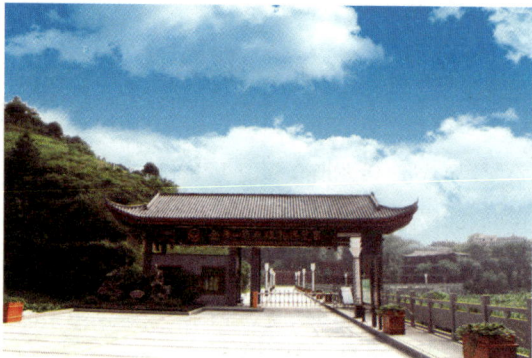

研究所内景（1）

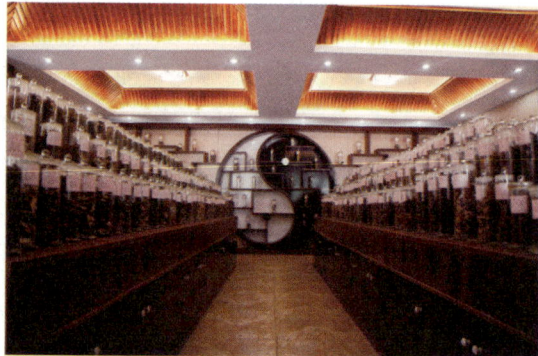

研究所内景（2）

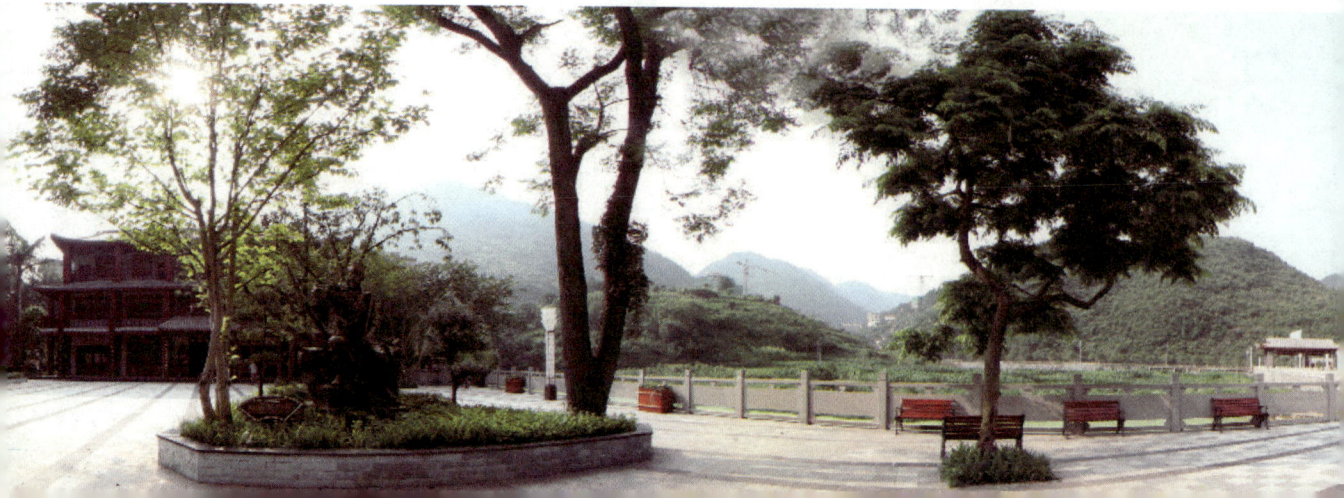

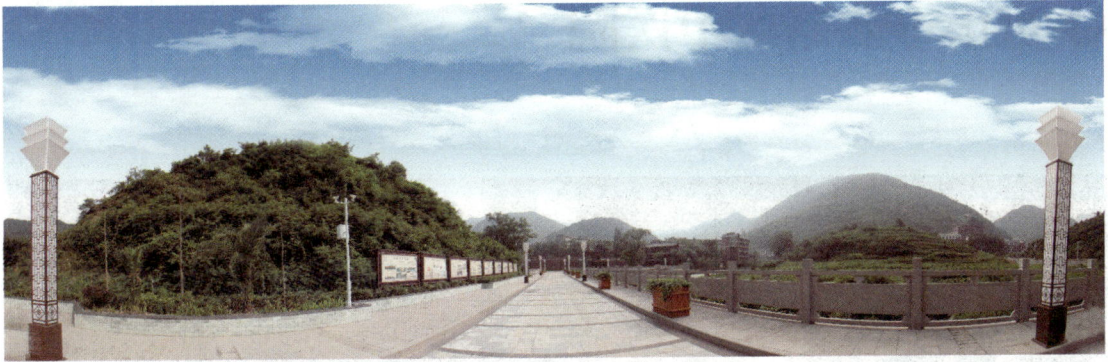

重庆市药物种植研究所内景（3）

　　重庆市药物种植研究所自 2015 年被国家中医药管理局确定为全国中医药文化宣传教育基地以来，严格按照《国家中医药管理局办公室关于印发"十二五"中医药文化宣传教育基地建设工作方案和全国中医药文化宣传教育基地建设标准的通知》（国中医药办新发〔2011〕38 号）要求，结合国务院发展中医药产业、中医药文化的方针政策，在长期规划及建设发展中，坚持设施建设与中医药文化相结合，致力于建成以金佛山丰富药用植物资源及博览园特有药用植物种植研究技术、成果为特色的中医药文化宣传教育基地。通过三年的扎实工作，中医药文化基地建设成效显著，重庆市药物种植研究所已成为成熟的中医药文化知识展示平台、教育平台，同时也成为了广大金佛山游客旅游观光的又一景致。

　　重庆市药物种植研究所根据基地的功能与定位，积极向社会各界宣传、展示当地中医药文化的内涵与特色，认真做好接待各界来访者的工作，同时积极组织社会各界前来参观交流，以扩大宣传的覆盖面，更好地传播中医药文化。重庆市药物种植研究所充分发挥中医药文化基地的平台优势，组织开展了内容丰富、形式多样的中医药文化宣传教育活动，加强了基地与社会大众的互动交流，从而进一步普及中医药文化知识，传播中医药健康理念，扩大中医药的社会影响力。

重庆市药物种植研究所内景（4）

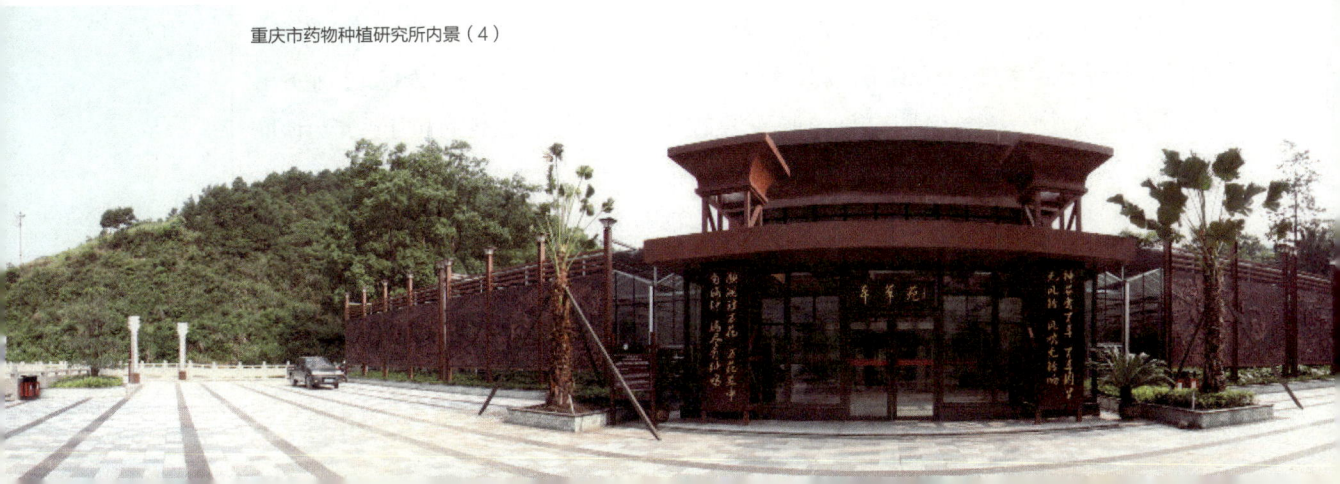

# ⊙ 重庆市北碚区中医院

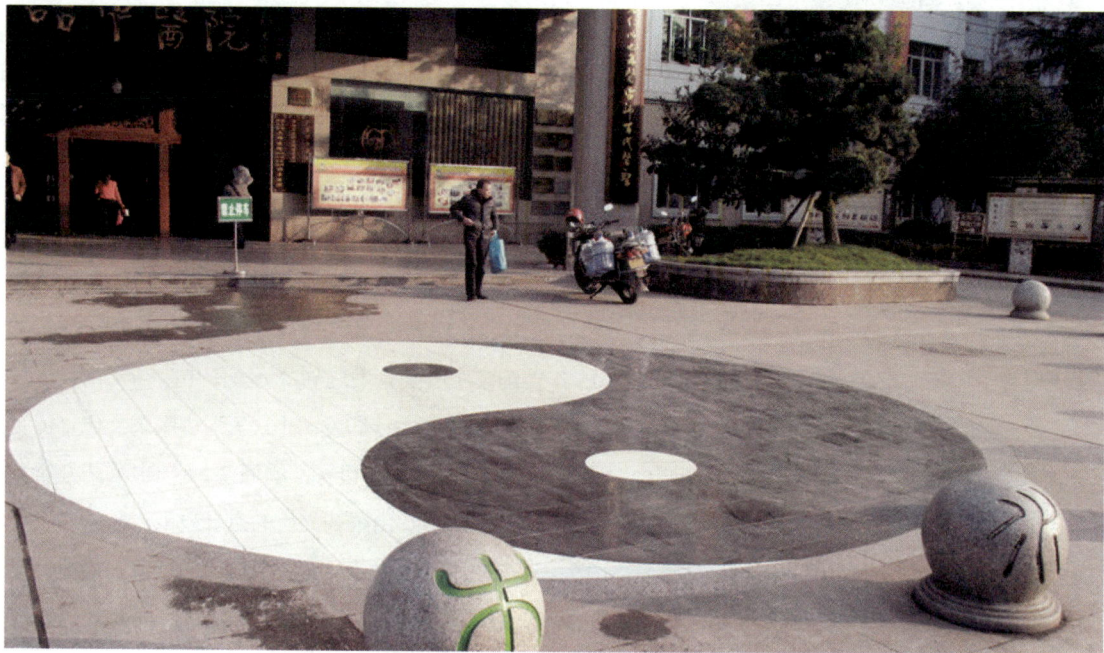

医院外景

重庆市北碚区中医院于 2011 年被国家中医药管理局评为全国中医药文化建设先进单位。2015 年 6 月，重庆市北碚区中医院被国家中医药管理局正式确定为全国中医药文化宣传教育基地。

北碚区中医院始建于 1942 年，其前身是 1937 年成立于南京的中医救护医院（中国近代第一个公办中医急救医院）。1942 年，医院内迁北碚；1959 年，医院正式更名为"北碚区中医院"；1995 年，医院成为首批"全国示范中医院"之一；2012 年，医院通过国家中医药管理局三级甲等中医医院评审。

重庆市北碚区中医院是一所集中医临床、科研、教学、预防保健于一体的三级甲等中医医院，是广州中医药大学附属医院，是国家中医住院（全科）医师规范化培训基地，重庆医科大学、成都中医药大学、广州医科大学、西南大学药学院等多家高校的教学医院。医院现拥有医院本部、碚峡路分院和 3 个社区卫生服务中心，总资产约 3.5 亿元，业务用房面积近 5 万平方米，编制床位 800 张，设临床科室 30 个、医技科室 10 个，年门诊量 50 余万人次。医院拥有在岗职工 1000 余人，其中专业技术人员 825 人，高级职称 113 人（正高级职称 34 人，副高级职称 79 人），博士、硕士 66 人，硕士生导师 8 名。拥有国家级中医药传承专家 2 名，全国优秀基层中医 1 名，全国中医药特色技术传承人才 3 名，国家中医药管理局县级中医临床技术传承骨干 3 名，重庆市名中医 2 名，重庆市高级中医药人才 6 名，重庆市优秀青年中医 1 名，北碚区名中医 15 名。拥有国家临床重点专科 2 个（脑病科、耳鼻喉科）、国家级中医药特色专科 4 个（耳鼻喉科、骨伤科、针灸科、肺病科）；重庆市中医药重点学科 1 个（中医脑病学）；重庆市中医重点、特色专科 9 个（脑血管专科、耳鼻喉科、心血管科、肿瘤科、肾病科、脾胃病科、肛肠科、骨伤科、针灸科）。

医院于 2010 年创建成为广州中医药大学首个跨省市非直属附属医院，开创了重庆跨省市院校合作的先河，探索出了院校合作的新模式。近年来，受益于广州中医药大学的扶持，医院医、教、研相关工作水平得到全面提升，承办了多个国家级继教项目，承办了广州中医药大学第一个跨省的教学基地工作会。重庆市北碚区中医院医疗辐射重庆北部及川东北地区十余个区市县，400 余万人口。医院与区内 15 家基层医疗机构及对口帮扶的 4 家县级中医院建立了长效合作机制，旨在打造中医医联体，依托分级诊疗体系建立起中医药推广平台。

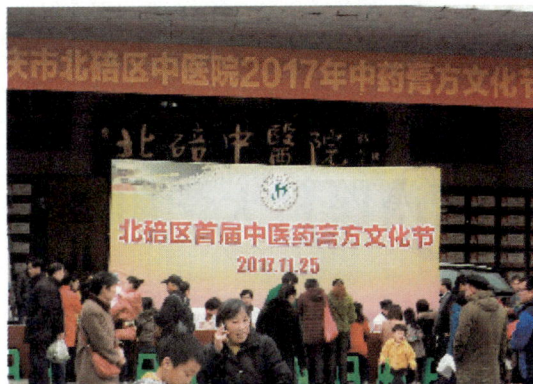

中药膏方文化节

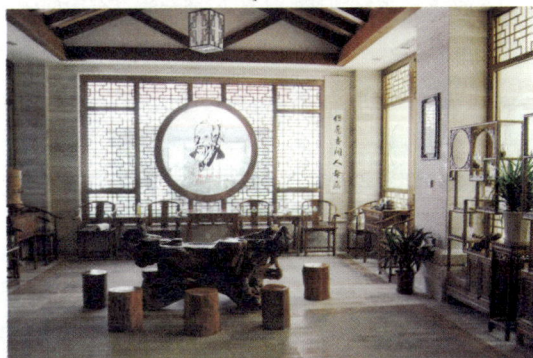

医院内景（1）

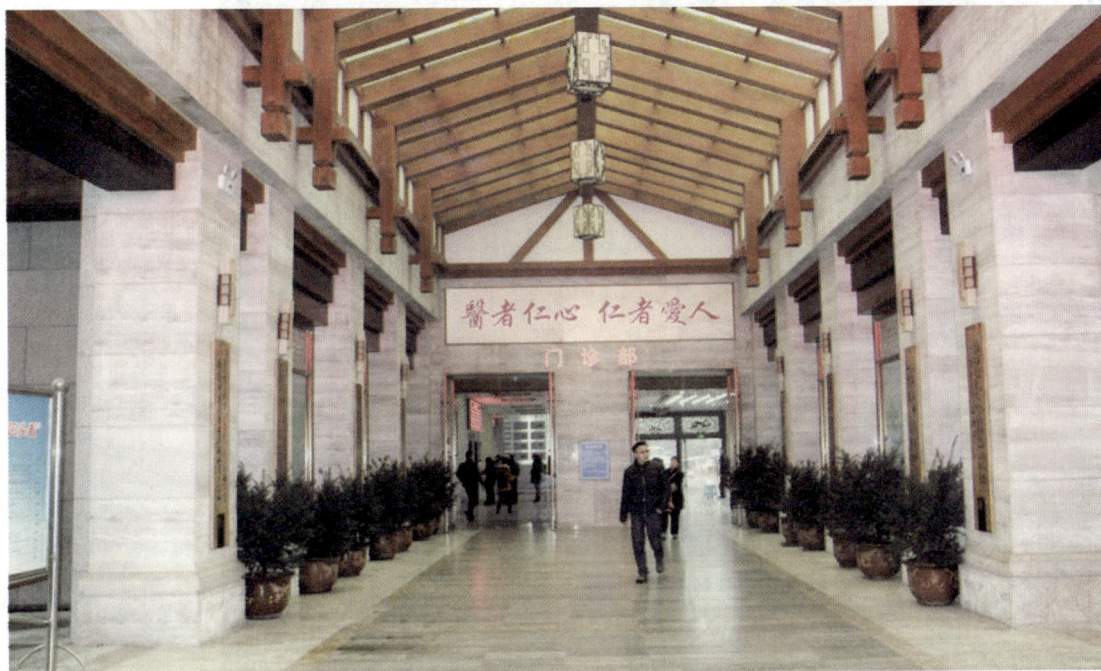

医院内景（2）

# 四川省

## ● 西南医科大学附属中医医院

　　西南医科大学附属中医医院始建于 1983 年，前身为泸州医学院附属中医医院，2015 年 12 月正式更名为西南医科大学附属中医医院。2016 年 4 月，西南医科大学附属中医医院被国家中医药管理局确定为全国中医药文化宣传教育基地。

　　西南医科大学附属中医医院是一所具有中西医结合特色，集医疗、教学、科研、预防保健于一体的三级甲等综合性教学医院。医院总占地面积 5.35 公顷，建筑面积 15 万余平方米，医院的城北新院、水井沟院区、忠山院区、龙驰门诊部、驾驶员体检中心、机场航空救护

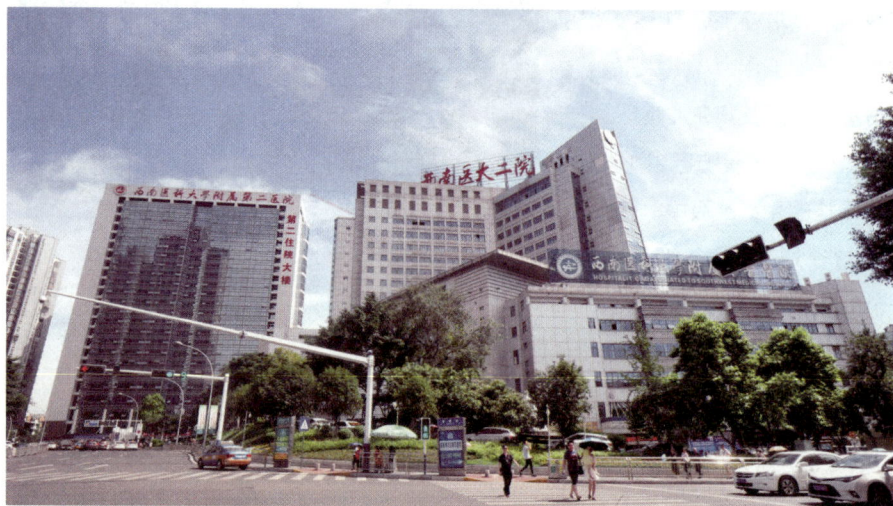

基地外景

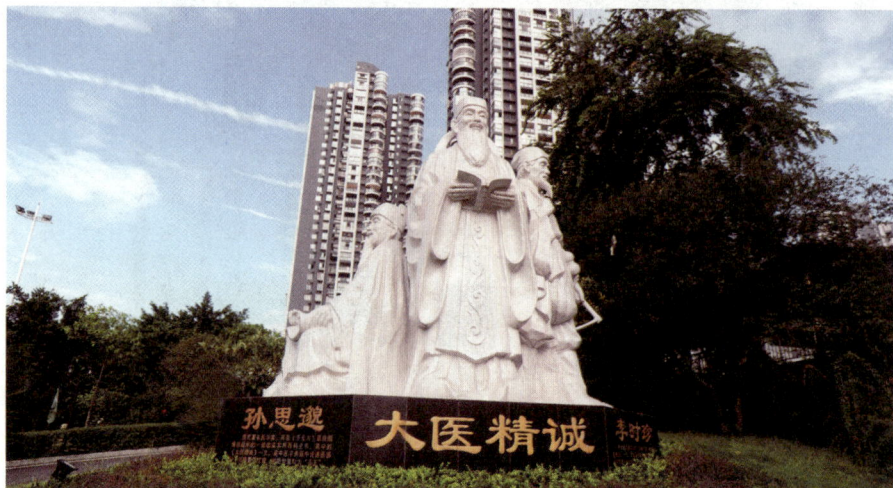

大医精诚组雕

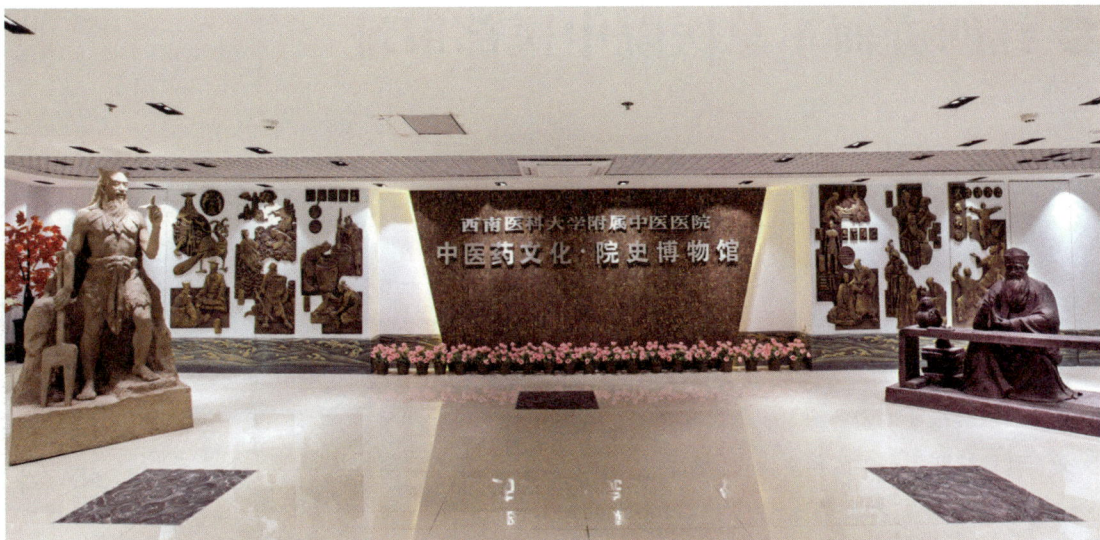
中医药文化·院史博物馆

站组成了"一院六地"的办院格局。医院现有编制床位 2000 张，城北新院传承创新大楼于 2017 年 2 月开工建设，建成后医院编制床位将增至 3000 张。医院现有在职职工 1800 余人，其中高级职称专家 300 余人，硕士、博士 300 余人，博士研究生导师和硕士研究生导师 100 余人，省级学术专委会委员以上专家 200 余

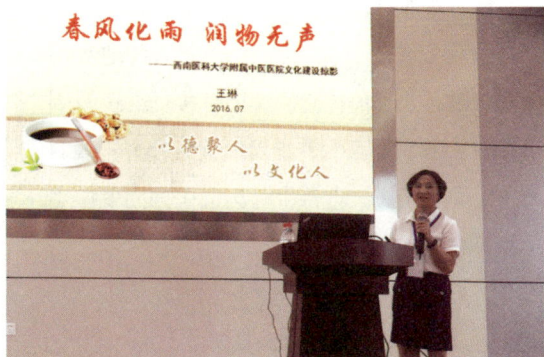
全国卫生系统第十一届走向人文管理高层论坛

人次。作为全国中医药文化宣传教育基地，医院充分利用高校附属医院的人才、科研、设备等资源优势，积极开展中医药文化宣传教育活动。

西南医科大学附属中医医院是中医药传承创新工程重点中医医院、国家药物临床试验机构，先后获得了全国重点建设中医医院、中国百强品牌医院、全国卫生系统先进集体、全国中医药系统创先争优活动先进集体、全国中医冬病夏治先进单位、全国医院文化建设先进集体、全国名老中医师承工作管理先进单位、全国中医药文化建设先进单位、全国医院文化建设先进单位、全国中医医院信息化示范单位、全省先进基层党组织、四川省医药卫生系统先进集体、先进基层党组织等殊荣，是首批国家级住院医师规范化培训基地、首批国家"5+3"专业学位研究生培养单位、四川省"国家医师资格考试实践技能考试基地"。

今后，西南医科大学附属中医医院将继续发挥高校附属医院的人才、科研、设备等优势，进一步做好健康教育、健康咨询、健康科普及健康管理工作，进一步为川滇黔渝结合部及西南地区广大群众的健康保驾护航。

# ○ 红四方面军总医院中医部旧址

红四方面军总医院中医部旧址位于四川省巴中市通江县沙溪镇王坪村，红四方面军总医院旧址群是全国规模最宏大、保存最完整的红军医院旧址群。2012 年，红四方面军总医院旧址群被评定为全国卫生系统爱国主义教育基地、四川省中医药文化宣传教育基地。2016 年 12 月，红四方面军总医院中医部旧址被国家中医药管理局确定为全国中医药文化宣传教育基地。

红四方面军总医院暨川陕革命根据地在经过修缮复原后，每年有来自全国各地数十万名医务人员前往总医院旧址接受红色教育，在加强全国卫生系统爱国主义教育、培育卫生职业精神、宣传中医药文化方面发挥了积极的重要作用。

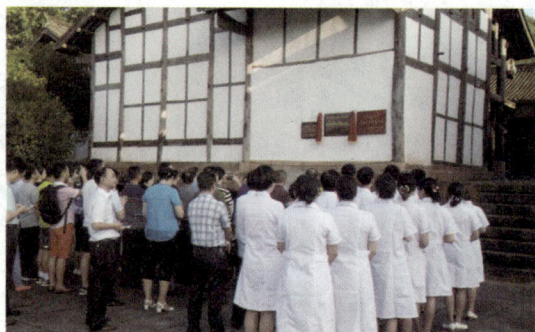

基地内景（1）

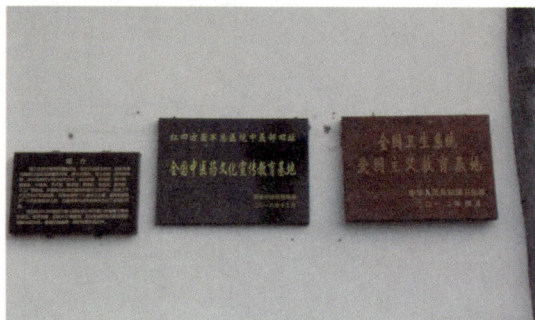

基地内景（2）

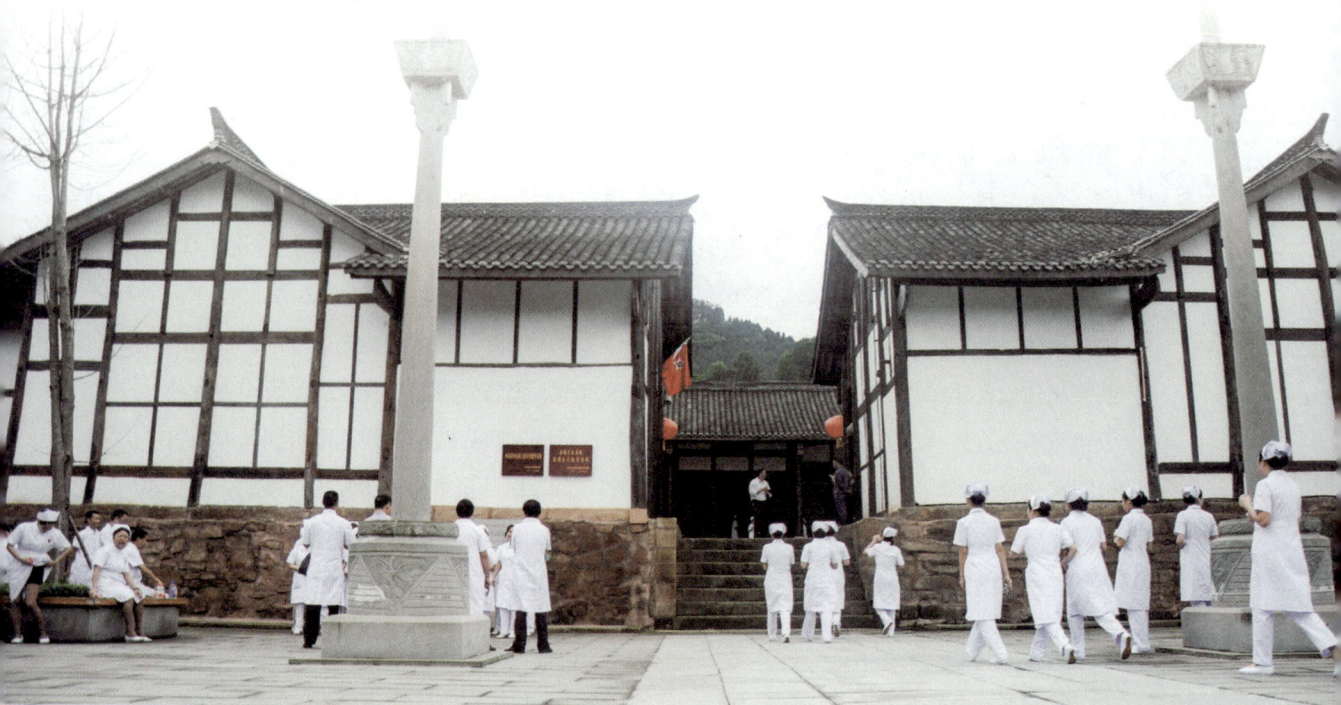

基地内景（3）

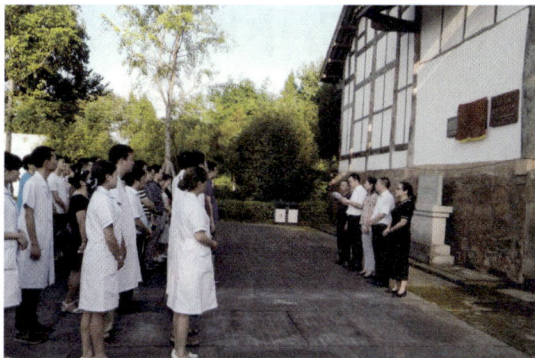

基地挂牌仪式

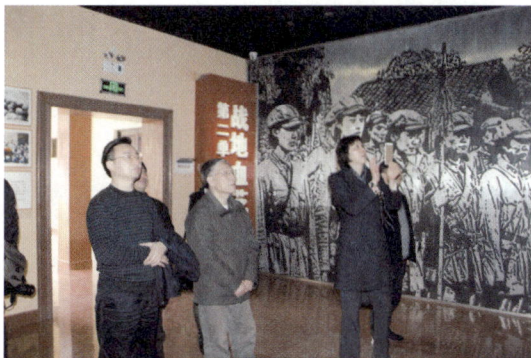

国家卫生部领导参观基地

　　红四方面军总医院旧址在打造 AAAAA 级旅游景区的基础上，继续完善中医部旧址和县中医医院中药标本展览馆的陈列布展，充实宣传中医药历史与文化的内容，增加了视频展示、微场景等，寓教于游，充分体现知识性、观赏性、教育性和趣味性。中医部旧址采取灵活多样的方式在各类媒体网站上进行广泛宣传，扩大基地的影响力，使更多的群众了解中医药文化，促进医务人员进一步了解、熟悉、使用中医药，使中医药事业的协调发展得到全面推进。红四方面军总医院中医部旧址将巩固全国基层中医药工作先进单位成果，着力打造以县中医医院为龙头，乡镇卫生院和社区卫生服务中心为基础，村卫生室为网底的中医药服务体系，充分发挥全国中医药文化宣传教育基地的作用，不忘初心，牢记使命，在继承和弘扬中医药文化、增强文化自信的道路上砥砺前行。

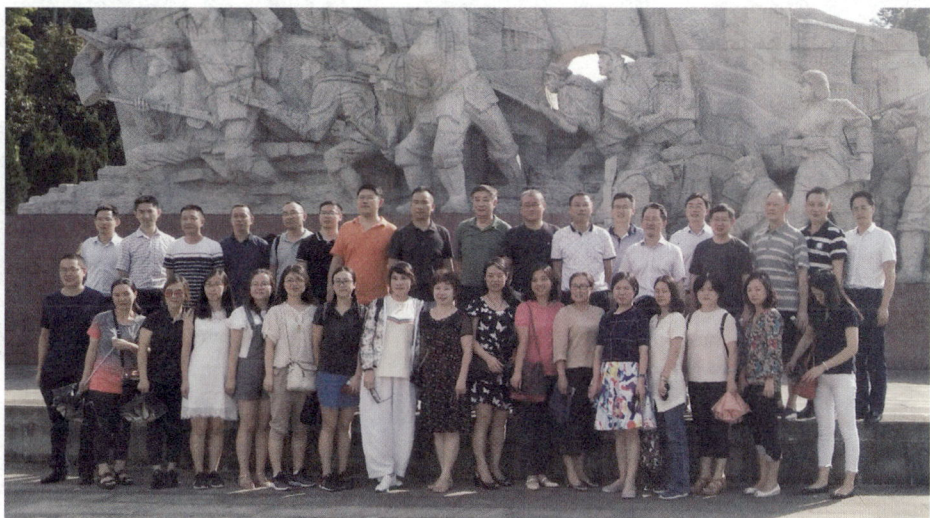

四川省中医药管理局在基地接受红色教育

# ◉ 成都中医药大学博物馆（四川省中医药博物馆）

　　成都中医药大学博物馆（四川省中医药博物馆）是我国传统文化和中医药文化展示、传播和普及的平台，同时也是中医药文物研究的重要基地。博物馆成立于2002年，由1956年建立的中药标本馆和1989年建立的医史博物馆合并而成，博物馆一楼现为医史博物馆，二楼为中药博物馆，主要设置中医和中药两个主题展区。中医展区主要展示四川中医发展历程和特色文化，展出有各种医、药、卫生类文物与古医籍文献等，彰显"中医之乡"的深厚文化内涵。中药展区则通过丰富的中药标本，向参观者展示人们日常生活和医疗活动中会接触到的各类中药，充分体现"中药之库"的资源底蕴。两个展览从中医、中药、健康养生等不同方面传播中医药文化，是我国西部地区中医文物、中药标本的收藏和研究中心，成都中医药大学博物馆的馆藏品具有全面性、系统性和精品化特征，蕴含丰富的历史价值、人文价值和科学价值，其中博物馆馆藏的汉代画像砖、铜药臼，宋代的牙刷、铜唾盂，清代的瓷痰盂、药王像等文物堪称医史文物珍品。

　　2002年，成都中医药大学博物馆被评定为四川省青少年爱国主义教育基地、成都市青少年爱国主义教育基地、四川中医药科普教育基地。 2003年，成都中医药大学博物馆被

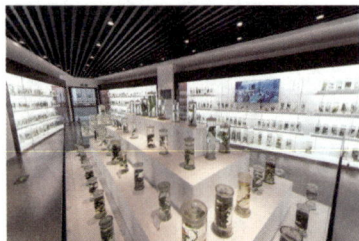
博物馆内景（1）

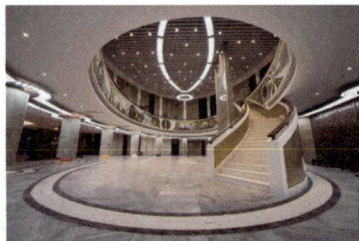
博物馆内景（2）

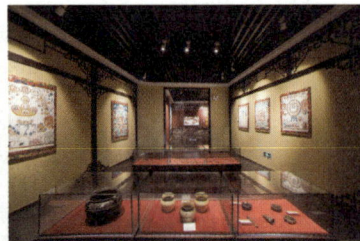
博物馆内景（3）

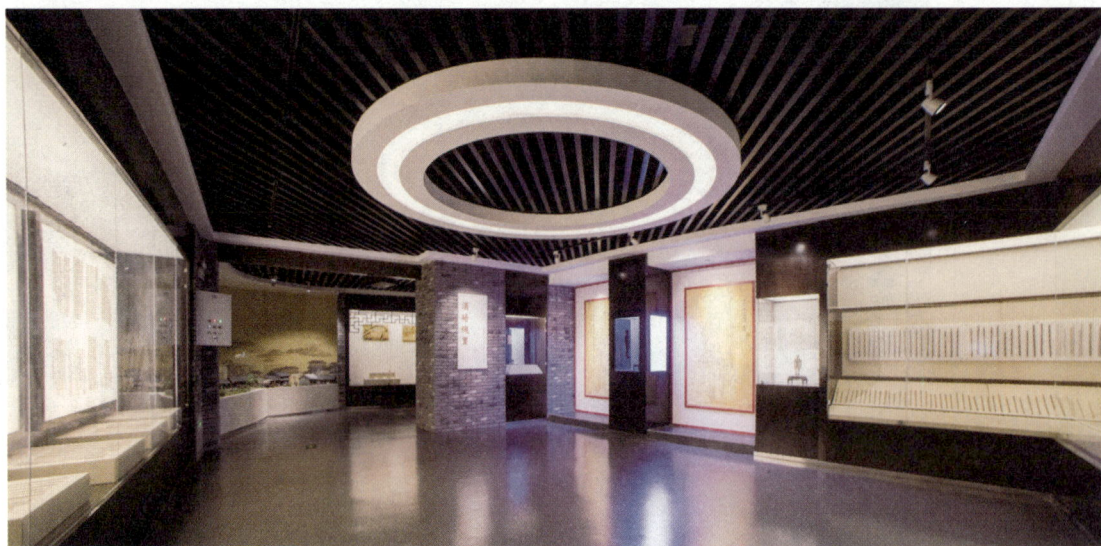
博物馆内景（4）

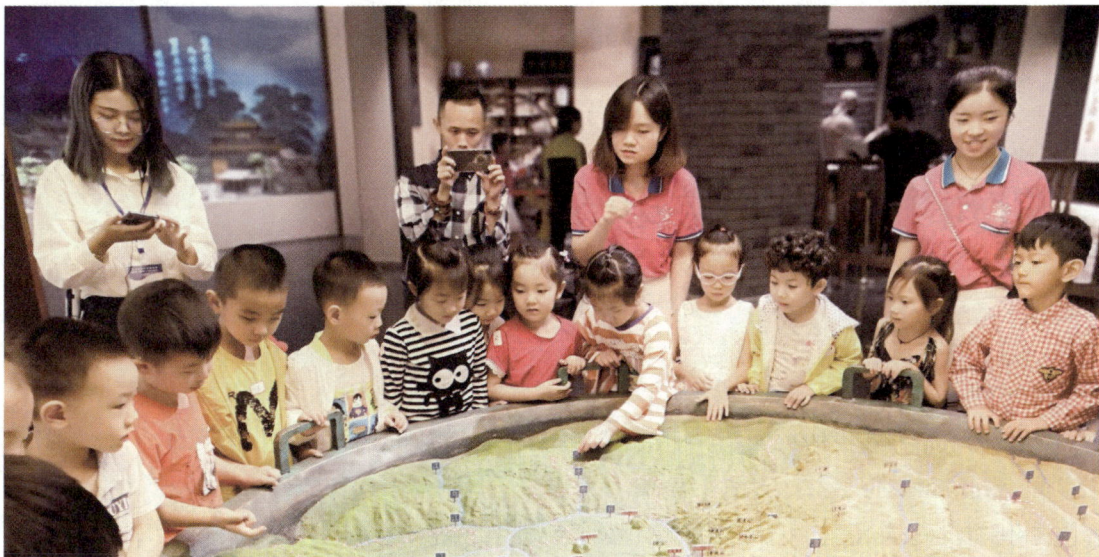
幼儿园小朋友参观博物馆

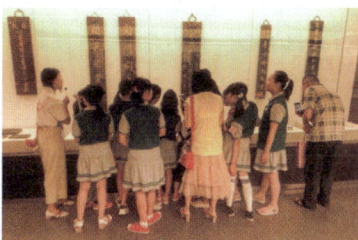
小学生参观博物馆

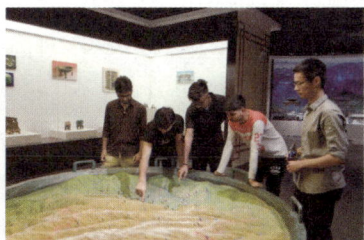
留学生参观博物馆

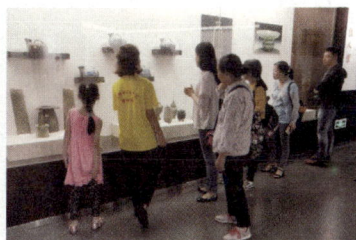
校友参观博物馆

评定为成都市科普教育基地。2007 年，成都中医药大学博物馆被评定为青少年示范性综合实践基地、全国先进中药标本馆。2018 年，成都中医药大学博物馆被国家中医药管理局确定为全国中医药文化宣传教育基地。

作为全国中医药文化宣传教育基地，成都中医药大学博物馆开展了一系列高内涵的文化宣传和科普教育活动。在传承中医药文化的实践中，学校立足于中华传统文化本源，弘扬中医药特色文化，挖掘中医药科技内涵，彰显中医药知识特色，组织深入中小学校园、社区街道开展传统经典读书会、国学讲座、中医文化知识竞赛、中医药养生知识推广、中医义诊和健康管理等一系列丰富多彩的活动，使传统中医药文化、中医药科普知识以鲜活的形态走进人们的学习和生活中。

通过一系列卓有成效的传统中医药文化传承传播和科普教育实践活动，成都中医药大学博物馆以更好的环境、更优的水平、更人性化的服务和更时代化的风貌为全校师生和社会大众解读中医药文化内涵，宣传中医药科技知识，为弘扬祖国传统文化、增强民族文化自信献出了一份力。

# 贵州省

## ◎ 贵州中医药大学第一附属医院

  贵州中医药大学第一附属医院成立于 1956 年，现为贵州省内规模最大，集医疗、教学、科研为一体的三级甲等中医医院，是全国卫生系统先进集体、贵州省医德医风示范医院、贵州省群众满意的医疗卫生机构。医院占地面积 2.8 公顷，总建筑面积近 6 万平方米。全院在岗职工 1400 余人，其中专业技术人员 1000 余人；医院拥有国医大师 1 名，全国名中医 3 名，贵州省名中医 29 名，享受国务院政府特殊津贴专家 2 名，享受省政府特殊津贴专家 2 名，省管优秀专家 3 名。医院学科门类齐全，中医特色优势突出，人才结构合理，医疗设备先进，拥有中医大师诊疗中心 1 个，全国名老中医工作室 14 个，全国中医学术流派传承工作室 1 个，卫生部临床重点专科 4 个，国家中医药管理局重点学科 9 个、重点专科 7 个，贵州省中医药管理局重点学科 3 个、重点专科 15 个。

  贵州中医药大学第一附属医院是贵州省内唯一一家省级中医药龙头医院，充分发挥了中医药文化宣传教育示范带头作用。2012 年，医院被确定成为贵州省中医药文化宣传教育基地。2016 年 3 月 30 日，贵州中医药大学第一附属医院被国家中医药管理局确定为全国中医药文化宣传教育基地，同时也是贵州省内唯一一个全国中医药文化宣传教育基地。

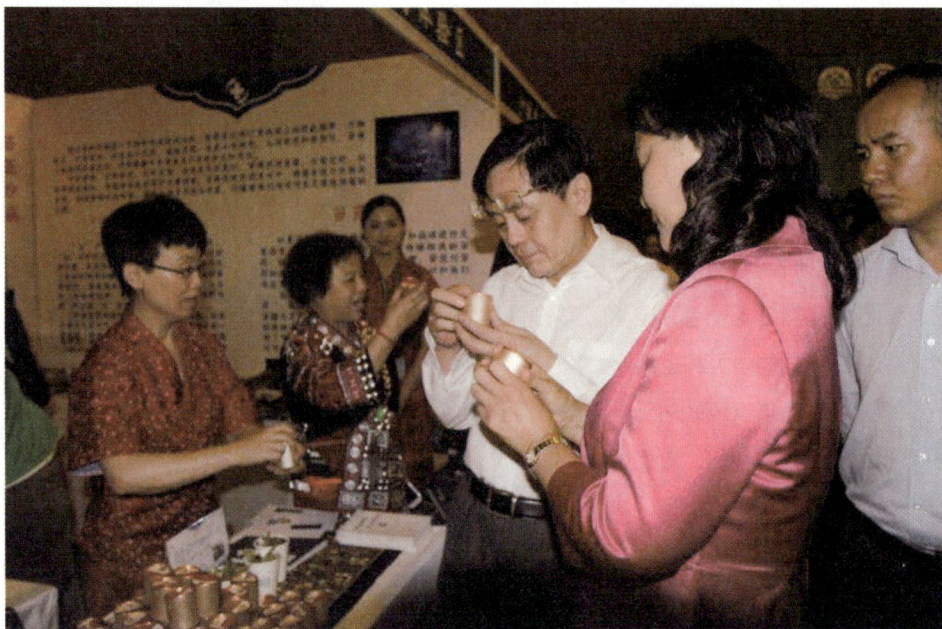

中医中药中国行国家博物馆展览现场

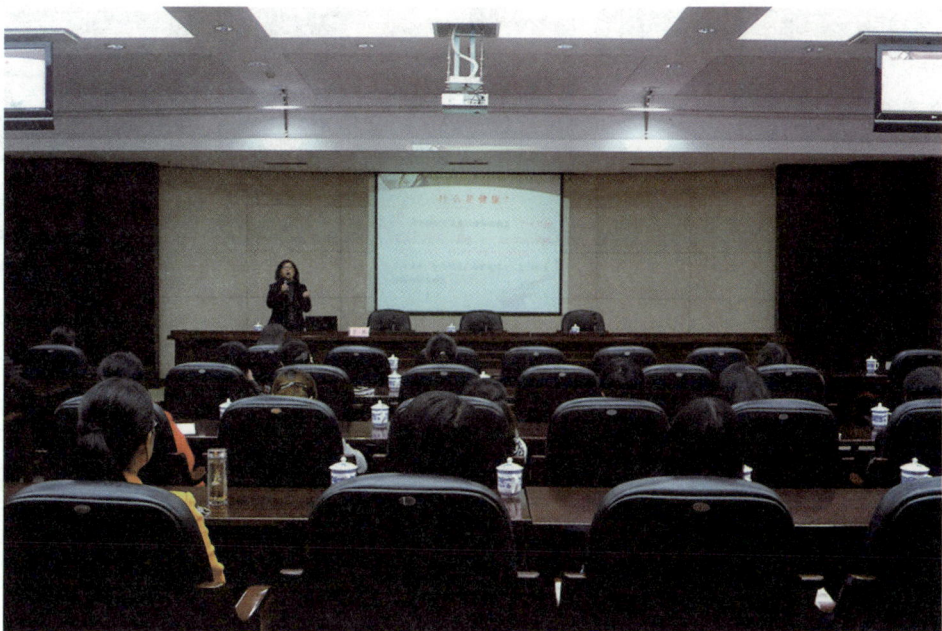

女性保健知识讲座

建院60多年来，医院始终坚持"人才强院、科教兴院、特色办院、文化塑院"的发展战略，把继承和弘扬中医药优秀传统文化作为推动医院人文建设、提升医院竞争实力、扩大医院影响范围、提升群众中医素养的重要抓手和有效途径。医院在同步提升基础设施和服务能力等软实力的同时，努力加强中医药文化建设，为营造"了解中医、信赖中医、使用中医"的社会氛围作出贡献。

在贵州省中医药管理局的高度重视和指导下，医院不断加大经费投入，改善运行机制，为中医药文化宣传工作设立了专职负责的部门，配备管理人员4人，并逐步规范管理制度和工作职责。医院组建了由3名国家中医药管理局中医药文化科普巡讲团巡讲专家、50余名中医药宣讲人员组成的中医药文化宣讲团队，并定制各种中医药文化宣教展品600余份。医院根据自身硬件条件、发展规划，按照"处处有文化、润物细无声"的思路，因地制宜地规划建设并更新完善了覆盖全院的宣传内容，建成了功能齐全、文化品味高、具有中医药特色、面向公众开放的"中医药文化馆"，以展示中医药文化为主题，突出贵州省道地药材的特色和优势，开展有特色的中医药文化服务与传播。医院还充分挖掘贵州省苗医药等民族医药特色，设置了专门的苗医药文化专题展示场所，让公众对民族医药有一定的了解。院内场馆面向社会开放，每年参观人数不少于10万人次，形成了全天候、多区域的中医药文化宣传教育模式，有效发挥了文化宣传设施的作用。此外，医院还开设了中医文化讲堂为群众授课，义诊服务到基层，充分发挥国医大师等高层次中医药专家的影响力，进一步推广了中医药文化。

为提升全民健康素养，推进社会对中医的认同度和信任感，医院策划并开展了健康大讲堂活动，邀请贵州电视台"微兔gogo"直播平台对讲座进行直播，每期活动线上线下

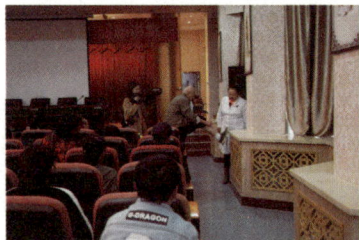

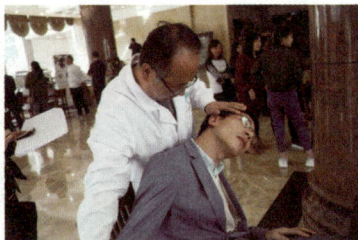

| 健康大讲堂讲座 | 中医药文化进党校义诊活动 | 老年大学讲座活动 |

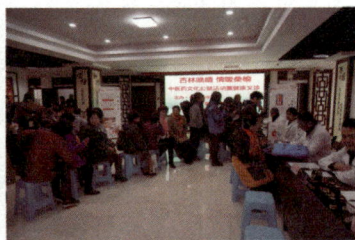

受众超过 1 万人次。自 2016 年 7 月起至 2019 年，医院举办健康大讲堂活动共 27 期，参与人数近 10 万人次，向广大群众传递了正确、科学、负责任的中医药文化及健康知识。2018 年，医院还设计制作了全国中医药文化宣传教育基地"潮中医"2018 年日历手册，以图片的形式展示中医药文化基地的系列活动，让受众将中医药文化知识捧在手中、记在心上。

在打造特色宣教活动方面，为加强中医药知识巡讲团的工作力度，医院吸收了更多专业水平高、表达能力强的临床医生来充实巡讲团队伍，扩大巡讲面。除了将观众"请进来"，医院还坚持带着中医药文化"走出去"，组织专家团队前往企事业单位、学校、社区、省内偏远及贫困地区开展中医药文化巡讲活动。主动的传播活动拉近了大众与中医药文化间的距离，为向民众普及正确的健康养生知识、中医药知识、健康管理知识、常见病多发病的防治知识，提高群众的健康素养，医院力争每月进行不少于一次的巡讲。

医院还与贵州省老年大学、贵州晚晴杂志社共同策划并定期举办传承中医药文化公益活动，开展全国名中医健康讲座、义诊、健康游园会等活动。医院面向老龄化群体提供中医药文化线索，向老年朋友提供科学的健康资讯，努力改善老年群体获取健康信息的渠道，使老年群体在养生方式上避免"盲目跟风"的情况，养成有效果、讲科学的健康生活方式。

医院还与中共贵州省委党校联合开展常态化活动——中医文化进党校活动。自 2018 年 3 月以来，通过开展中医药文化及养生保健知识讲座、发放体质辨识问卷调查、提供中医特色疗法体验服务、提供义诊与健康咨询、中医养生操展演、亚健康调理等内容丰富的活动，中医药文化进党校活动取得了强烈的反响，增强了党校学员和教职工对中医药的认识，让党校学员和教职工全方位地感受到了中医药的文化魅力和治疗优势，并学会了一些简便易行的中医药养生保健方法。中医文化进党校活动是增强社会对中医药的普遍理解与认同的有效途径，为中医药发展创造了良好的社会环境和舆论环境。

除进行健康大讲堂、健康巡讲和各类大型科普宣教主题活动外，医院也一直致力于发掘中医药文化内涵，并以最易吸收消化的方式呈现给广大受众。医院设计制作了内容轻松、有趣、简单易懂的中医药文化科普展品和读本，并且提高了成品的实用性以吸引受众。如医院制作的"二十四节气"等中医养生读本，以中国风的页面设计将各个节气的季节特点展示给读者，同时附有中医药文化中的节气养生概念，根据节气的不同为日常生活方式提供科学指导。除实体展品外，医院也积极通过新媒体平台来推广中医药文化，建设官网及微信公众号等，向全社会推送中医药文化及健康资讯。

为响应国家中医药管理局的号召，积极传播中医药健康文化、提升民众健康素养，同时大力宣传贵州省民族医药文化，让苗族医药走出重山，医院作为全国中医药文化宣传教育基地及贵州省少数民族医学推广的领军者与护航员，受国家中医药管理局邀请，参加了中医中药中国行组委会在北京国家博物馆举办的中医药健康文化大型主题展览活动，将苗族医学带出重山。在主题展览活动上，医院工作人员向参观展览的宾客展示了苗医苗药的深厚底蕴和神奇的治疗效果，有效加深了全国各地群众对苗族医学的认知，得到了参观领导和宾客们的一致赞誉。

作为全国中医药文化宣传教育基地，贵州中医药大学第一附属医院肩负着推广中医药文化、传播中医药文化、提升群众中医药文化健康素养的艰巨任务。医院依托院内成熟的医疗、教学、科研资源优势，通过不断的探索和努力，组织开展了丰富的活动，取得了良好的社会反响，得到了群众的广泛认可。

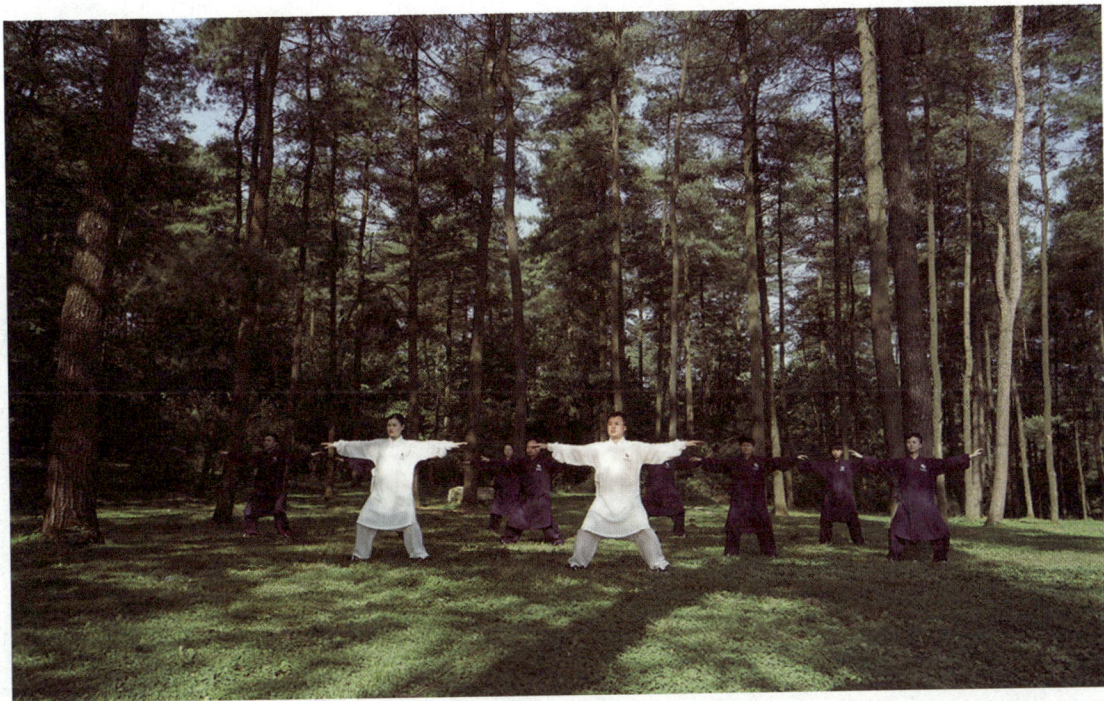

八段锦教学片拍摄

# 云南省

## ○ 砚山县中医医院

2014 年 6 月，砚山县中医医院被国家中医药管理局确定为全国中医药文化宣传教育基地，成为云南省内第一家全国中医药文化宣传教育基地单位。

砚山县中医医院位于云南省东南部、文山州中西部，医院成立于 1982 年 12 月，依托周围的三座小山，将医院分为健康区、养生区、医疗区三个区域，重点打造出集"医、养、游"为一体的中医医院。

2011 年，医院投资 5000 余万元，实施了整体搬迁。现医院占地 7.13 公顷，业务用房面积 39000 平方米。医院现开设病床 558 张（最大可开放 620 张），设有 19 个临床科室、4 个辅助科室。医院拥有国家标准的层流净化手术室 6 间，其中百级层流手术室 1 间、千级层流手术室 1 间、万级层流手

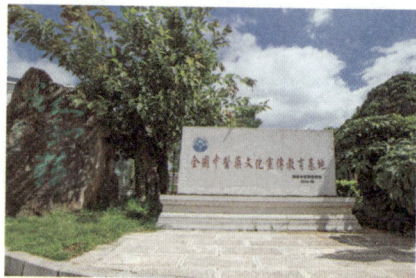
基地石碑

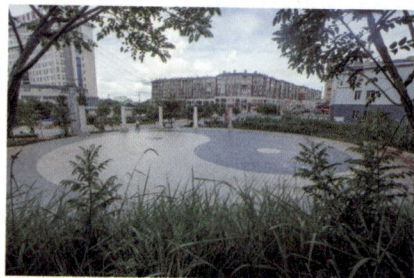
太极广场

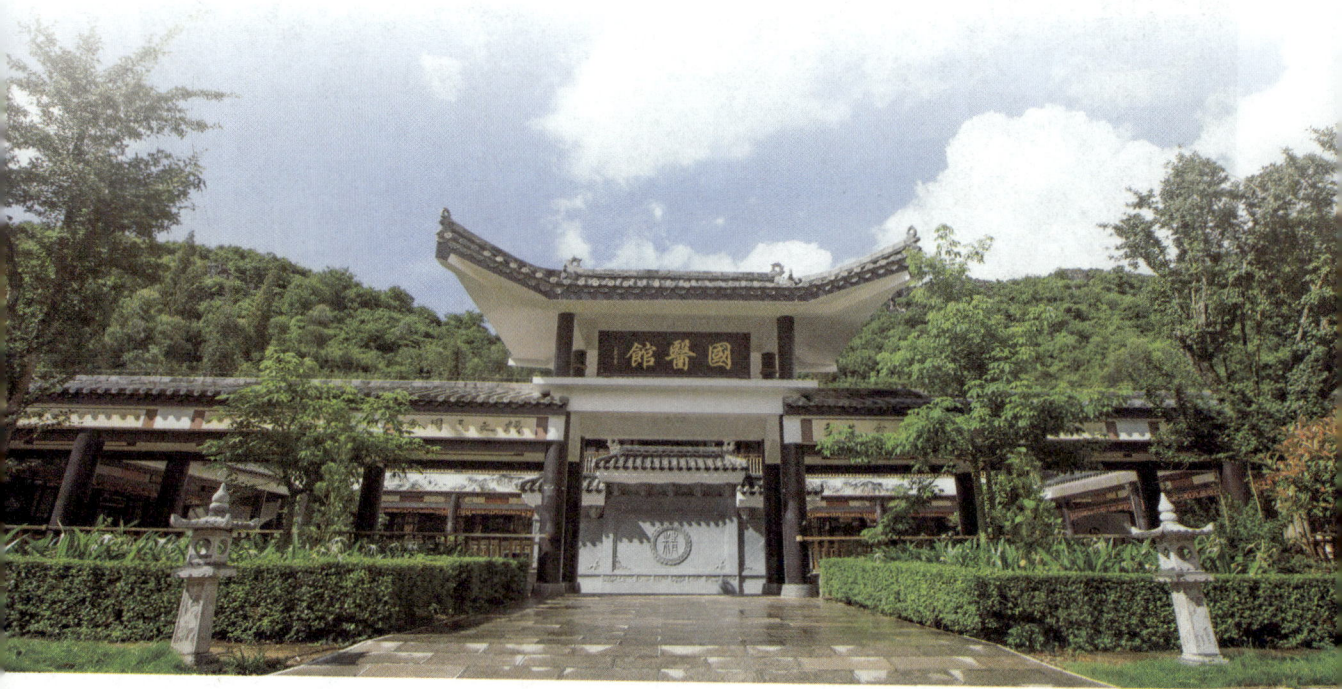
国医馆

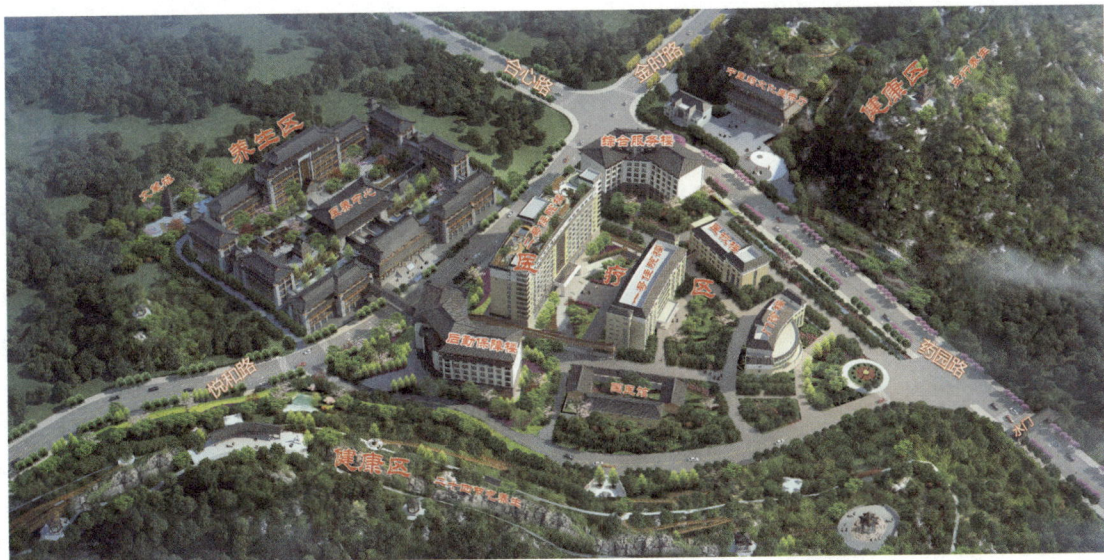

医院总体规划图

术室 4 间。医院拥有美国 GE OptimaTMCT 670 64 排 128 层螺旋 CT、1.5T 核磁共振扫描仪、电子胃肠镜等先进的诊疗设备。医院临床科能开展针灸、刮痧、中药熏蒸、穴位埋线等 124 项中医特色治疗；西医可开展髋关节置换术、子宫切除术、无痛胃肠镜等三、四级复杂手术。

近年来，医院作为全国中医药文化宣传教育基地，肩负起了传承传播中医药文化的使命和责任，坚守文化自信，全力推动了当地中医药文化的建设。同时，在基层中医药能力提升工程方面，医院发挥了引领带头示范作用，强化了基层服务能力技术培训工作。砚山县中医医院将继续坚持"突破现状、超越常规"的砚山中医精神，以饱满的精神态度去发扬中医药文化，为砚山人民提供更好的医疗卫生服务。

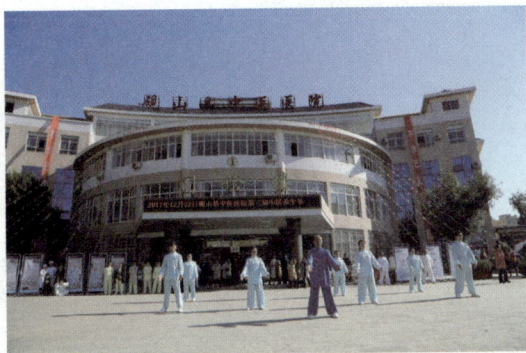

中医养生节五禽戏表演

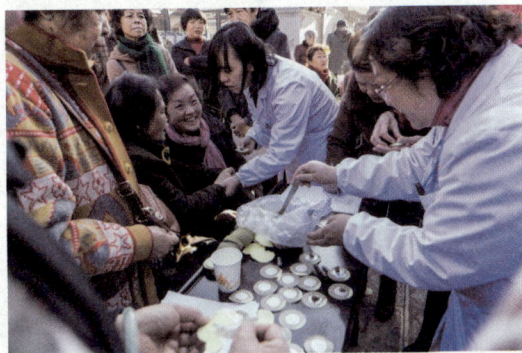

冬病夏治敷贴治疗

# 云南省中医药民族医药博物馆

　　云南省中医药民族医药博物馆于 2008 年建成，2009 年经云南省文物局批准，于 2010 年设立布展完成一期 7 个展馆，2016 年布展完成二期 5 个展馆后实现全馆对外开放。云南省中医药民族医药博物馆是云南省唯一的省级传统医药博物馆，总建筑面积 4651.59 平方米。博物馆分 3 层，共 12 个展室，每个展室约 200 平方米，另外还配备有多媒体演示报告厅、腊叶标本室，标本制作间和仓库。

　　博物馆一楼为校史馆、滇南医学（云南中医药历史文化）展厅、中医西学展厅；二楼为滇人天衍（云南民族医药历史文化）展厅、师法自然（云南民族医药特色诊疗）展厅、春华秋实（云南民族医药成果）展厅、云南民族药标准药材展厅；三楼为《滇南本草》药材标本展厅、《神农本草经》药材标本展厅、传统药材标本展厅、云南特色药材标本展厅。

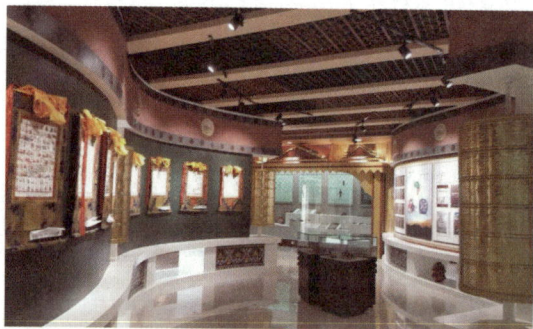

滇人天衍（云南民族医药历史文化展室）

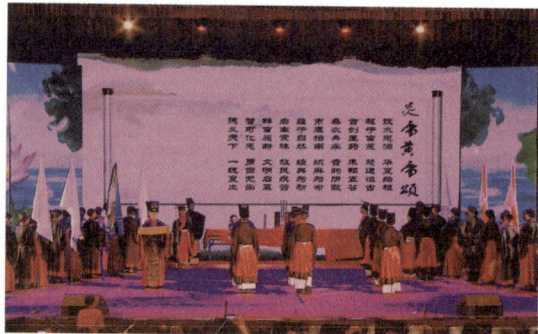

非物质文化遗产进校园活动（祭拜仪式）

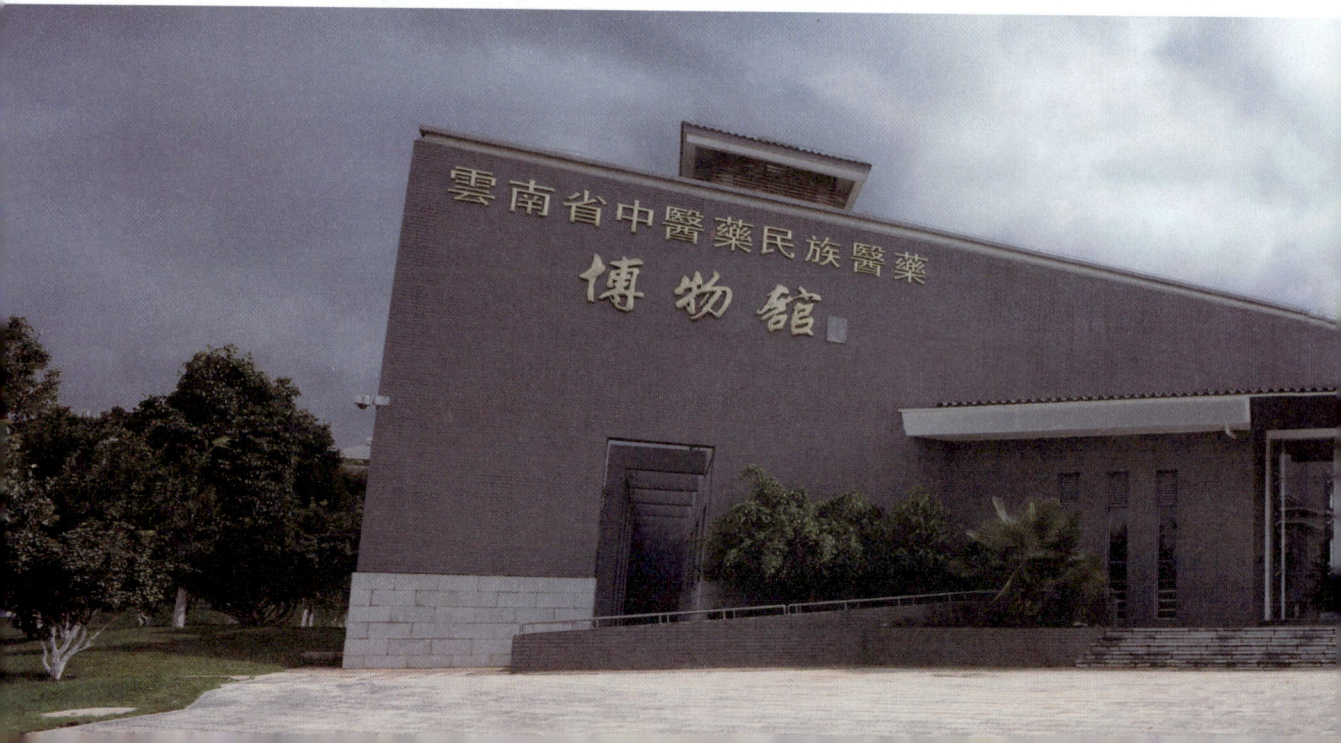

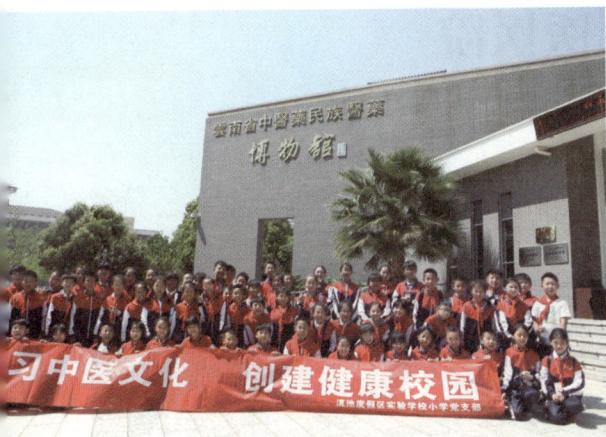

"学习中医文化，创建健康校园"活动

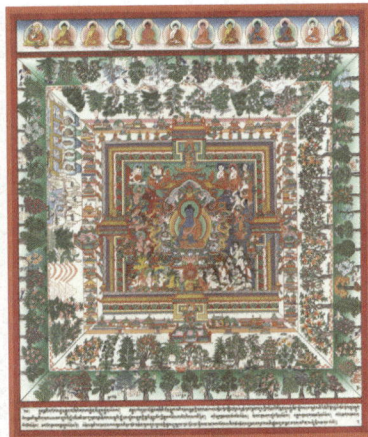

唐卡（手绘 80 幅）

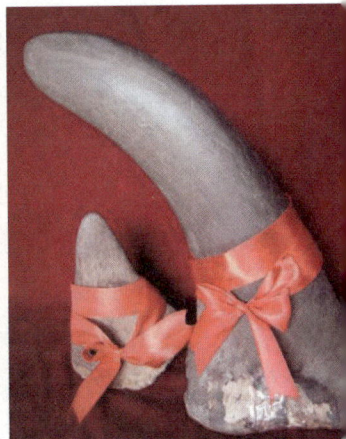

犀牛角

　　基于云南为少数民族大省，民族医药资源丰富的省情，同时结合云南得天独厚的地域环境优势，博物馆的展馆建设以云南地产中药资源和民族医药资源文化为特色，建立了中医药与民族医药学习、交流、研究的平台，全面服务于云南省传统医药教学、科研、临床实践、交流、中医药文化科普知识教育、社会科普教育、爱国主义教育等各方面。

　　中国中医药报、中央新闻媒体团、中医中药网、凤凰网以及云南省的云南日报、云南电视台等媒体对博物馆的建设情况和科普活动情况进行了报道，受到了来自社会各界的一致好评，认为云南省中医药民族医药博物馆最具民族特色和地方特色，肯定了博物馆在促进传统医药保护人民群众身体健康、发展卫生事业等方面作出的新贡献。

云南省　云南省中医药民族医药博物馆

博物馆外景

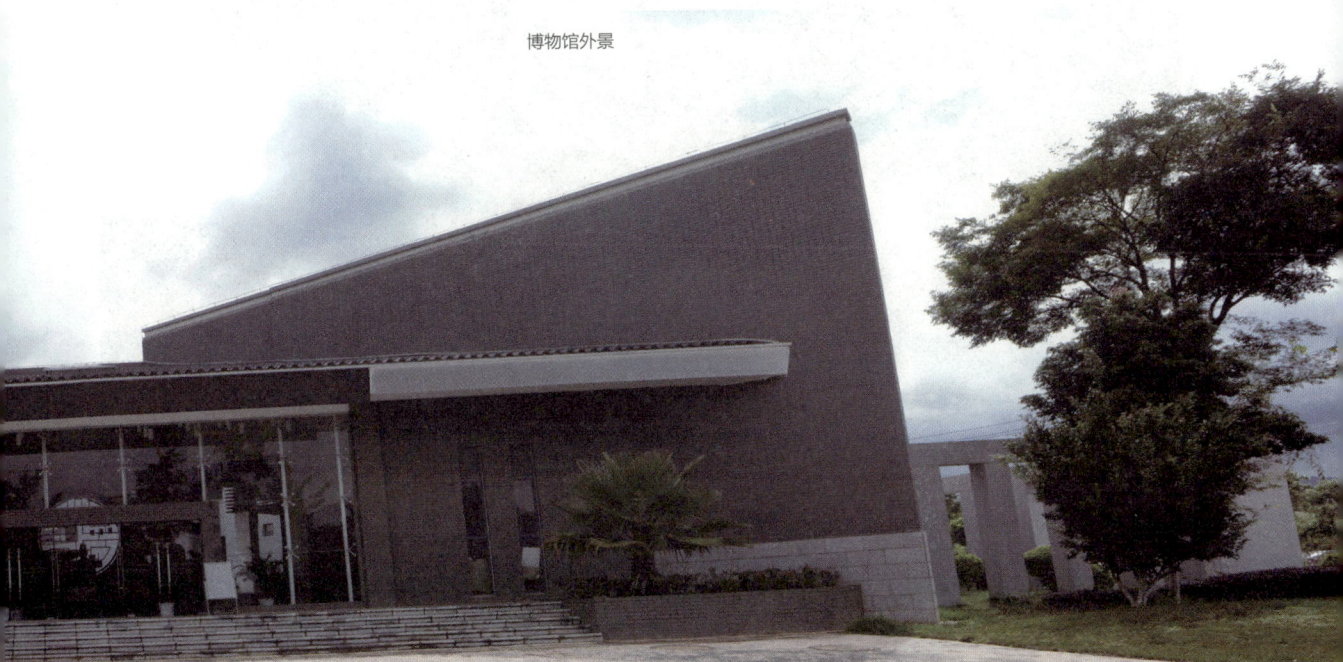

# ○ 西双版纳傣族自治州傣医医院

2016 年 3 月 22 日，西双版纳傣族自治州傣医医院被国家中医药管理局确定为全国中医药文化宣传教育基地。

西双版纳傣族自治州傣医医院目前占地面积 3.33 公顷，院内绿地面积几乎达到 30% 左右，均用于规划种植傣药材，形成了"傣药园"，现种植有植株 110 种左右。位于医院门诊三楼的"傣医药传统文化展示中心"建筑面积近 500 平方米，包含傣医药文化展览馆、体验馆、康朗腊名老傣医工作

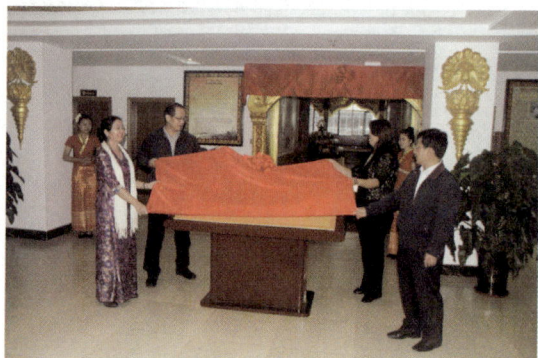

傣医药传统文化展示中心揭牌仪式

室、林艳芳名老傣医工作室、治未病科、健康管理中心等。医院的建筑、装修、装饰上极富傣族传统文化特色，陈列展品上着力突显了傣医药特色优势，体现出浓厚的傣医药文化氛围。其中，展览馆陈列了傣医药的相关实物、图片和视频资料，内容上分为傣医药的发展历程、理论体系、诊治方法、特色方药、古籍文献、特色优势、科研成果、对外交流八大板块，从多个角度展示了医院对傣医药传统文化的挖掘、传承与弘扬；体验馆设有 6 个体验室和傣医药产品展示区，为患者提供睡药、坐药、搽药、洗药、熏蒸等傣医传统特色疗法体验服务，并提供傣药保健茶饮、傣药鲜汁饮品等特色傣药饮品供参观者体验品尝。

西双版纳傣族自治州傣医医院自成立以来，一直致力于傣医药的保护、传承与发展，作为傣医药行业的领头人积极协助州内外傣医药工作的开展。医院自 2014 年以来，就在州卫生计生委的带队下，带领

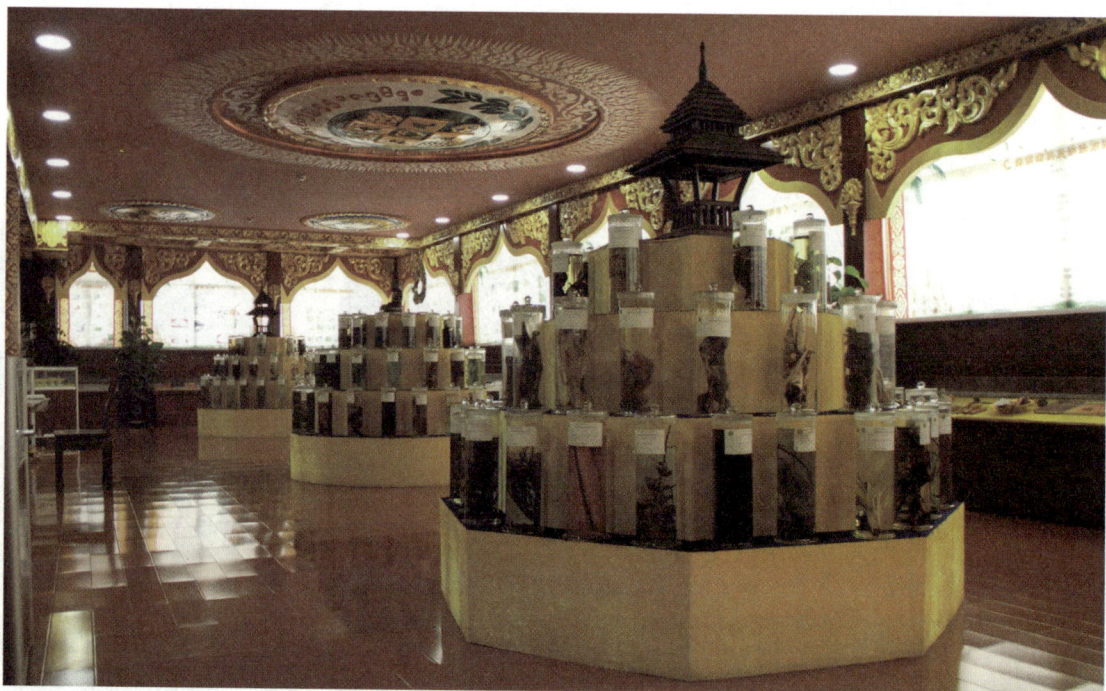

傣医药文化展示中心内景

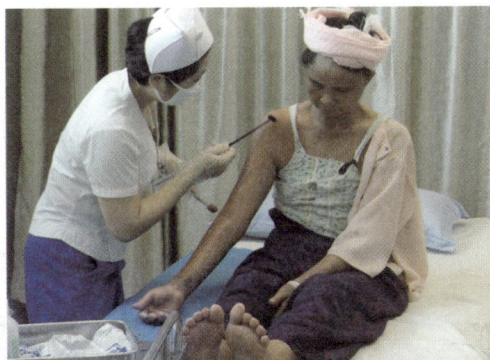

傣医传统特色疗法（1）

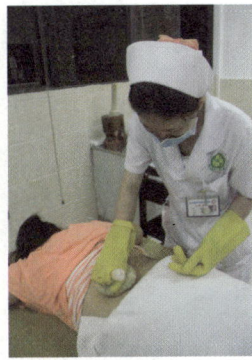

傣医传统特色疗法（2）

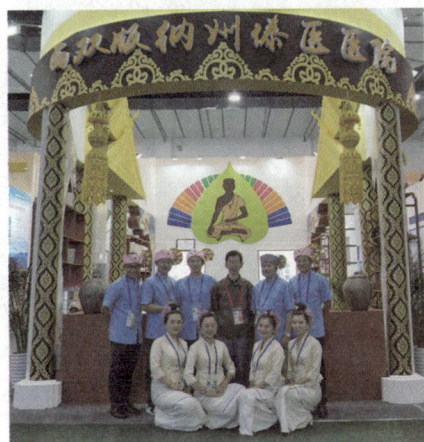

第五届中国南亚博览会

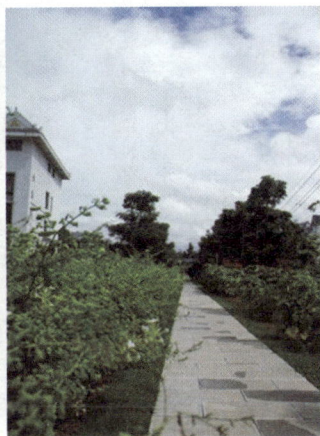

傣药园

医院中医傣医专家，对州内县级中医医院、基层医疗机构进行傣医药工作的指导。医院积极为解决基层医疗机构存在的困难出谋划策，化解畏难情绪，厘清工作思路。此外，医院还积极面向当地居民宣传推广傣医药，开展傣医药义诊活动、发放傣医药宣传册。

　　此外，受德宏州人民政府的邀请，医院委派了玉腊波副院长、教学科岩罕单主任参加德宏州的民族医药发展"十三五"规划会议，在会议期间进行了傣医药和傣医适宜技术推广交流讲座的授课。同时，医院在德宏州开展了傣医药调研工作，走访了五个乡镇卫生院，并对其进行了傣医适宜技术应用的指导。

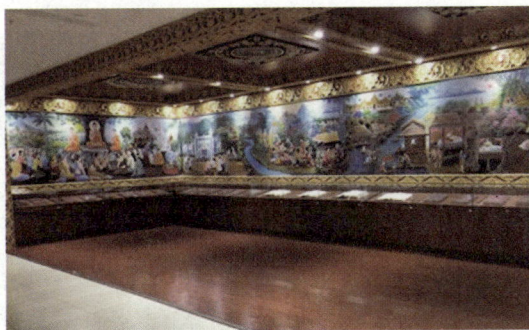

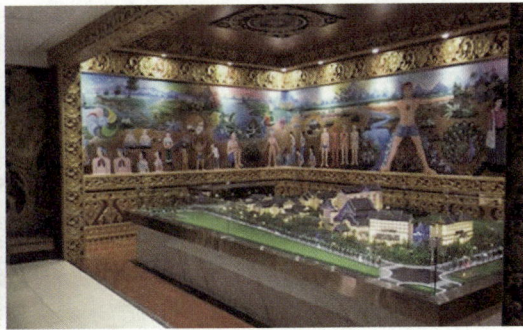

一带一路馆与四塔五蕴馆

# 腾冲药王宫

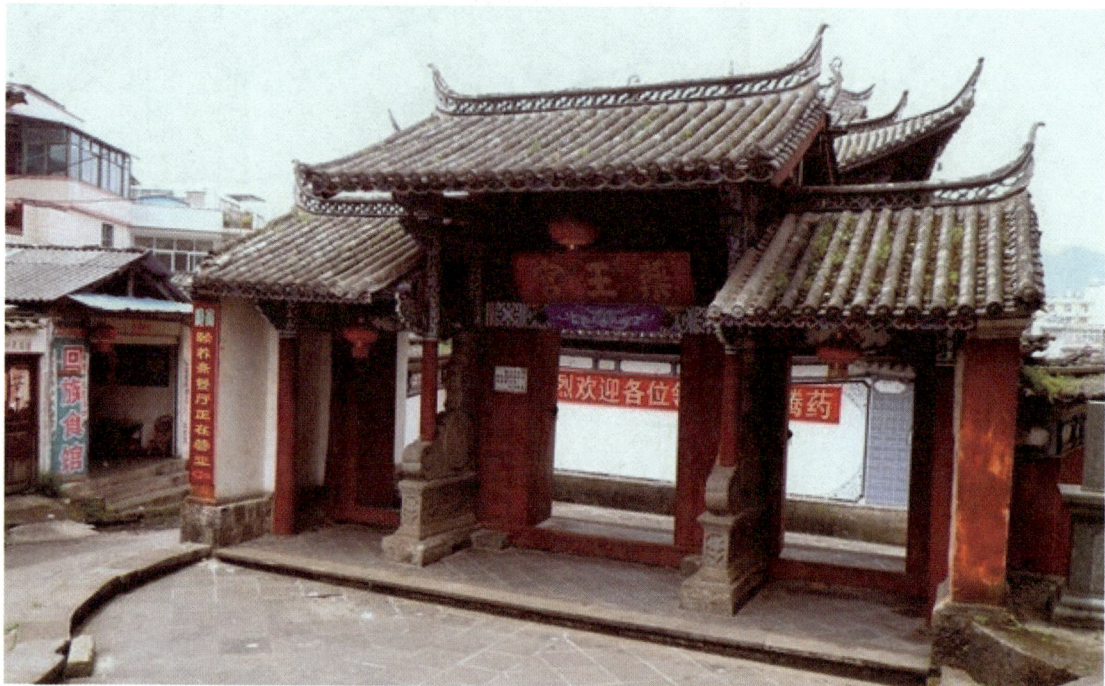

药王宫大门

　　腾冲药王宫始建于明天启六年（1626年），是为纪念医药界先贤，著名的唐代药物学家、医学家孙思邈而修建，是腾冲中医药行业发展悠久历史的重要见证，也是云南腾药制药股份有限公司的发祥地。药王宫宫内八角亭上刻有腾药古训，每位腾药人都曾在亭前宣誓"宁为上药三分利、莫负良医九折肱"。"诚信制药"是腾药之本，是腾药品质保障的根本，是腾药人四百年来不变的做良心药的使命，也是历代腾药人制药、治企的根本。2016年3月，腾冲药王宫被国家中医药管理局确定为国家中医药文化宣传教育基地。

　　药王宫占地面积8700.66平方米，由宫门、五帝楼、药王殿、厅楼及其他附属建筑组成。药王宫地势东高西低，建筑平面呈一葫芦形状，宫门为葫芦口，五帝楼为葫芦颈，药王殿、厅楼为葫芦腹，莲池为葫芦底，围墙为葫芦壳。药王宫宫门坐西向东，为木构牌楼式建筑，三开间，阔

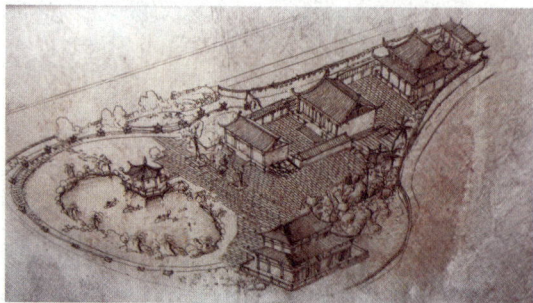

药王宫鸟瞰图

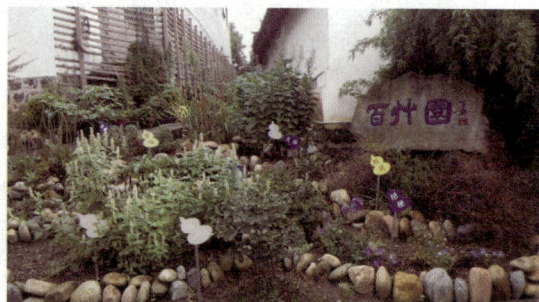

百草园基地

7.5 米，明间两柱置抱鼓石。由宫门入内，为一小天井，西北角一券门，门额书"别有洞天"四个字，进入券门，沿北侧东西向过道西下，直抵葫芦底之莲池。由莲池折而东上，中轴线上依次为厅楼、药王殿、五帝楼，各殿依地势逐级升高。厅楼坐东向西，为单檐硬山顶穿斗式木构建筑，三开间，面阔 11.25 米，一楼明间为进入药王殿的通道。进入院内，前为药王殿，面阔 12 米，建于台基之上，坐东向西，为单檐硬山顶穿斗式木构建筑，两侧厢房均为三开间平房，与厅楼构成一四合院。药王殿后为五帝楼，坐东向西，三开间，面阔 9 米，建于高台基之上，为重檐歇山顶阁楼式建筑，梁檐柱枋施有彩绘，雕刻构图简洁，刀法明快。前廊有石栏围护。药王庙原建筑基本保存完好，宫门及五帝楼经修复，得以还原旧貌。

腾冲药王宫充分发挥全国中医药文化宣传教育基地应具备的作用，积极传播中医药知识，普及推广中医药文化，扩大了中医药文化的社会影响力。来自社会各界的参观者在游览参观药王宫的过程中，即能广泛了解我国传统医药的起源和发展历程，感受到我国中医药古老文化与现代文明的魅力。今后，腾冲药王宫将继续搭建我国中医药与全世界交流和沟通的平台与窗口，推进中医药事业全面协调发展，提升中医药的国际地位与影响力。

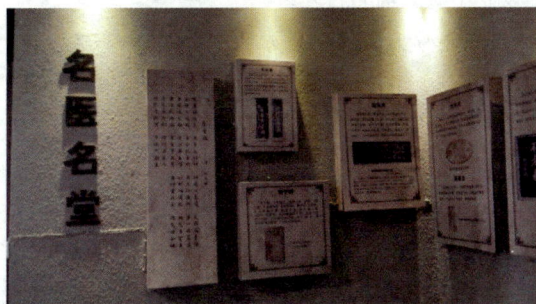

名医名堂馆

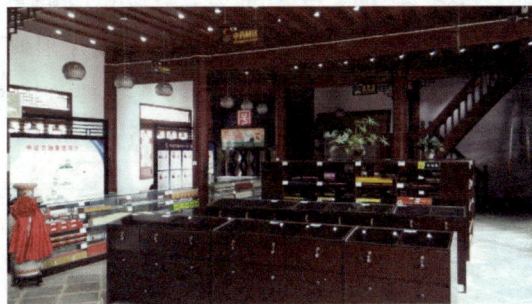

中药材展柜

# 西藏自治区

## ⭕ 西藏藏医药文化博览中心

在被国家中医药管理局确定为全国中医药文化宣传教育基地后，西藏藏医药文化博览中心在原有的西藏藏医药博物馆的基础上建立了陈列馆，并在该馆中间摆设具有文化特色代表性的藏医药手抄孤本、旧医疗器械、天文历算手抄孤本、古代历书、沙盘、青藏高原独有草药标本、重大科研成果等珍贵实物。博览中心的墙上贴有藏医药历史文化背景图片、诊断场景图片、特色疗法图片、其他医学图片、文化传承图片、天文历算图片、文物保护图片、学术交流图片、藏医名医图片、医院获得荣誉奖项图片、藏药生产和药材采集图片等500多张珍贵图片。博览中心还在博物馆原来的基础上设立了藏医药的名医塑像馆，该馆里有近100名名藏医塑像，每尊塑像都按照佛教的仪轨装填齐全，标注出姓名、出生地、从医经历等内容。博览中心的名医塑像馆，是藏医历史上乃至现今国内外最齐全的名藏医塑像馆之一。

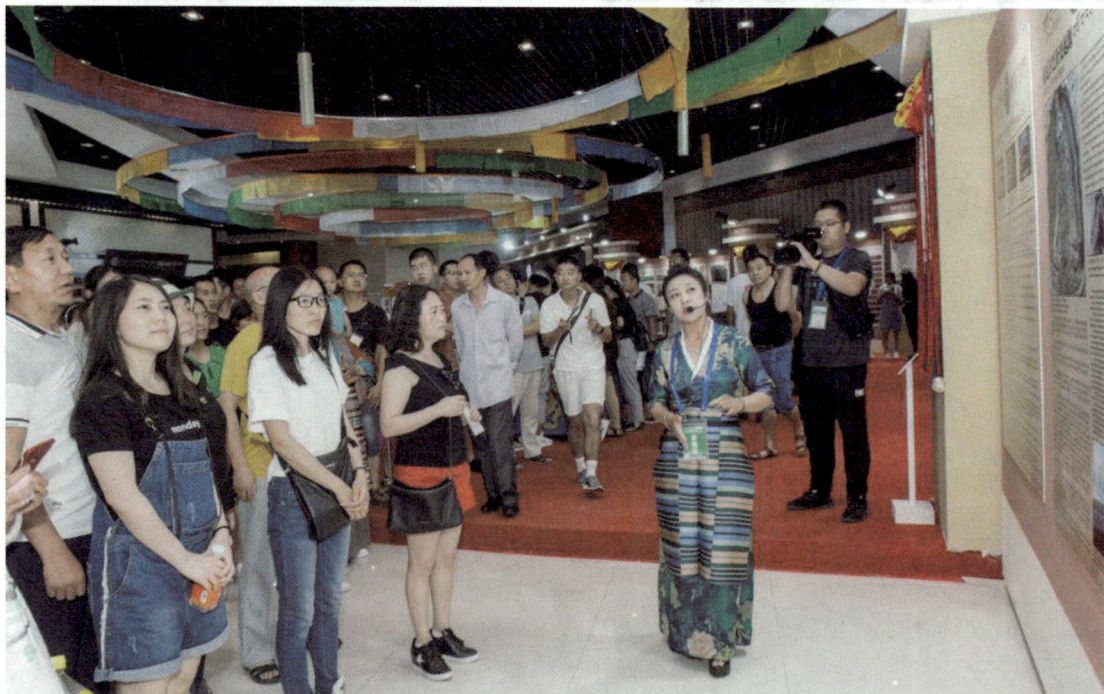

藏医药文化科普活动

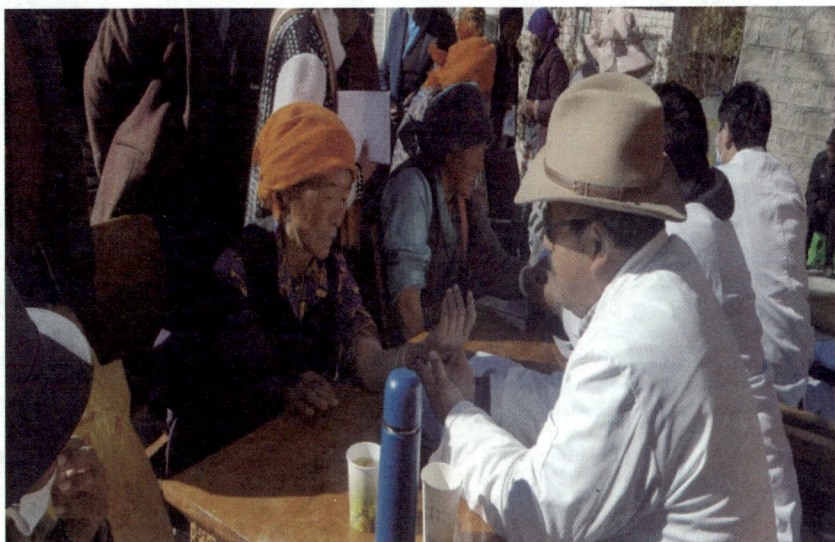
藏医义诊活动

　　西藏藏医药文化博览中心还专门设立了藏医四部医典挂图室。四部医典系列挂图制成于 1703 年，共有八十幅，以彩色连续图画的形式，密切配合《四部医典》一百五十六章具体论述内容，系统描绘了藏医学的基础理论、人体解剖的构造及生理功能、疾病的病因、病理及症状、饮食起居和卫生保健知识、行医的道德及守则等内容。四部医典系列挂图以浩瀚画卷系统介绍藏医药卫生科学理论及实践技术，不但在祖国医药学历史中独一无二，在世界医药学历史上也实属罕见。为了广大医学界的文化遗产保存，为了能让更多游客欣赏到这一珍贵展品，博览中心利用藏医药科普宣传建设项目中的资金，在完整保存蓝本的基础上，增加复制了十五幅挂图，挂展在挂图室里，为广大医学爱好者提供了最佳的视觉感受。

## ○ 陕西中医学院医史博物馆

陕西中医药大学医史博物馆始建于 20 世纪 60 年代，1979 年，校方扩建名为"陕西中医学院医史博物馆"，1991 年由陕西省文物局命名为"陕西医史博物馆"，2015 年随学校更名改为"陕西中医药大学医史博物馆"。2010 年，博物馆被陕西省中医药管理局确定为陕西省中医药文化宣传教育基地。2014 年 12 月 28 日，陕西中医药大学医史博物馆被国家中医药管理局确定为全国中医药文化宣传教育基地。陕西中医药大学医史博物馆是陕西省旅游涉外定点单位、陕西省优秀传统文化传承基地。

陕西中医药大学医史博物馆建筑总面积 5670 平方米，其中医史博物馆展厅面积 1270 平方米、校史展览馆面积 200 余平方米、办公面积 160 平方米、资料库房面积 150 平方米。博物馆馆藏历史文物丰富，其中医药卫生类藏品达 1700 余件。主体展览分为中医通史、中医专题、校史、中医药碑林四部分。博物馆目前拥有专职人员 7 名、大学生志愿者 86 名。博物馆全年预约开放时间达 300 天以上。

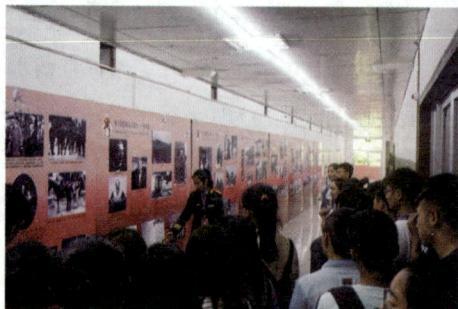
白求恩精神展

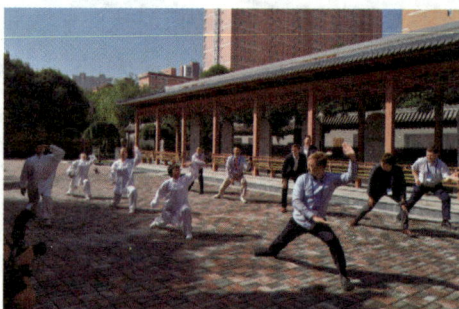
博物馆接待俄罗斯青年代表团

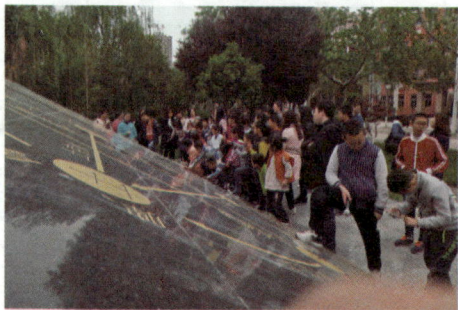
向小学生亲子团队科普中医药（1）

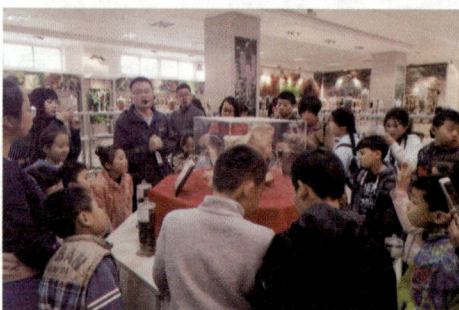
向小学生亲子团队科普中医药（2）

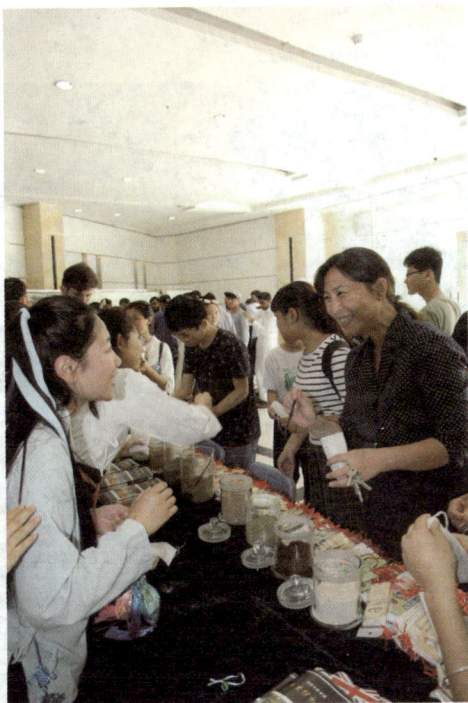

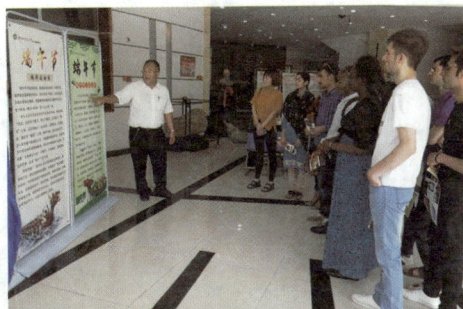

外宾听侯冠长讲端午与医药卫生

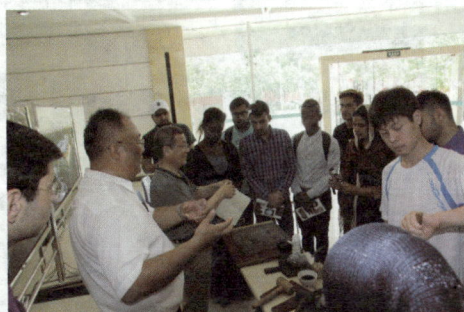

驱蚊香囊制作现场

外籍留学人员了解传拓技艺

正确认识和传播中医药文化，把握学术内核与现代价值，不仅对于全面、深刻、准确地认识和阐述中医学，推动中医学超越自我、不断创新、向现代化进军具有积极的现实意义，还对激发民族自豪感、增强民族凝聚力、推进社会主义精神文明建设具有深远的历史意义。因此，作为全国中医药文化宣传教育基地，普及和传播中医药文化科学知识，是陕西中医药大学医史博物馆义不容辞的责任与义务。博物馆将继续坚持推广中医药传统养生保健理念，实现中医药文化与旅游资源的有机结合。

# ⊙ 陕西中医药大学附属医院

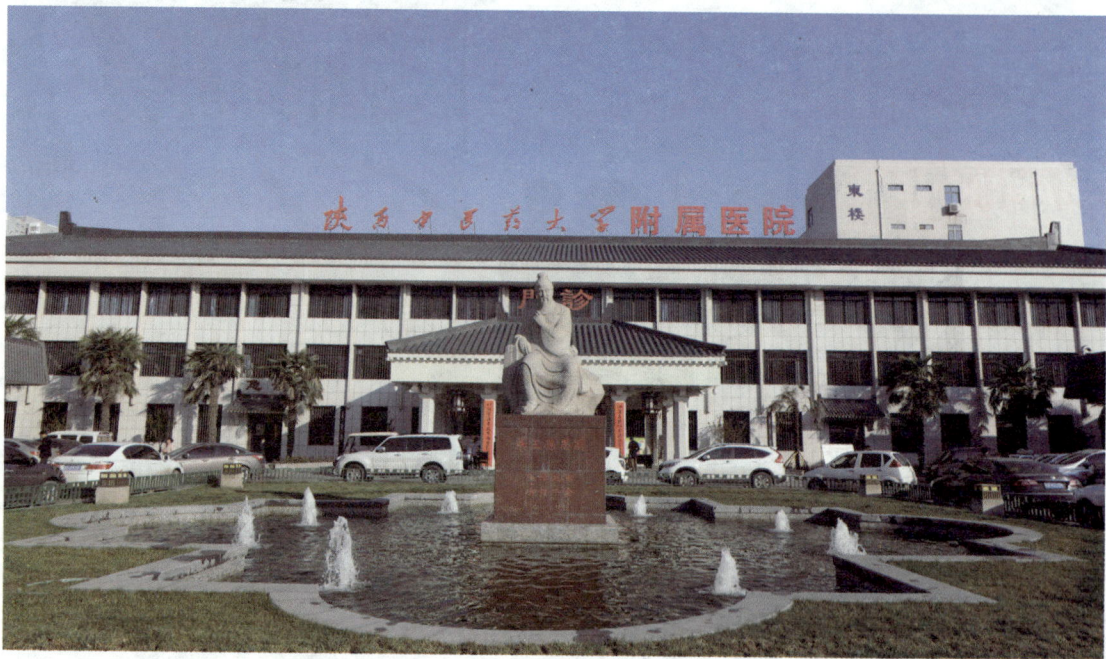

孙思邈雕像

　　陕西中医药大学附属医院建于 1940 年，是西北地区建立最早的一所中医特色突出、综合实力雄厚，集医疗、教学、科研、康复、产业、文化为一体的国家首批三级甲等中医院，也是国家"七五"期间重点建设的七所中医学院附属医院之一。2014 年 12 月 29 日，陕西中医药大学附属医院被国家中医药管理局确定为全国中医药文化宣传教育基地。

　　作为全国中医药文化宣传教育基地，医院坚持"文化强院"战略，躬行"精诚仁和、继承创新"的院训精神，坚持"中医特色突出、医疗水平过硬、就医环境优良、服务水平一流"的办院方向，注重传播中医文化，营造人文氛围，优化就医环境，提升医疗质量，着力构建和谐医院、人文医院，不断增强文化的感召力。陕西中医药大学附属医院是全国中医药文化建设先进单位、2017 年咸阳最具权

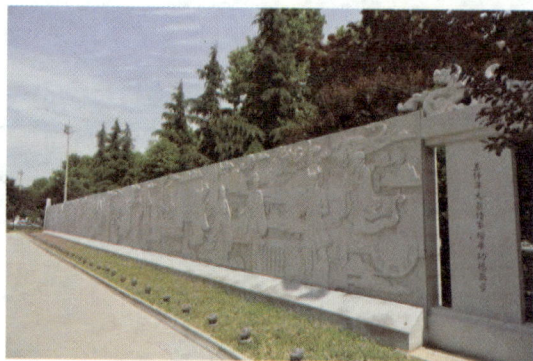

中医药文化石雕（医院大门）

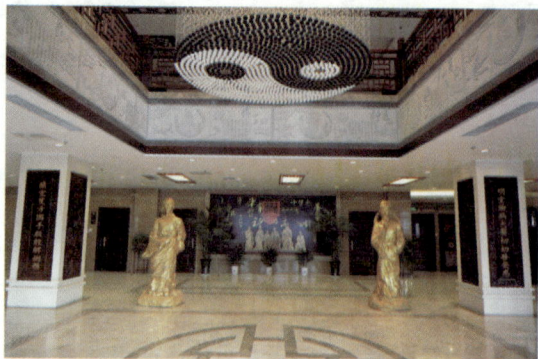

名医馆大厅

威三甲医院和咸阳最受欢迎综合医院、第一批国家中医药传承创新工程重点中医医院、国家中医临床研究基地建设单位、第一批国家级优秀住院医师规范化培训基地，同时也是国家博士后科研工作站、博士后创新实践基地建设单位。

医院占地面积 10.4 公顷，建筑面积近 12 万平方米，呈现一院两区发展格局。医院设有临床科室 51 个、医技科室 13 个、专科专病门诊 112 个。拥有开放床位 2000 张，年出院患者近 6 万人次。医院拥有以国医大师张学文教授、雷忠义教授等为代表的国家级、省级名老中医 50 位，国家级、省级名老中医专家学术经验指导老师 43 人，传承博士后导师、兼职博士生导师、硕士生导师 211 人，高级专业技术职称专家 300 余位。有享受国务院特殊津贴、突出贡献专家 23 名。经过不懈的努力，医院形成了"院有特色、科有特术、人有特长、名医辈出、人才济济、名科林立"的良好局面。

多年以来，经过多元化的努力，医院在健康中国、健康陕西的发展进程中不断创立新功。未来，医院将一如既往，传承和弘扬中医药文化，积极发挥中医药在慢病治疗、养生保健、特色康复、健康养老等方面的优势，做好中医药正能量传播者的工作。

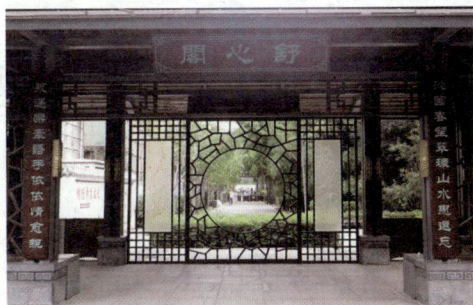

舒心阁

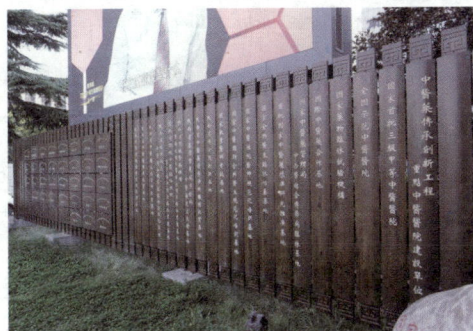

医院文化实力墙

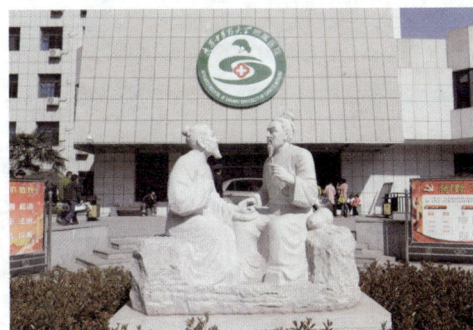

住院楼前石雕像

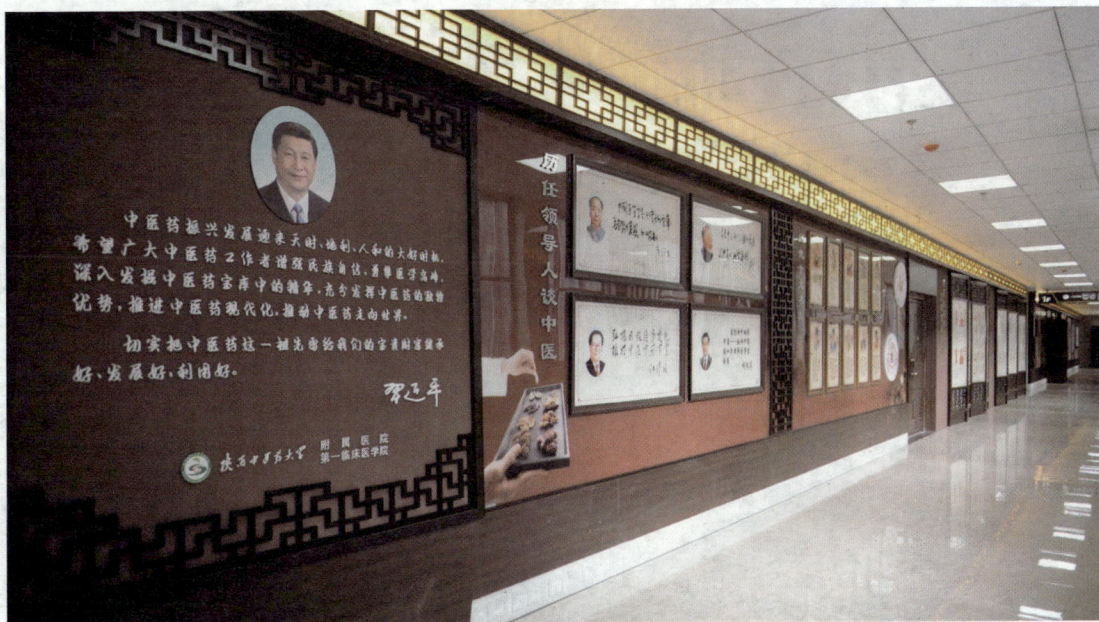

医院中医药文化科普长廊

# 药王山孙思邈故里

　　药王山是我国隋唐时期伟大的医药学家、养生学家"药王"孙思邈晚年隐居行医之地，也是人民群众纪念孙思邈的圣地。2014年12月，药王山孙思邈故里被国家中医药管理局确定为全国中医药文化宣传教育基地。

　　药王山景区占地面积8.14平方千米，景区内的孙思邈纪念馆建筑面积15300平方米。景区现保存有药王大殿、医方碑、药王晒药场、药王洗药池等历史遗迹。通过每年举办药王山二月二古庙会、药王孙思邈公祭仪式、药王养生文化展览、药用植物标本展、名老中医坐堂义诊咨询等活动，加强对现有中医药方与医论石刻等的管理、保护和研究利用，景区为传承药王医德医风、弘扬药王孙思邈中医药文化发挥了积极的作用。通过近几年的打

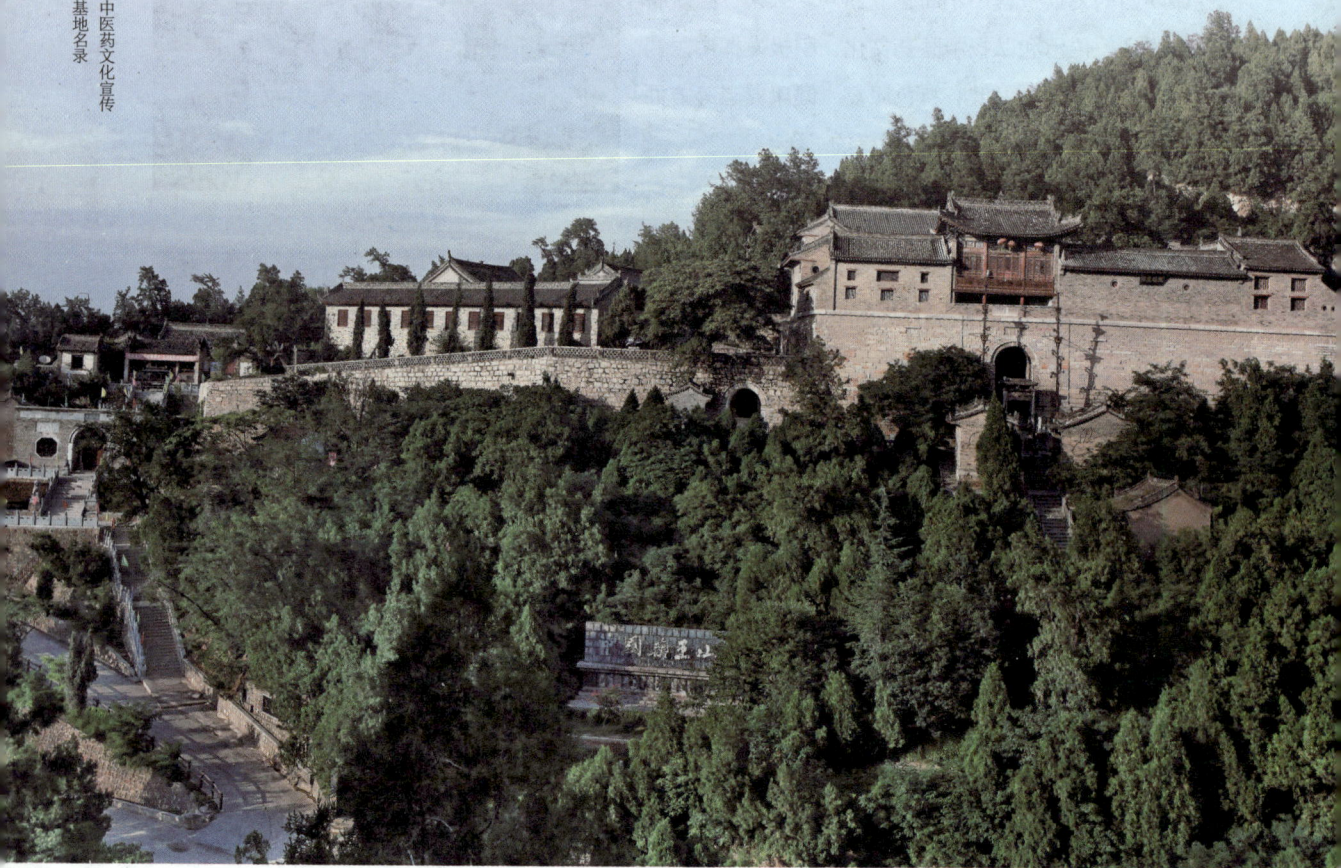

药王山北洞全景

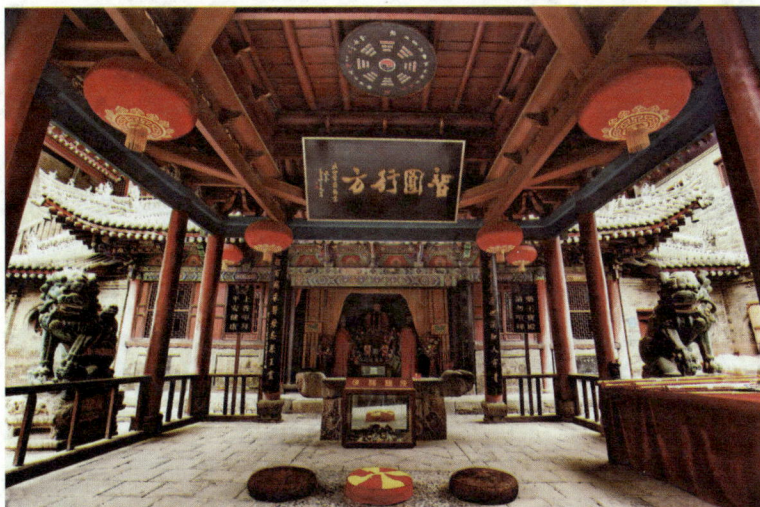

药王大殿

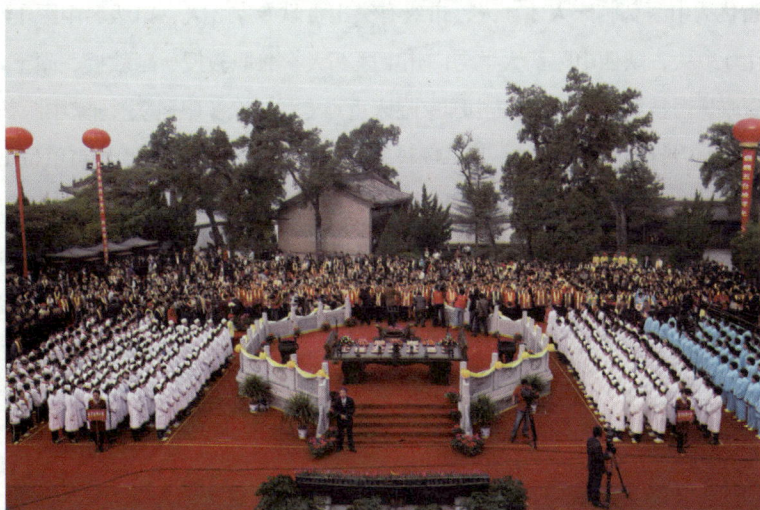

药王养生文化节公祭场景

造和建设，药王山孙思邈故里完善了景区的服务设施和队伍建设，在对外交流协作方面取得了新进展。

药王山医药养生文化博大精深，孙思邈医德高尚、医术精湛，他对中医药文化的发展影响深远，其所撰写的《备急千金要方》和《千金翼方》成为中国及东亚地区的临床医学百科全书。孙思邈是食疗养生的倡导者和实践者，他的保健著述、抗老理论、养生方法、长寿之术内容丰富、易知易行，形成了独特的养生文化体系。在现代社会，人民生活水平普遍提高，越来越注重精神追求和养生保健，向往身心愉悦的生活，探寻孙思邈能活 141 岁的养生奥秘已成为人们登上药王山的原因之一。因此，药王山也被誉为"中国保健第一山"，在国内外有着很大的影响力和吸引力，是我国重要的历史人文资源之一。

# ○ 安康市中医医院

　　2016 年 12 月，陕西省安康市中医医院被国家中医药管理局确定为全国中医药文化宣传教育基地。

　　安康市中医医院是陕西中医药大学第七临床医学院、国家中医住院医师规范化培训基地和中医类别全科医生规范化培养基地、陕西省博士后创新基地，并入选国家中医药传承创新工程项目储备库。医院占地面积 3.1 万平方米，医疗建筑面积 6.76 万平方米，编制床位 1000 张，开放床位 1064 张。医院现有在职职工 1343 名，高级职称人员 142 人，其中享受国务院政府特殊津贴专家 2 人，全国优秀中医药临床人才 3 人，国家师承带教指导老师 1 名，陕西省师承带教指导老师 2 名，"三秦学者" 3 人，陕西省名中医 4 名，省 "三五人才" 1 名，陕西省优秀中医药临床人才 4 人，市级有突出贡献专家 3 人，市级名中医 14 人，博士、硕士研究生 130 人，陕西中医药大学与广州中医药大学兼职教授、副教授、硕士生导师 40 名。医院设置临床医技科室 46 个，其中国家临床重点专科 1 个（眼科）、国家中医药管理局重点专科 4 个（眼科、骨伤科、脑病科、耳鼻喉科）、国家中医专科诊疗中心培育单位 1 个、省级重点学科专科 11 个、省级中医专科诊疗中心建设单位 1 个、市级重点专科 15 个、市级专科医院 3 个、市级诊疗中心 4 个。近年来，医院先后荣获陕西省科学技术奖 7 项，安康市科学技术成果奖 60 余项，相继开展新业务、新技术 300 余项，并依靠多项技术填补了区域空白，构建了中西医重大疾病联合诊疗、治未病健康管理和疾病康复三大技术板块，形成了独具特色的技术优势和

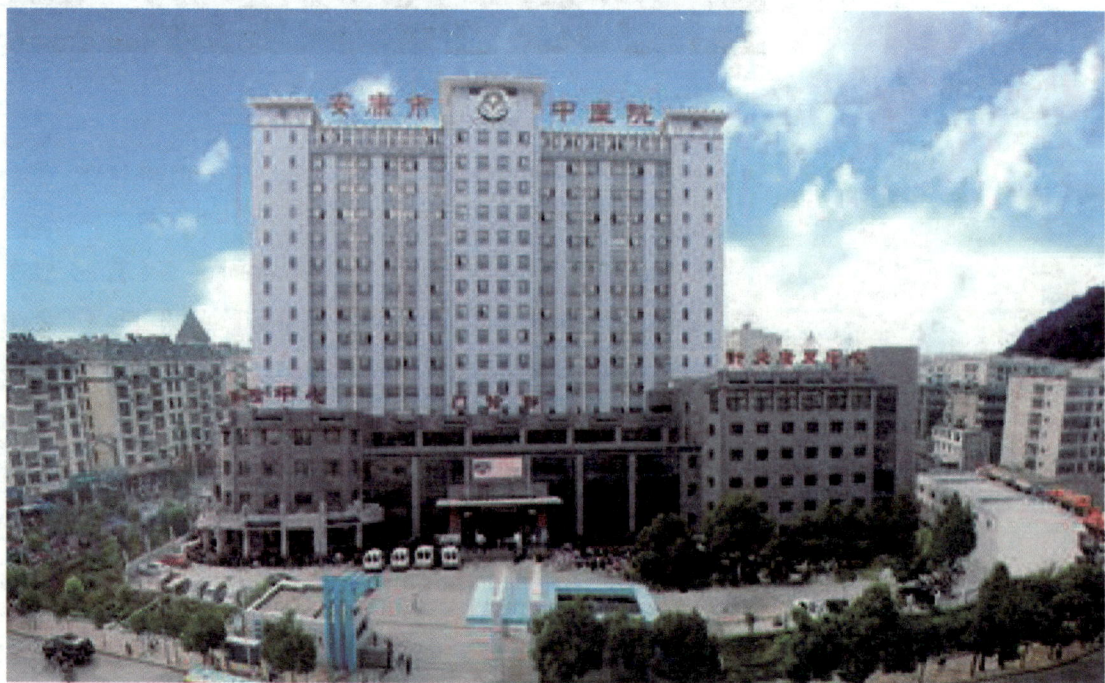

医院外景

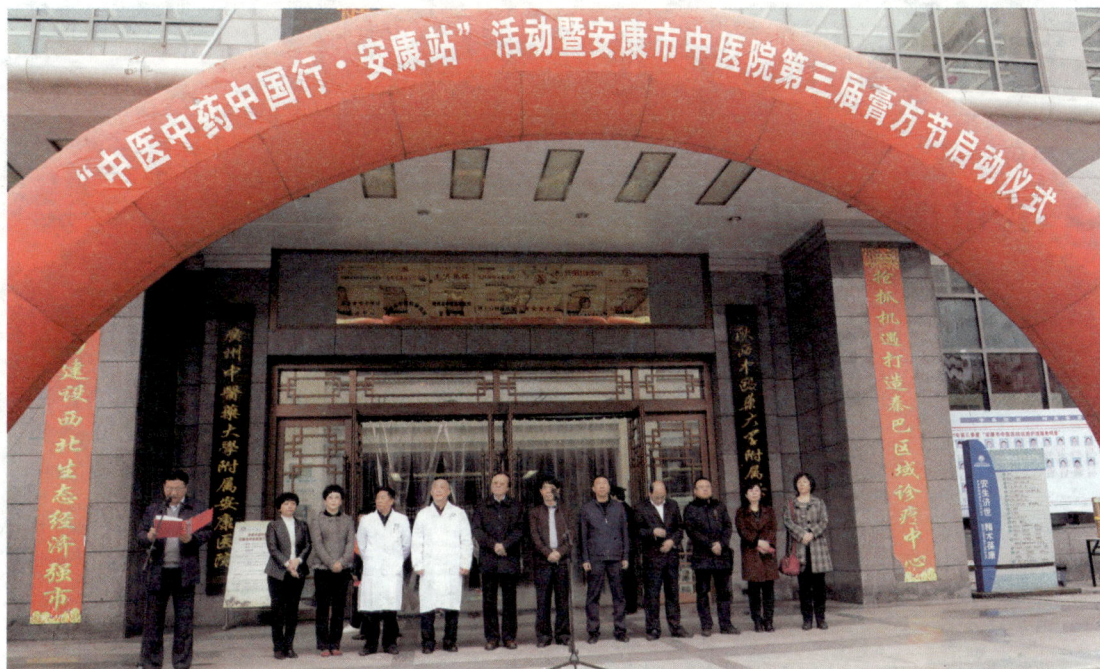

膏方节启动仪式

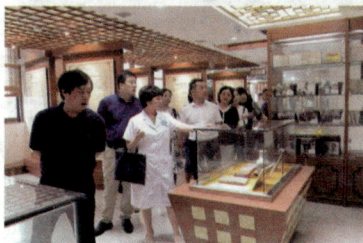

文化交流活动

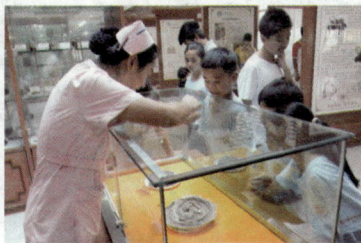

文化宣传活动

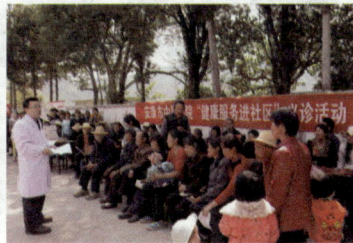

社区义诊活动

专科特色。

安康市中医医院的改革发展已经进入到追赶超越、全面提升的新阶段，医院围绕建设区域中医诊疗中心目标，结合中西医重大疾病联合诊疗、中医治未病健康管理、疾病康复服务，积极打造中医药健康文化推进平台、传播中医药健康文化理念、组织"服务百姓健康行动"义诊、开展中医药健康宣传工作，进一步把安康市中医医院作为全国中医药文化宣传教育基地的建设工作提升到一个新的高度。特别是要把中医药文化宣传教育工作贯穿于医院改革发展的全过程中，以中医药文化统领医院改革发展，通过中医药文化宣传教育提高医院影响力，扩大中医药文化传承覆盖面。医院将发挥中医药文化展厅和中医特色诊疗中心作用、挖掘整理安康中医药典故传说、总结安康中医药名医学术思想、普及中医药科普知识，全面扩大国家中医药文化宣传教育基地的社会影响力，以实际行动推动中医药事业改革发展。

## ● 皇甫谧文化园

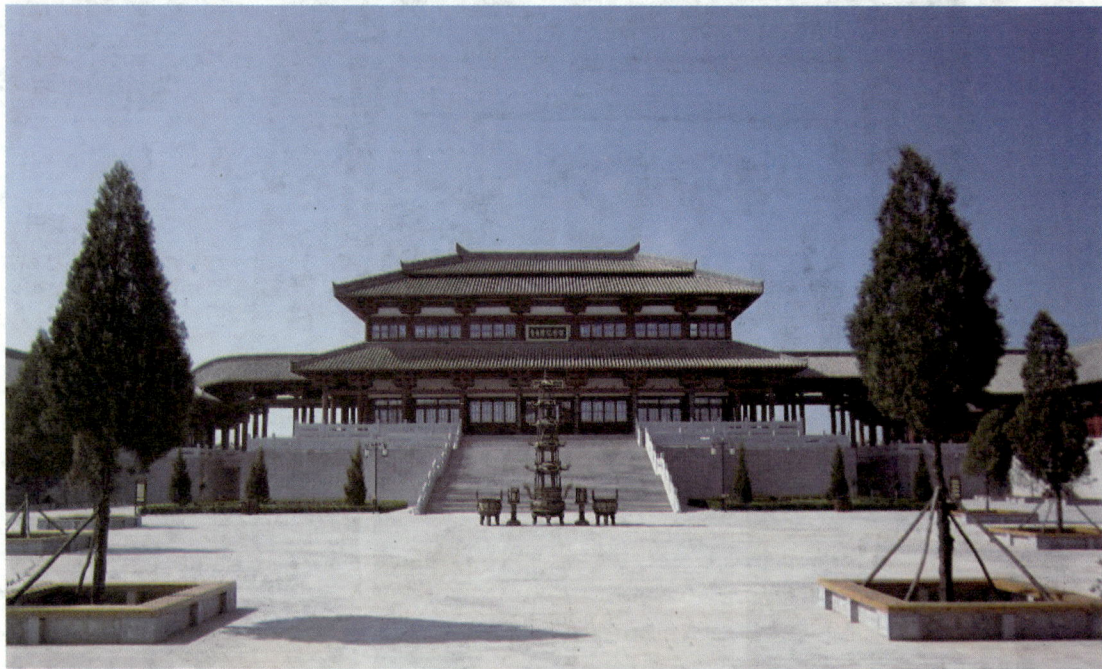

皇甫谧纪念馆

　　皇甫谧文化园位于甘肃省灵台县独店镇张鳌坡村，是在原皇甫谧陵园的基础上扩建而成的以皇甫谧文化内涵展示为主旨的纪念馆。皇甫谧文化园于2007年正式动工兴建，累计投资9200多万元，历时4年，于2010年8月竣工。完成了布展陈列工作后，皇甫谧文化园向参观者正式开放。2012年，皇甫谧文化园被国家中医药管理局确定为全国中医药文化宣传教育基地。

　　皇甫谧文化园内设置有主题为"高山仰止——走进皇甫谧辉煌人生"的大型陈列展览，展览由三个专题陈列组成——"皇甫谧生平事迹陈列""皇甫谧文史资料陈列""皇甫谧针灸医学陈列"。文化园大殿一楼的大厅，是陈列展览的序厅，供奉有皇甫谧大理石材质雕像，以供游人拜谒。文化园新扩建的园区总占地面积为63470平方米，建筑面积13996平方米，工程概算总投资4800万元。新扩建园区突出晋代、汉代文化建筑风格，主体建筑分为正门、神楼、献殿、纪念堂、侧殿、回廊、墓区、办公生活区、停车场九个部分。文化园内中段设立由汉白玉制作的银针雕像8个，回廊内侧用隐雕技术雕刻皇甫谧生平及主要贡献，另将陈列名人碑记。截止至2019年，文化园已累计完成投资 9200 多万元，建成了正门、神楼、献殿、纪念馆、侧殿、回廊、墓区、办公生活区等主体工程，完成了主干道路建设和园区绿化工作，并按照国家 AAAA 级旅游景区标准，配套完善了消防、休闲等附属设施。园区栽植各类药物树（苗）达 50 多种，四季松柏常青，绿树成荫，鸟语花香，绿化覆盖率达到 60% 以上，文化园现已成为一处集文化研讨、科普教育、学术交流、拜谒参观、休闲养生于一体的旅游圣地。

皇甫谧文化园今后还将依托"针灸之都、文化灵台"这块宝地，在文化园西侧建成针灸养生基地和针灸养生疗养中心等养生文化设施，加强传承与弘扬皇甫谧中医文化。

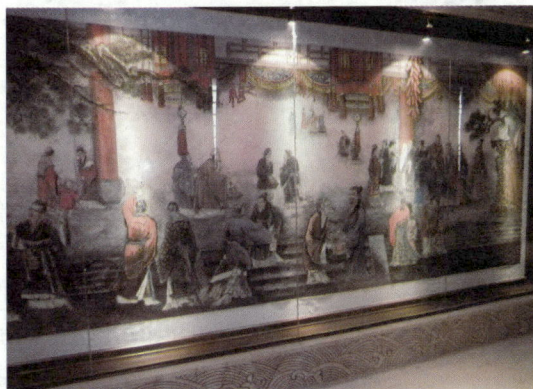
巨幅皇甫谧出生场景图

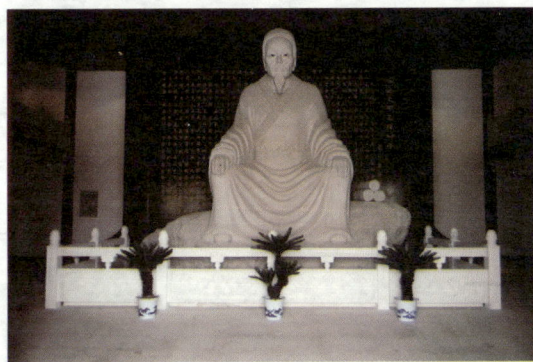
皇甫谧坐像

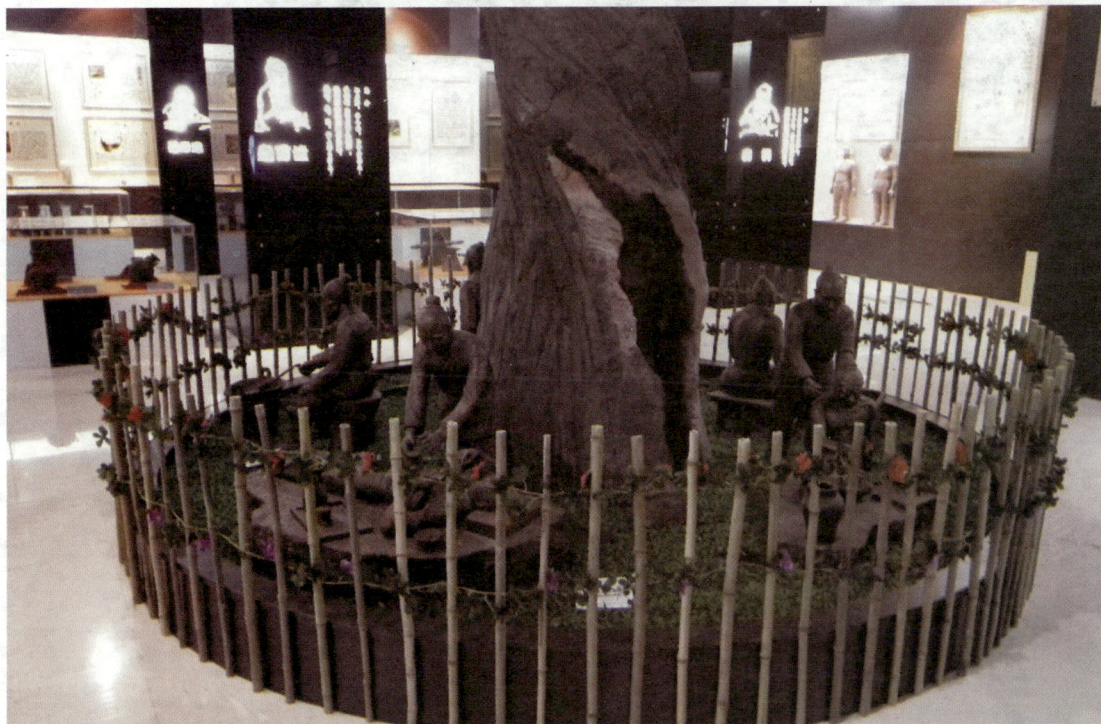
针灸情景像

# 甘肃岐伯文化园

　　甘肃庆城县是华夏农耕文化的发祥地之一，也是祖国医学鼻祖岐伯的故里。2012年起，庆城县倾力挖掘岐黄中医文化资源，开始着力打造以岐黄中医药文化为主题核心的甘肃岐伯文化园，建成了"一镇一馆两区两园"格局的中医药文化展示景区，有效地推动了中医药事业、文化产业和旅游业的快速发展，得到了国内中医药文化界的广泛关注和认可，多次受到党和国家领导人及国家部委领导的充分肯定。2014年12月，甘肃岐伯文化园被国家中医药管理局正式确定为全国中医药文化宣传教育基地。

　　甘肃岐伯文化园"一镇一馆两区两园"中的"一镇"为药王洞养生小镇，小镇坐落于庆城城东，背靠巍峨周祖陵，身前潺潺柔远河。传说庆城曾是医祖岐伯生活

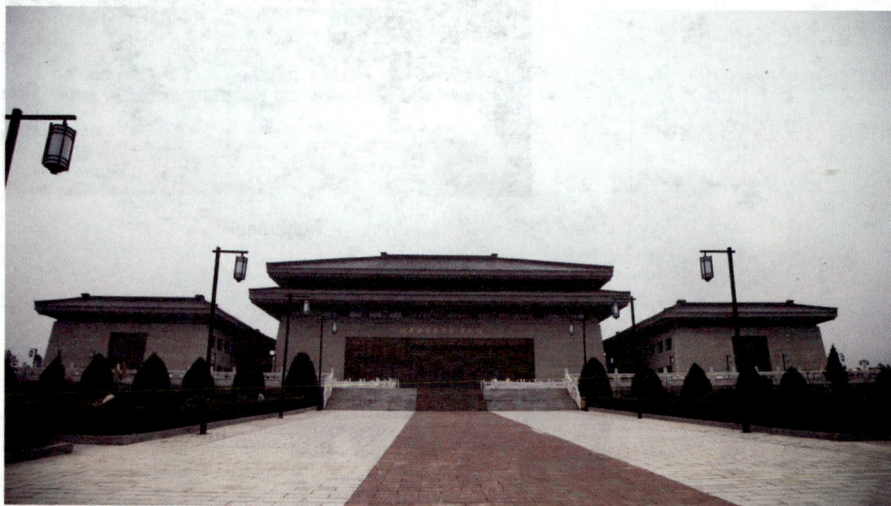

岐黄中医药文化博物馆

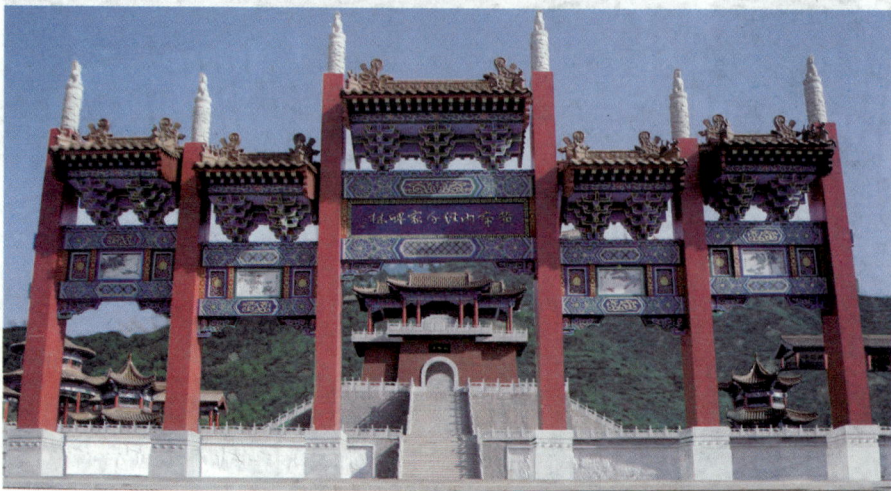

《黄帝内经》"千家碑林"牌坊

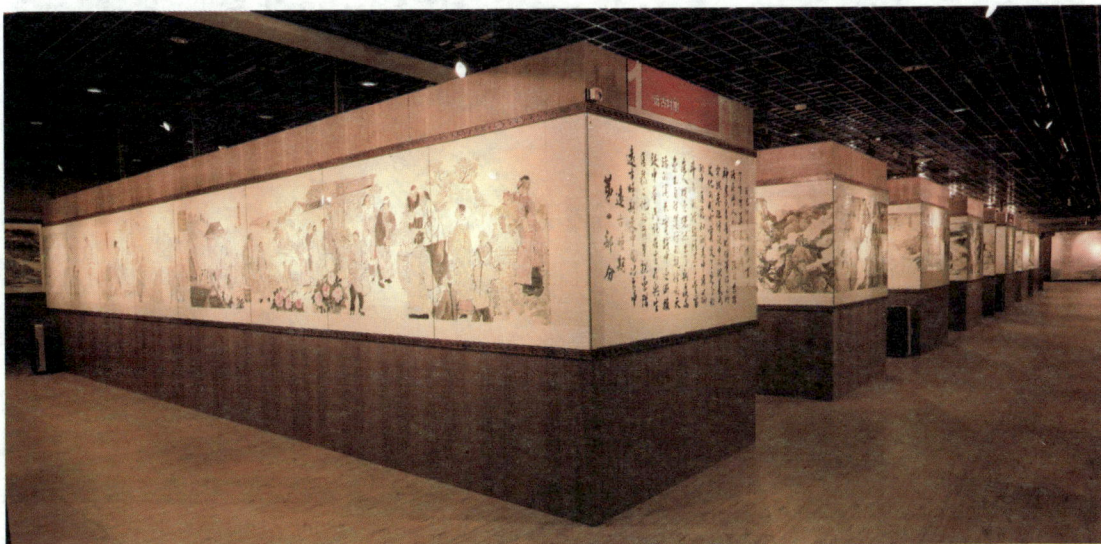
岐黄中医药文化千米画卷

的地方，药王洞更享有"天下第一药王古洞"的美誉。整个景区南北长 3.2 千米，总投资 8.46 亿元，占地 84.67 公顷，是集文化交流展示、特色餐饮、食源养生、民宿体验、黄土民俗展示、风土演绎等于一体的陇东黄土民俗文化养生小镇。小镇主要包含小吃一条街、知青点、影视基地、万佛崖、动物园、民俗风情广场和儿童游乐园等功能区。"一馆"为岐黄中医药博物馆，占地 5 公顷，建筑面积 12600 平方米，总投资 1.5 亿元，于 2012 年 3 月开工建设，2013 年 9 月竣工并对外开放。博物馆外形为秦汉风格的仿古建筑，呈"品"字形布局，中间为博物馆主馆，两侧分别为岐黄中医名医馆和岐黄中医药养生馆，是全国唯一一座以岐黄中医药文化为主题，融学习观赏、研究探讨、诊疗咨询、养生休闲为一体的综合性博物馆，也是全国最大的岐黄中医药文化研究基地。"两园"之一的岐黄养生运动公园总占地面积 3.47 公顷，总投资 3256 万元，建成人工湖 1 座，设水影曲桥、叠水石林等 5 处跌水景观，安装水车 9 台，新建休憩花廊 1 处，铺筑"百福路"与"百寿路"共长 2000 米。养生运动公园内绿化面积为 16000 平方米，以栽植有观赏价值的药树、药草为主，做到了三季有花、四季常绿。"两园"中的另一园为北欧风情园，位于庆城镇药王洞村麻家山塬面，占地 126.67 公顷，投资 1.8 亿元，运用欧式建筑风格和现代市场化运作模式，建设大风车、喷泉广场、主题造型雕塑等。

在今后的工作中，甘肃岐伯文化园将进一步坚定信心，加快对岐黄中医药文化资源优势的开发和利用，大力弘扬中医药文化，为促进中医药事业的发展作出积极贡献。

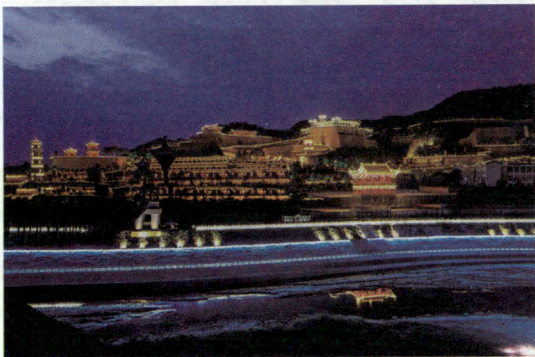
药王洞养生小镇夜景

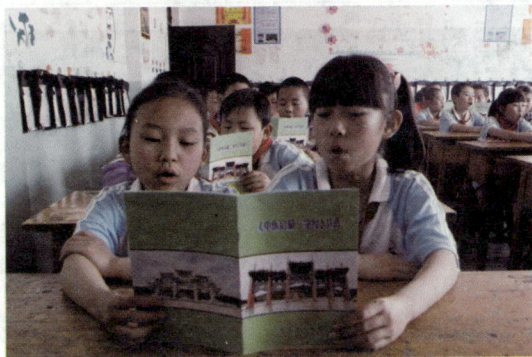
中医药文化传承走进小学课堂

## ○ 中国藏医药文化博物馆

位于青海的中国藏医药文化博物馆建成于 2006 年，是世界上唯一一所以藏医药文化为主题，集收藏、保护、展示、研究藏文化为一体的综合型博物馆。自开馆以来，中国藏医药文化博物馆成为宣传美丽青海、展示民族文化、促进民族团结的重要窗口，是青海新形象的一张金名片。

在基础设施建设、藏品保护研究、陈列展示、公共服务、文创产品开发、对外文化交流等方面，中国藏医药文化博物馆经历了从无到有，从小到大的发展历程，取得了长足发展。藏文化是中华优秀传统文化的重要组成部分，也是青海省特色优势旅游资源。自开馆以来，中国藏医药文化博物馆秉持"保护为主、抢救第一、合理利用、加强管理"的理念，先后征集、抢救文物 50000 余件，其中珍贵文物 1020 件，一级文物 61 件。其中很大一部分文物是反映青海省发展历程、反映丝绸之路青海道变迁、反映藏文化藏医药保护历史等方面的文物。博物馆牢牢把握传承发展中华优秀传统文化和社会主义先进文化的宣传主旨，充分发挥博物馆作为全国中医药文化宣传教育基地的功能和作用。2017 年，博物馆共接待参观者 34 万人次，提供讲解服务 5000 场次，接纳大中专学生近 1 万人次。

中国藏医药文化博物馆在建的二期工程建筑面积为 3 万平方米，总投资 3 亿元，内设丝绸之路青藏高原文明史、中国藏族艺术彩绘大观等展馆，计划 2019 年布展完成并

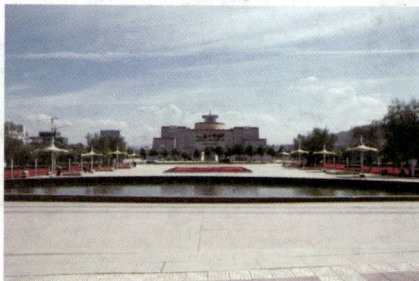

博物馆（远景）

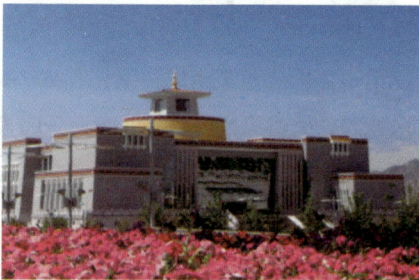

博物馆外景（1）

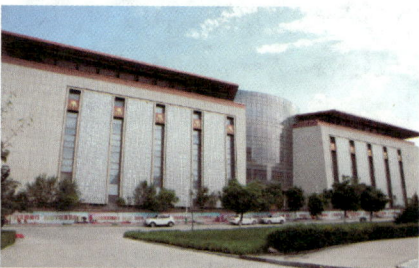

博物馆外景（2）

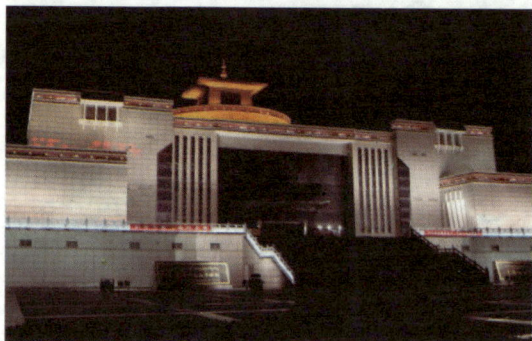

博物馆夜景

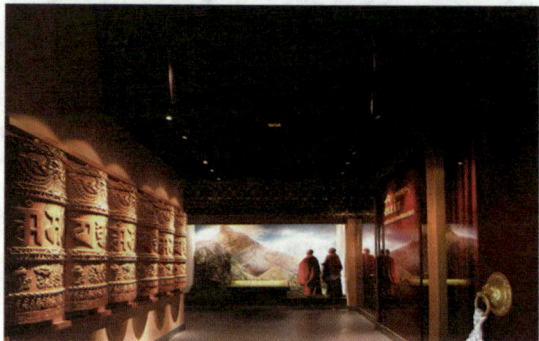

藏医史展厅场景

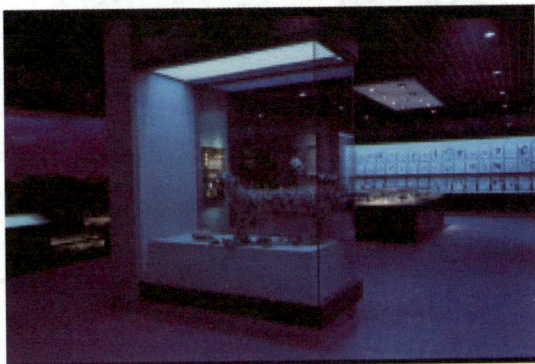
动植物标本展柜

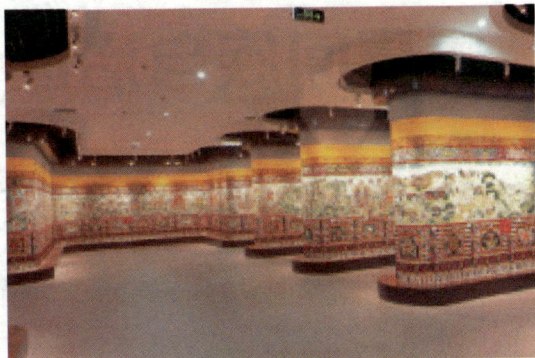
彩绘大观展厅场景

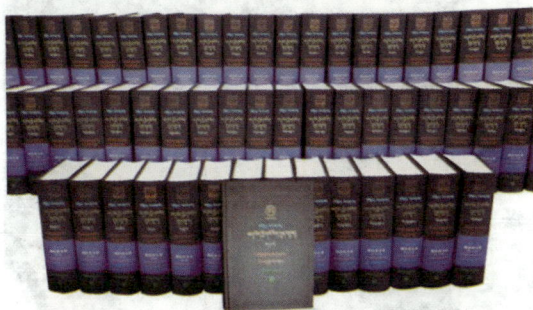
《藏医药大典》

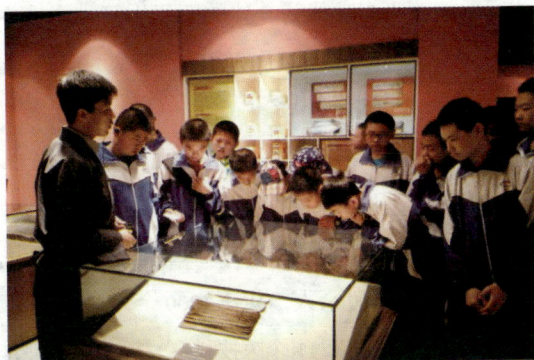
学校社科教育

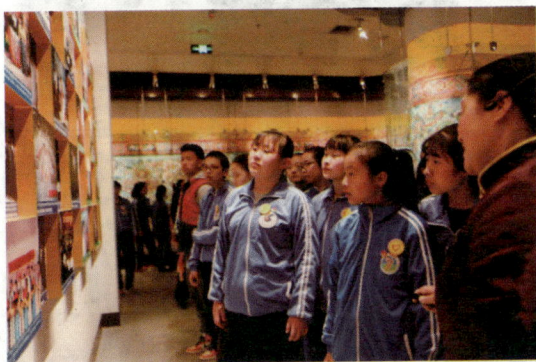
西宁市第二十五中学在博物馆参观学习

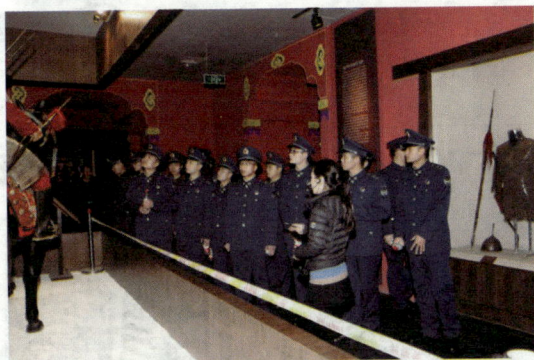
宣传活动

开放。工程落成后，将形成一期馆以藏医药为主题，二期馆以藏文化为特色的整体布局，有望成为国内乃至世界上建设规模最大、文化品味最高的藏文化主题博物馆，成为国内外具代表性的民族品牌和文化符号。

中国藏医药文化博物馆作为"中医药文化宣传教育基地"的成功建设，在国内外产生了重要影响，已成为我国民族医药事业中的靓丽图画，必将对藏医药文化遗产的发掘、保护、展示和科普宣传起到不可估量的作用。开发具有丰富内涵的藏医药文化，任重而道远。博物馆将依托青海藏医药文化得天独厚的地理优势，抢抓机遇，注重资源整合，扎实做好科普宣传工作，力争将博物馆打造成为国内外一流的藏医药文化博物馆，为中医药文化宣传推广工作添砖加瓦。

# 宁夏回族自治区

## ○ 宁夏回族自治区中医医院

　　宁夏回族自治区中医医院暨中医研究院（简称宁夏中医医院暨中医研究院）始建于 1986 年，是一所集医疗、教学、科研、预防、保健、康复、文化宣传和中医药人才师承培养等多功能为一体的三级甲等综合性中医院。2016 年，医院被国家中医药管理局确定为全国中医药文化宣传教育基地。

　　宁夏回族自治区中医医院占地面积 36500 平方米，建筑面积 46000 平方米，编制床位 700 张，全院在岗职工 777 人，规培住院医师、培养中医专业硕士研究生、进修生、实习生等 500 余人，共计 1200 余人。医院现建设有 25 个临床业务科室、11 个医技科室、17 个行政职能科室。医院配备有核磁共振波谱仪、CT 扫描仪、数字胃肠机、彩色多普勒超声诊断仪、全自动生化分析仪等完善的诊疗仪器设备设施。至 2019 年，医院拥有国家级重点学科

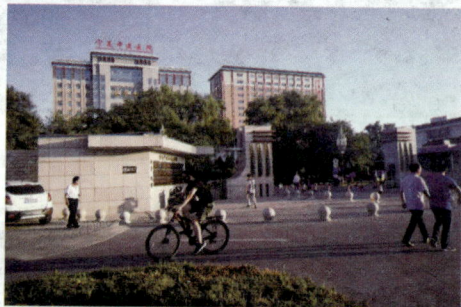

医院内景

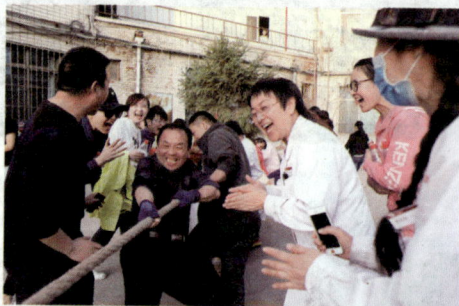

医院活动

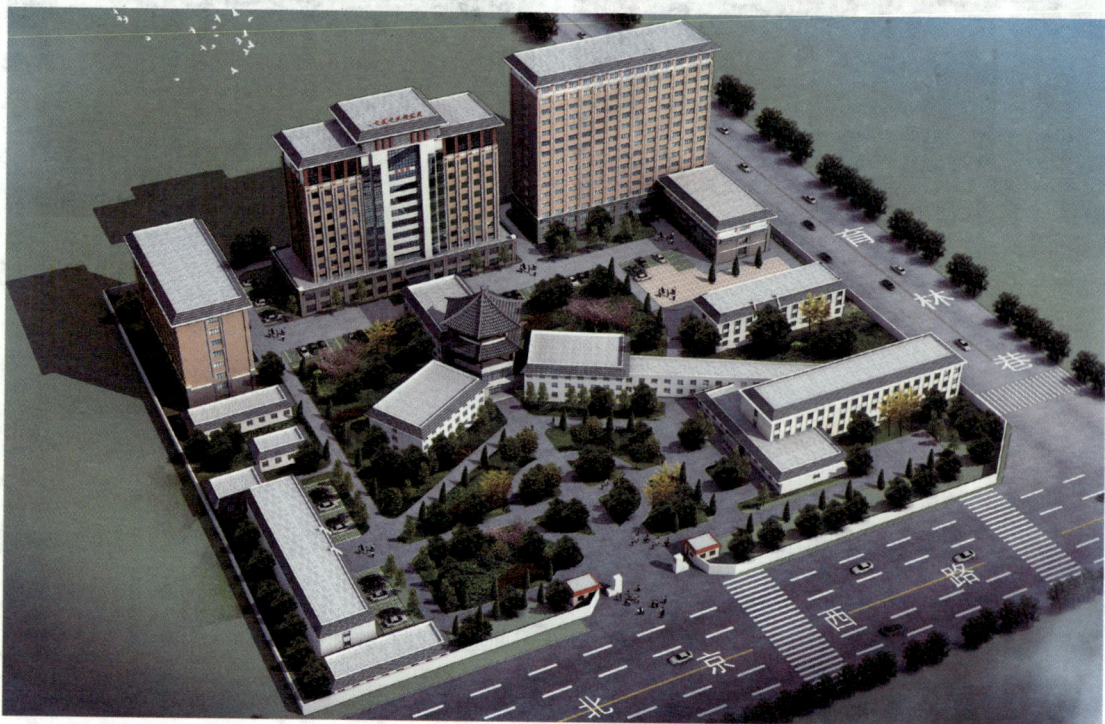

宁夏回族自治区中医医院暨中医研究院现状效果图

2个，国家级临床重点专科2个，国家中医药管理局重点专科4个；自治区级重点专科3个，自治区级重点优势专科2个，院级重点专科6个。医院设有国医堂、治未病中心、体质辨识体检中心、康复中心、血液透析室、儿童保健康复科（小儿治未病中心）、中药制剂室等特色专科。医院还拥有国家级重点研究室1个，国家中医药管理局中医药科研实验室1个，国家名老中医药专家传承工作室8个。

宁夏回族自治区中医医院暨中医研究院紧紧围绕医改发展的中心工作，以中医药文化建设促进科室建设、技术服务、学术研究、人才培养及科学管理等各项工作水平不断提高。随着职工综合素质进一步提高，医院医疗质量和服务质量稳步提升，就医环境大大改善，医院社会效益和经济效益取得双丰收，荣誉接踵而至。医院先后获得全国民族医药工作先进集体、全国中医药文化建设工作先进单位、全国百姓放心示范医院、全国第二批节约型公共机构示范单位、全区先进基层党组织、宁夏回族自治区职工职业道德建设十佳单位、行风建设先进单位、宁夏回族自治区文明单位等殊荣。2017年，医院被评为全国卫生计生系统先进集体、全国"进一步改善医疗服务行动计划"优秀示范医院、全区"公立医院院长绩效考核"优秀医院。从医院先后涌现出了一大批代表医院发展、进步、传承的优秀中医药工作者，并获得全国少数民族医药工作表现突出个人、塞上英才、塞上名医、"313人才"和青年拔尖人才等多种荣誉称号。宁夏回族自治区中医医院暨中医研究院将继续加强医院文化和内涵的建设，力争为中医药文化的宣传和普及起到积极的推动作用。

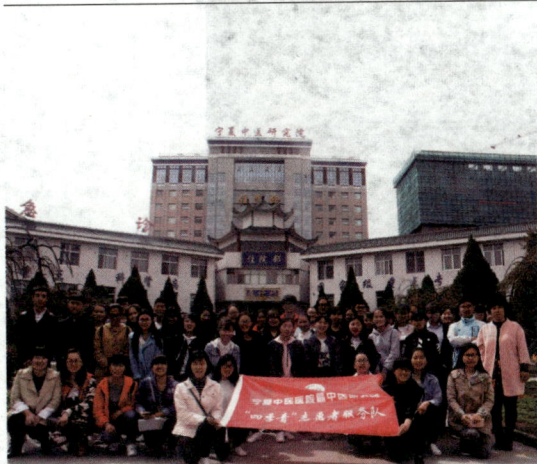

志愿服务活动

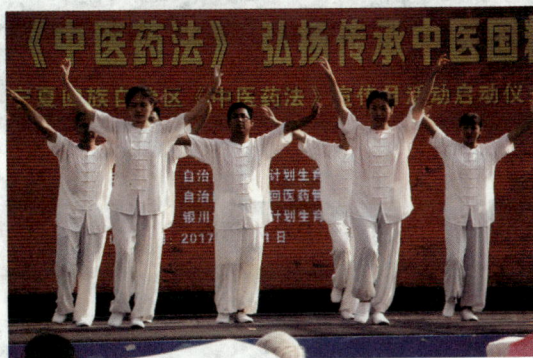

宣传活动

# 新疆维吾尔自治区

## ● 新疆和田地区维吾尔医医院

　　新疆和田地区维吾尔医医院始建于 1975 年，是在原和田县维吾尔医医院门诊部的基础上逐渐扩建发展起来的，现为重点民族医医院建设单位、全国重点心血管专科医院。医院现占地 25974 平方米，建筑面积 32000 余平方米，业务用房 25000 余平方米，是新疆维吾尔自治区内最大的一所维吾尔医医院，也是自治区内唯一一所维吾尔医临

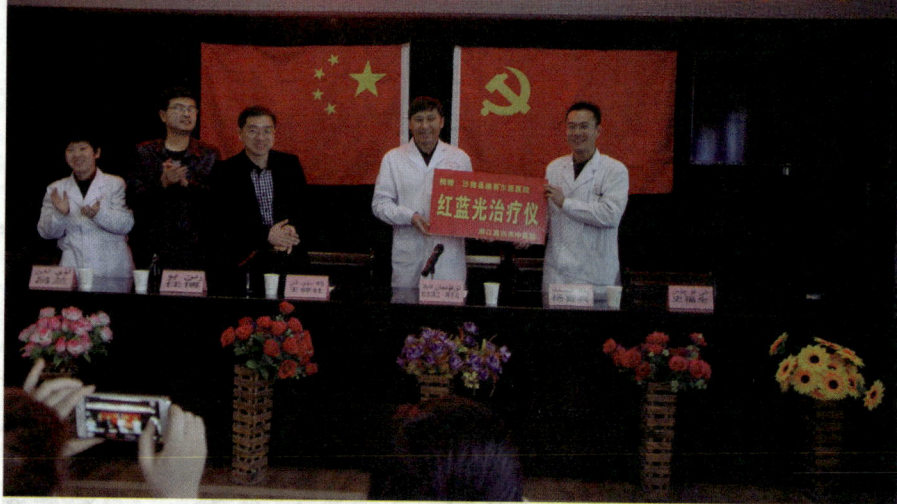

捐赠活动

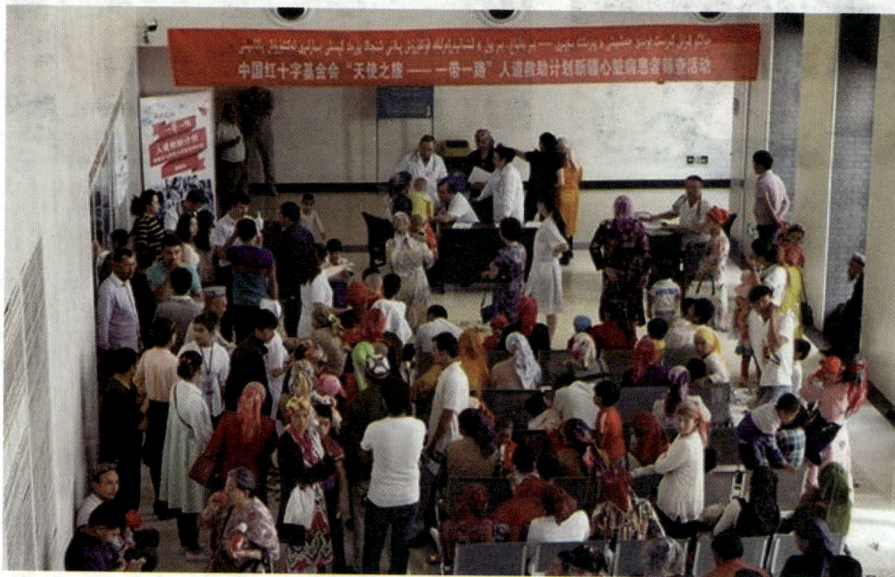

义诊活动

床专科人才进修培训基地。医院编制床位 450 张，实际开放床位 555 张。医院编制人员 295 人，现有职工 363 人，其中 251 人在编，招聘人员 112 人。现有职工中有专业技术人员 285 人，占总人数的 78.5%，其中高级职称人员 18 人，中级职称人员 57 人，初级职称人员 210 人。医院共设 23 个科室，其中临床业务科室 14 个，医技职能科室 9 个，医院固定资产为 8000 万元。

　　2017 年 6 月，新疆和田地区维吾尔医医院被国家中医药管理局、国家民委评选为"全国民族医药工作先进集体"。2007 年 11 月，新疆和田地区维吾尔医医院心血管科被国家中医药管理局确定为"十一五"重点专科（专病）建设项目。2007 年 12 月，医院获得"全国卫生系统先进集体"荣誉称号，同期被评为"全国三八红旗手集体"。2008 年 2 月，医院被新疆维吾尔自治区卫生健康委员会授予"全区卫生系统先进集体"荣誉称号。2018 年，新疆和田地区维吾尔医医院被国家中医药管理局确定为全国中医药文化宣传教育基地。